常见病自我治疗

小偏方

史书达 编著

U0305007

内蒙古科学技术出版社

图书在版编目（CIP）数据

常见病自我治疗小偏方 / 史书达编著. —赤峰：
内蒙古科学技术出版社，2016.6（2025.1重印）
ISBN 978-7-5380-2672-6

Ⅰ. ①常… Ⅱ. ①史… Ⅲ. ①土方—汇编 Ⅳ.
①R289.2

中国版本图书馆CIP数据核字（2016）第148961号

常见病自我治疗小偏方

作　　者：史书达
责任编辑：马洪利
封面设计：鸿儒文轩·书心瞬意
出版发行：内蒙古科学技术出版社
地　　址：赤峰市红山区哈达街南一段4号
网　　址：www.nm-kj.cn
邮购电话：（0476）5888903
排版制作：赤峰市阿金奈图文制作有限责任公司
印　　刷：三河市华东印刷有限公司
字　　数：356千
开　　本：700mm×1010mm　1/16
印　　张：22.5
版　　次：2016年6月第1版
印　　次：2025年1月第3次印刷
书　　号：ISBN 978-7-5380-2672-6
定　　价：78.00元

目 录

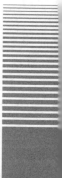

传染性疾病

呼吸系统疾病

消化系统疾病

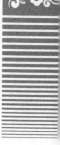

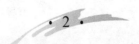

神经与精神系统疾病

皮肤外科疾病

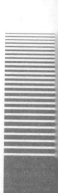

目　录

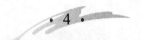

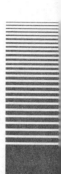

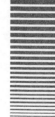

目

录

常见病自我治疗小偏方

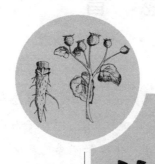

传染性疾病

感　冒

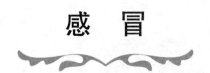

　　感冒是临床上常见的外感疾病，它是上呼吸道感染（简称上感）的俗称。临床表现为鼻塞、流涕、喷嚏、流泪、咳嗽、咽痛、头痛、发热、恶寒等。本病一年四季均可发生，以冬春两季为多见，年龄、性别之间发病率无明显差异。

我治感冒鼻塞有特效绝招

　　配方及用法：蒜瓣25~30克，葱白25~30克，鲜生姜25~30克。各物洗净吹干后放入一个合适的器皿里，捣研成糊糊状（切成片或块亦可，但效果稍差），加水250毫升煎煮，煎好后将成品分成6/10和4/10两份。首次温服6/10，服后需注意保暖，用不了1小时，即会满身大汗湿透，立感两鼻畅通，全身舒爽，时隔五六小时后再服4/10。两份为1剂，一般连服2剂即可痊愈；初患者服1剂即可解决问题；儿童剂量减半或减去2/3也可，婴幼儿最好别服。此方一般无副作用，服后如有短暂的不适感，喝些醋或冷开水即可缓解。

　　我用此方治愈感冒鼻塞的消息被一些人得知后，纷纷前来询问方法，我自然原原本本作了介绍。凡服用此方的人无一不收到满意效果，这真是一个不是良药胜过良药的便方！

　　百姓验证：湖北武汉市青山区罗春莲，女，51岁，工人。她来信说："我一年要患好几次感冒，经常到职工医院打针吃药，不但给我带来了病痛，还耽误了许多宝贵时间。用本方治疗后，已过去两个季节，未再患感冒。"

　　荐方人：江苏射阳县大兴乡　张超

我喝茶加洗脚防治感冒效果好

　　从1991年3月开始，经过3年12次实践，我探索出一种"感冒不用药，喝

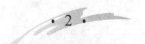

茶加洗脚"的预防和治疗感冒的良方。

方法：当天气突变双足冰凉、身体不适时，马上喝一大杯热茶（茶叶10~15克，热开水50毫升左右，浸泡10分钟以上），接着用50~60℃的热水泡脚15~20分钟，水量以浸过踝关节，周身感到热乎乎为度。隔2小时后，再如法重复一次。（张发生）

百姓验证：福建福清市融城镇吴鹏飞，男，70岁。他来信说："我本人经常感冒，自从坚持按本条方介绍的方法做，现已有2年多未患感冒了。"

引自：《健康报》

天然透邪丹治伤风感冒2日可愈

主治：重伤风（伤风感冒），或由风、寒、暑、湿及一切不正之气所致的头痛昏闷、鼻塞不通、胸膈不舒和牙痛、赤眼、暴翳等症。

配方及用法：鹅不食草适量，晒干，研成细末，贮瓶备用，勿泄气。头痛、牙痛取本散少许，交替吹入左右鼻中或搐鼻，即刻打嚏，令其涕泪俱出。若不应，隔1~2小时再吹一次。赤眼（急性结膜炎）、暴翳用药棉裹药塞鼻（塞入健侧鼻中或交替塞鼻），或用鲜鹅不食草搓成药绒塞鼻。每次6小时，每日2次。

疗效：本方用于外感引起的伤风、头痛、牙痛、目赤、暴翳等病初起之轻症，用之多验。经治风寒头痛29例，牙痛20例，每日3次，均在1~2日内痊愈。

引自：《中药鼻脐疗法》

我用三油治感冒非常有效

配方及用法：香油80克，薄荷油40克，樟脑油40克。三油调匀装瓶备用。此油专治由流感引起的头痛、腹痛等症，平时涂于嘴唇周围和鼻腔内可预防感冒。用时将此油少许涂抹于疼痛部位，效果神奇。

百姓验证：四川乐至县建设局赵春荣，男，71岁。他来信说："本人经常感冒，使用本条方很快治愈。此方真的非常有效。"

荐方人：辽宁清原县湾甸子镇二道湾村　王安才

传染性疾病

用苏打液滴鼻治感冒显特效

用苏打液滴鼻对防治流感具有特殊功效，这是医学专家研究发现的。苏打溶液的配制方法很简单，用6克苏打加100毫升凉开水配制成溶液即可。每3小时滴鼻一次，每次每侧鼻孔滴2~3滴，连续使用2~3天，感冒即可痊愈。

苏打液之所以能防治感冒，主要是该溶液能改变鼻腔的酸性环境，破坏流感病毒生长繁殖必需的核糖核酸等酶类系统，从而使其无法生长繁殖而达到防治的目的。

引自：1996年4月24日《安徽老年报》

我应用神仙汤防治感冒有良效

神仙汤是我国民间由来已久、流传甚广的食疗方之一。该方防治伤风感冒效果非常好。

配方及方法：7个葱头7片姜，一把糯米熬成汤，食时加入适量醋，防治感冒保健康。

现代药理研究证实，米醋有杀灭流行性感冒病毒作用，既能治疗感冒，又能预防流感，安全有效。生姜含姜辣素、芳香醇、姜烯、茨烯、氨基酸等成分，性味甘辛而温，是一味芳香性健胃药，有暖胃止呕、发汗解表、散寒驱邪、解毒镇痛功效，主治风寒感冒、胃寒呕吐等症。大葱性味温辛，主要成分葱蒜辣素能杀菌健胃、刺激呼吸道和汗腺管壁分泌，起发汗解表作用，主治外感风寒、头疼寒热等症。糯米能健胃和中，益气扶正，有"多食使人贪睡"作用。因此，此方是防治伤风感冒的良方，素有"神仙汤"之称。（王安民）

百姓验证：江苏扬州卫生站刘宁生，男，47岁，医师。他来信说："我用本条方仅一次就治好一位流感发高烧患者。"

引自：1996年12月16日《陕西老年报》

我用一针退高烧绝招治愈无数病人

一般病人感冒发烧39~40℃，用药或不用药几天不退，可常规消毒后，在耳朵上的耳尖穴（见图1）用三棱针或毫针、缝衣针双侧点刺放血，

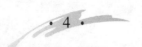

见血为度。一般15~20分钟开始退烧，3~5小时体温恢复正常。

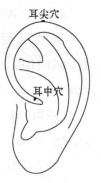

图1

我在多年的临床实践中，用此法对患者进行治疗，多是一次即愈。

百姓验证： 辽宁凌源市五家子乡楼上村任学中感冒发烧，经用此方治疗，3个多小时后就不发烧了，感冒也好了。

鼻塞不通气的按摩疗法

上迎香、迎香（见图2）两个穴位的治病功能是治疗鼻塞不通。不用针灸，只用双手按摩这两个穴位，同样可以治好鼻塞不通。

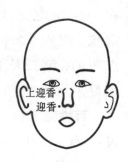

图2

按摩方法： 两手握拳，拇指中节的内侧由上向下快速按摩（即从上迎香到迎香），向下用力，向上不用力，一边按摩一边用鼻吸气（吸气到不能吸为止），共按摩36次；按摩完后抬头，双拳微翘，让开气路，同时喊"活"，气从口出。重复3遍，3遍为一次。

如鼻塞和鼻不通气比较严重，停2~3分钟后再做一次，如此做2~3次，即能治好鼻塞和鼻不通。

荐方人： 河南焦作市 耿锡范

痢 疾

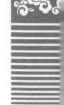

痢疾是以腹痛、里急后重、泻下赤白黏液为特征的一种疾病。它是由于感受外邪和饮食内伤，大肠气血壅滞，血络损伤，传导功能失司所致。

用陈年水芋头柄治痢特有效

我小时候常患痢疾，拉肚子，求医治疗效果不佳。后经老人介绍此方，果然立竿见影，用1剂即愈，从未再发。

配方及用法： 陈年水芋头柄（即叶秆，农家常割来晒干，隔年再吃）一把，腊肉100克，加三碗水熬制一碗即可。然后加红糖，连汤带药食完，当天即愈。

注意： 水芋头柄陈一年为好。腊肉如不腐烂，两年的最好。如无腊肉，只用水芋头柄亦可。

荐方单位： 湖北黄陂研子梳店木兰山武术气功技击学校

我用石榴皮治痢疾效果好

我今年67岁，过去常患痢疾，粪便里有黏液，有时微有红色。在卫生所吃些药也不见效。后来我想起了母亲生前说过石榴皮治痢疾，便弄了3个石榴的皮熬了一碗汤，一次服下去，大约是下午4点服的，第二天上午大便时就随粪便下了3条蛔虫，都是死的，痢疾也好了。

百姓验证： 山东临沂市罗庄区唐沙沟唐功晓，男，26岁，画师。他来信说："有一次我母亲患了痢疾，我用本条方为她治疗，上午服下，下午就好了，一分钱也没花。"

荐方人： 河南鲁山县马楼乡　郝建文

我用白酒加糖治痢胜过痢特灵

配方及用法： 好白酒50毫升，倒入细瓷碗内，加红糖、白糖各25克，点着，等火快灭时用半碗凉开水冲沏喝下。此方消炎洗肠、补寒祛疾，一次痊愈。

百姓验证： 河南台前县康希存用此方治好了老白头的痢疾。这位老人得痢四五天，吃痢特灵、黄连素都不管用，可是用上本条方很快就好了。后又用此方治愈痢疾患者2人。

我用两种西药片治急性菌痢效果好

配方及用法： 长效吡哌酸3克，甲氧苄氨嘧啶0.4克，一次口服。

疗效： 发热者平均13.49小时恢复正常，腹部症状和粪检1.5天后正

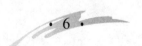

常, 痢疾菌2天转阴。

百姓验证: 湖北大悟县大新镇九组周行勇, 男, 25岁, 农民。他来信说:"我侄女患急性菌痢, 我用本条方为她治愈。"

引自:《实用西医验方》

碘酊内服治急性菌痢 200 例均痊愈

配方及用法: 2%碘酊液, 加少量糖及果子汁。2~5岁每次2毫升, 加凉开水10毫升; 6~12岁每次3~4毫升, 加水15毫升; 12岁以上每次5毫升, 加水20~30毫升; 成人每次5~7毫升, 每日1次, 饭后2小时服。

疗效: 200例均治愈。服1次治愈者192例, 服2次治愈者8例, 治愈率100%。

说明: 碘不易被胃黏膜吸收, 在肠道可发挥杀菌作用。个别人服后泛酸, 轻度恶心、呕吐, 能自行消失。

引自:《常见病特效疗法荟萃》

鱼腥草治痢效果也很好

夏秋时节, 人们因气候炎热、饮食不洁, 易患痢疾, 轻者健康受损, 重者危及生命。患了痢疾采用鱼腥草(侧耳根)治疗, 效果良好。

配方及用法: 取新鲜鱼腥草一小把, 洗净晾干, 用木棍捣烂, 放入洗净拧干的纱布或毛巾中包好, 拧汁服用。白痢在汁中加适量白糖, 红痢在汁中加适量红糖, 3小时服一次, 连服3次见效。

平日就餐时, 用鲜鱼腥草调料凉拌食用, 可消胀化食, 预防腹泻和痢疾发生。

荐方人: 江西武宁县船滩镇政府　傅鹤鸣

我用鲜地榆治菌痢效果超过痢特灵

陈某, 男, 44岁。1971年夏, 其小腹阵发性胀痛, 解稀便, 伴有血丝胶冻样物, 滞下腹胀, 每日4~6次, 在某医院诊为"菌痢"。给予氯霉素、土霉素、痢特灵等治疗, 绵延月余不愈。即以地榆茎叶鲜品60克, 分2次煎服, 服后腹痛坠胀停止, 便中血丝及胶冻样物消失, 大便成形,

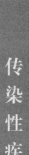

传染性疾病

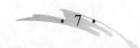

遂愈。

百姓验证：湖南衡阳市清水塘周永平，男，33岁，工人。他来信说："领导张要生的小孩患腹泻，服药效果不佳。我用本条方为他治疗，三四个小时见效，效果非常好。"

引自：《四川中医药》（1985年第6期）、《中医单药奇效真传》

枣茶对久泻难止者有良效

配方及用法：大枣5枚，绿茶3~5克，红糖适量。先把绿茶、大枣放入锅中，加清水200毫升，煎沸5分钟，加红糖搅匀，分4次温热饮用，每隔6小时一次。

本方对久泻难止者有良效。

注意：菌痢初期不宜使用。

引自：1996年6月5日《辽宁老年报》

生山楂与茶叶治急性菌痢 3 剂可愈

刘某，男，21岁。1990年8月20日诊。腹痛里急，便脓血1天，伴发热恶寒，恶心纳呆，全身乏力，大便日下10多次，舌红，苔黄腻，脉滑数，经便检、血检确诊为急性菌痢。用生山楂60克，茶叶5克，水煎服，1剂止，3剂愈。

引自：《浙江中医杂志》（1992年第5期）、《中医单药奇效真传》

山楂与红白糖治痢效果也很好

李某，男，32岁。腹痛痢疾，后重异常，服药5天未愈。用山楂150克，红、白糖各50克，水煎，4次分服，1日服完，2剂治愈。

引自：《中医验方汇选》、《中医单药奇效真传》

霜黄瓜藤烧灰敷脐治噤口痢极有效

配方及用法：霜黄瓜藤（烧灰存性）研末，用香油调敷脐中，每日换药1次。用于治疗噤口痢极有效。

引自：《中药鼻脐疗法》

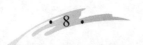

囊虫病

囊虫病是猪肉绦虫的幼虫寄生于人体所致的疾病。系因吞食猪肉绦虫虫卵引起，主要通过污染的蔬菜、水与手指经口感染。表现为癫痫型（局限性或全身性大发作，失语、幻视、复视、幻觉、痴呆、精神性癫痫发作）、脑室型（剧烈头痛、呕吐等）、脑膜脑炎型（头痛呕吐、颈项强直）、脊髓型（截瘫、感觉障碍、大小便潴留等）。

线麻叶蒸鸡蛋可治愈囊虫病

耳闻目睹线麻叶治囊虫病，恰似卤水点豆腐，药到病除。我的一名至亲，几年前，他身上一片一片起大包，经医院切片化验，确诊为囊虫病。几年来，四处求医，不见好转。后经一囊虫病患者荐方，采用线麻叶蒸鸡蛋糕食疗法，治愈了他的囊虫病。

方法： 取成熟期的线麻叶子（东北农村种的线麻，也叫麻籽）20～30个为1剂，将麻叶洗净研成细末，每剂打2个鸡蛋搅在一起，加入少许水，无盐上锅蒸熟，每早空腹服1剂。病史短、轻症患者百日内可治愈，重症患者不超过半年。麻叶吃多出现头晕者，可适当减量，此外无其他副作用。线麻即苎麻、芋麻。

我的亲属开始时搜集了一些干麻叶，按此方吃1个多月就用光了。为继续治病，他用破盆子在窗台上种了一些青嫩线麻，当长到一筷子高时，以15～20棵为一份（整株茎、叶），超过一筷子高按比例缩减，服用3个月，病获痊愈。至今3年病未复发。

荐方人： 黑龙江桦南县委老干部局离休干部　孙学良

治肚肠内囊虫秘方

患此病者，多为食下带有囊虫病菌的猪肉所致。病患者肚腹胀大，内有数丈长之囊虫作祟，致使危及生命。

配方及用法：南瓜子仁、槟榔各100克，硫酸镁30克。上药混合，水煎服。服药前的头天晚上宜少吃饭，于次日早晨每隔半小时吃一次药，共吃2次，服药1小时后，便可将囊虫打出体外。

引自：《神医奇功秘方录》

乙 肝

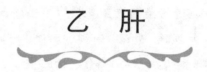

> 　　乙肝是慢性乙型肝炎的简称，指乙肝病毒检测为阳性，病程超过半年或发病日期不明确而临床有慢性肝炎表现者。临床表现为乏力、畏食、恶心、腹胀、肝区疼痛等症状。患者肝大，质地为中等硬度，有轻压痛。病情重者可伴有慢性肝病面容、蜘蛛痣、肝掌、脾大，肝功能可异常或持续异常。根据临床表现分为轻度、中度和重度三型。

我喝自己的尿治好了慢性乙型肝炎

山西忻州市曹张乡北兰台村邢某某（本人不愿公开姓名）：1972年我患了慢性乙型肝炎，每天花10多元服中西药，也没能治好。1994年偶然看到有关"尿疗法"的文章，我就试着每天喝自己的尿。连喝20多天后，就感到症状消失，身体恢复了正常，还能带上百斤的蔬菜到城里去卖，并可以参加各种重体力劳动了。

引自：广西科技情报研究所《生命水治病100例》

服醋蛋液可大大减轻肝病症状

我患有多种疾病，呼吸系统、循环系统、泌尿系统都有病，最严重的是患有慢性肝炎。各种病我都没断治疗，前年一查，化验血说我是乙肝。我每天恍恍惚惚，浑身无力，头也疼，耳也鸣，眼又花。

我服醋蛋液已初见成效。失眠解决了，不服安眠药了，眼也清亮了。治肝病和心血管病的药都停了，最担心的肝病大大减轻，劳动时间长些也不出现闷痛的感觉了。有一次买了两吨煤，往棚子里连装了六七十挑，肝也没痛，我很高兴。

荐方人：吉林绥化林业局　白兴友

偏方猪肉煎治乙肝高酶不降有卓效

血清谷丙转氨酶的增高，指示肝脏有炎症，肝细胞变性坏死，或肝细胞通透性增强。大量的细胞内转氨酶被释放到血液中，转氨酶明显增高，达400~500单位以上。其表现：口干，咽干，发热，口渴喜冷饮，大便干燥或秘结，周身疲乏，时而身痒，易搔抓出血或成斑片，遇热更甚，舌红少苔，脉弦。此为热毒亢盛，可用偏方猪肉煎治之。

配方及用法：丹参10克，白芍12克，龙胆草6克，滑石12克，茵陈10克，栀子6克，木通6克。上述7味中药同瘦猪肉一起蒸，每剂用瘦猪肉150~200克，切成大块，先将猪肉放入大碗内，在肉上铺一层纱布，把药放在纱布上，泡上水，水面要淹没全部药渣，然后放入笼内蒸3小时。揭笼后，将纱布提起稍拧，药渣倒掉，吃肉喝汤，日服1剂，连服5剂。

按语：偏方猪肉煎，系广西桂林名老中医魏道生在民间采集的偏方，经用两代数十年，对治疗肝炎尤其是降低转氨酶有卓效，对恢复肝功能有较好的效果。

百姓验证：罗某，男，34岁，工人。1980年在一次体检中发现肝功能轻度异常，无明显症状，并未治疗。3个月后出现口干、舌燥、心烦、纳少、肝区痛。谷丙转氨酶大于400单位，乙型肝炎表面抗原阳性，住传染病院两次，肝功能可暂时正常，而出院后则持续高酶不降，迁延2年之久。曾服益肝灵、五味子和进口利肝隆，均未奏效。观其热证明显，身痒，搔抓出血，遂投以偏方猪肉煎30剂。用药后纳食好转，身痒消失，体重增加，转氨酶降低，病情稳定，坚持工作，反复检查肝功正常。

传染性疾病

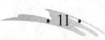

引自：《偏方治大病》

单味大黄止肝痛立竿见影

前不久，我遇见一乙肝病人，病程有七八年，每晚肝区刺痛不已，难以入眠，晨起头昏、乏力，影响工作、生活。曾在一老中医处求治，药用逍遥散加桃仁、红花、川楝、玄胡，疗效不佳，每晚仍痛。我建议他用生大黄4克，洗净泡开水代茶饮，3日换一块大黄。其将信将疑，当晚按法服之，次日清晨便来致谢，言饮下一杯后，肠鸣便软，当晚肝区就一点儿不痛了。我知道大黄活血祛瘀，能止肝痛，却不知其有立竿见影之功。

根据现代医学的研究，肝病日久，多属中医"症瘕"范畴。现代药理研究认为，大黄所含大黄素、大黄酸有抗肿瘤、保肝利胆的作用。大黄味苦性寒，寒则胜热，能下瘀血，破症瘕，清瘀热，并借通便作用使热毒下泄，从而达止痛之效。

引自：1996年1月24日《健康报》

破伤风

破伤风是破伤风杆菌经由皮肤或黏膜伤口侵入人体，在缺氧环境下生长繁殖，产生毒素而引起阵发性肌痉挛的一种特异性感染。破伤风潜伏期通常为7～8天，可短至24小时或长达数月、数年。潜伏期短者，预后差。约90%的患者在受伤后2周内发病，偶见患者在摘除体内存留多年的异物后出现破伤风症状。

白凤岐献出的治破伤风秘方

我叫白凤岐，今年62岁，家住吉林松原市伯都乡。前些日子我患了破伤风，最后全身都硬了，牙关也紧了，只靠注射葡萄糖维持生命，家人含泪把我从医院接回来，并为我筹备后事。就在这时，一位离休教师告诉我一个民间秘方，使我死里逢生。

配方及用法：用普通白酒或米酒（30度以上）500毫升，土中生的白胖"磁虫"7个，鲜姜片3片（厚薄不限），先把磁虫洗净泥土，然后去头尾，同白酒、姜片一齐放入瓦瓶（或瓦盆）内，将瓦瓶（或瓦盆）放入锅中，锅内盛水，用温火开几滚，就可以饮用了。饮用时不限量不限次数。

注："磁虫"夏天可到土豆（即马铃薯）地里找，冬天鸡粪底下也有。"磁虫"即蛴螬之幼虫。

龚延明献出的治破伤风方很有效

配方及用法：韭菜地里蚯蚓3条，鸡窝里蛴螬3只，一把黑糖。三物同放入碗里，不断搅拌，停四五分钟倒入烧热的锅中，再加入一碗水烧沸，然后喝下，2~3天可痊愈。

龚延明患破伤风住院治疗，花200多元未见好转。后经一位老中医介绍此方，服后3天便愈。

荐方人：河南内乡县赤眉镇　龚延明

黄鼠狼头治破伤风一次即愈

配方及用法：黄鼠狼头1个。将黄鼠狼头去皮，砸碎煮沸，汤肉均用红糖冲服。

疗效：服后汗出，一次即愈。

引自：《实用民间土单验秘方一千首》

鸡矢白治破伤风有奇效

任某，男，20岁。因伐木而被树枝刺破左手背，两三日伤口愈合，但突然发热，口噤，牙关紧闭，阵发性全身痉挛，角弓反张，面呈苦笑状。急予鸡矢白9克为末，黄酒60毫升冲服，汗出后，诸症悉减，数日后痊愈。

引自：《中医杂志》（1962年第10期）、《中医单药奇效真传》

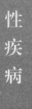
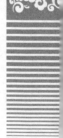

黄疸型肝炎

各种病因引起的肝炎，同时伴有皮肤黏膜黄染，血清胆红素超过17.1μmol/L者称为黄疸型肝炎。从患者开始有症状到出现黄疸这段时间，约为数日至2周。起病时患者常感畏寒、发热，体温38℃左右，少数患者可持续高热数日。更为突出的症状是全身疲乏无力、食欲减退、恶心、呕吐，尤其厌恶油腻食物，上腹部堵胀满闷，尿黄似浓茶水，大便较稀或便秘。

单药生大黄治好一位学生的黄疸型肝炎

费某，男，15岁，学生。患黄疸病曾服中药19剂（茵陈蒿汤），黄疸未退，身目更黄，尿少，神乏。某医院确诊为急性黄疸型肝炎。经保肝治疗，巩膜黄染始终未退，邀余诊之。寸脉虚弱，右关脉略浮，苔霜垢，边稍红，未显齿痕，肝区触有压痛，尿色如浓茶，便溏；镜检"－"；询病史，患病初有往来寒热，自服止疟片，病未去，且右胁反感不适。施一味生大黄30克，嘱其煎服。当午，泻便呈煤渣色，解后体舒，是夜寐香。翌日思纳，精神始振。共服9剂后，黄消尽。复以他药善后调理，病愈。

引自：《新疆中医药》（1986年第1期）、《中医单药奇效真传》

山黄芪治黄疸型肝炎见效快

1988年3月初，我感到腿脚沉重，浑身乏力，食欲不振，伴有低热和恶心呕吐之感，小便发黄。于是去医院抽血化验，结果是黄疸型肝炎。我按孩子他舅所嘱，立即采来山黄芪（豆科植物，属矮小灌木，学名"金鸡根"，又称"锦雀儿"、"土黄芪"），买来红枣炖服。仅2天时间，吃了4次药，便胃口大开，食欲大振，小便也转清了。连吃10多天，用红枣不足5千克。25日晨，再空腹去医院抽血化验，医生说我的肝功能正常了。孩子的舅舅告诉我，这个偏方是一代一代传下来的，治愈急慢性黄疸型肝炎患者不计其数，未得肝炎的人吃一点儿，预防效果也很好。

具体方法：取山黄芪根，切短洗净，加红枣、冷水，先煮沸，再以文火炖熟，然后吃红枣，喝汁水。煮炖时，山黄芪与红枣的比例为1∶2左右。山黄芪多放一些也无妨。同一份山黄芪还可配红枣再炖1~2遍。

注意：服药期间及肝功能正常后一段时间，少吃酸辣食物，禁酒，注意休息。

荐方人：浙江富阳场口镇广播站　郑渔洋

引自：广西科技情报研究所《老病号治病绝招》

夏枯草治急慢性黄疸型肝炎75例，退黄率100%

配方及用法：夏枯草62克，大枣31克。上药加水1500毫升，文火煨煎，捣枣成泥，煎至300毫升，去渣，分3次服。

疗效：治疗75例，退黄率100%。

引自：《山东医刊》（1964年第11期）、《单味中药治病大全》

糯稻草煎服治黄疸型肝炎30多例，症状全部消失

配方及用法：糯稻草45克，用水洗净，切成3厘米长，加水500毫升，煎取300毫升呈淡黄色、味微甜的汤液，过滤即成。分2次服，1日服完（成人量）。

疗效：治疗30多例，均于用药7~10天后，黄疸指数降至正常范围，症状全部消失。

引自：《中医杂志》（1960年第4期）、《单味中药治病大全》

用虎杖煎服治黄疸型肝炎很有效

杨某，女，28岁。1978年3月23日初诊，巩膜及周身皮肤黄染，纳差，恶心，肝区痛，乏力5天。肝功检查：黄疸指数107单位，麝浊8单位，谷丙转氨酶615单位。肝右侧肋下1厘米，质软，触痛明显，收住入院。每天给予虎杖90克，加水浓煎至300毫升，分3次服。服用后，小便量明显增多，夜间有汗。治疗25天，肝功能完全恢复正常，肝不大，于4月20日基

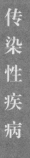

传染性疾病

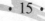

本痊愈出院。

引自：《湖北中医杂志》（1983年第4期）、《中医单药奇效真传》

其他型肝炎

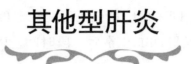

我以鸭跖草汤治急性病毒性肝炎100例均痊愈

配方及用法： 鸭跖草30～60克。每天1剂，水煎分2次服，15～20天为一疗程，不加用其他药品。食欲差者，可静滴葡萄糖液。

疗效： 此方治疗急性病毒性肝炎100例，均达到临床治愈标准，治愈率100％。

百姓验证： 浙江萧山临浦镇付兆兴，男，49岁。他来信说："本地张吾成患肝炎，我用本条方为其治疗20多天后，他感觉好多了，现在已回到工厂上班。"

引自：《浙江中医杂志》（1995年第2期）、《单方偏方精选》

活泥鳅治肝炎有疗效

1963年8月，我患肝炎，至冬季仍未痊愈。王国正同志告知，活泥鳅可治，每次服7条。我遂邀当时患肝炎者数人（袁春生、谭立明、石降保等人），由我出面，托京郊黄庄村农民于稻田里挖泥鳅，长约寸半，太大者弃之，每日送来若干条。所有用此法者，每人早晨空腹，凉水送下7条，连服3日，1周后复查肝功能，皆有不同程度的改善，尤其退黄效果较好。

引自：《中医单药奇效真传》

用指压法可自我治愈肝炎

肝炎的治疗方法五花八门，但是简便且无副作用的可算是指压法了，各种急慢性肝炎均可采用指压法治疗。

操作方法： 用手指在选定的穴位上按压或揉动，按压以感到酸麻胀

常见病自我治疗小偏方

痛为度，每穴揉按2~3分钟。常用穴如中脘穴，在脐上4寸（即胸剑联合与脐连线的中点取穴），主治恶心呕吐、腹胀纳差。足三里穴，在外膝眼下3寸，胫骨前嵴外侧一横指，主治肝痛腹胀、呕吐腹泻、肢体乏力。内关穴，在腕横纹上2寸，桡侧腕屈肌腱与掌长肌腱之间，主治胃脘胀痛、恶心呕吐、失眠心悸。三阴交穴，在内踝上3寸，胫骨后缘，主治腹胀腹泻、失眠遗精、早泄阳痿。如腹胀，恶心呕吐，饮食量少，大便稀溏，而病人体质虚弱，畏寒怕冷，舌质偏淡者，可用艾灸足三里、中脘等穴。

注意：指压按摩需要用一定力量，应注意不要感到疲劳，操作时间也不要太长。

荐方人：上海香山中医医院　柯倩

肺结核

肺结核是由结核杆菌引起的慢性肺部感染，咳嗽、胸痛、咯血、潮热、盗汗、消瘦、血沉增速为其主要临床特征。结核菌从病人或带菌者的呼吸道分泌物排出，并随灰尘飞扬于空气中传染他人，尤其是开放型肺结核患者，其痰液更是主要的传染源。另外，咳嗽、喷嚏也可污染空气。在人体抵抗力降低的情况下，极易感染结核杆菌而发病。

我的邻居吃梨3个多月治愈空洞型肺结核

我的邻居楚某经医院检查，确诊为肺结核，病情日趋严重，吃利福平等药也不见效。因家境困难，不能在家休养，就去山里看梨园。有的梨子从树上掉下来，扔了怪可惜，他就把好些的生吃了，差些的放锅里煮着吃，每天能吃0.5~1.5千克不等，吃了1个多月，奇迹出现了：咳嗽减轻了，痰中看不到血了，身上也有劲了，脸色也发红了，饭量也增加了，上下坡走路几乎和健康人一样了。连吃了3个多月，感觉和没病一样。于是去南阳地区医院透视检查，医生也感到惊奇，原来肺上的空洞基本痊愈了。

楚某这几个月什么药也没吃，每天只吃梨，这才知道是吃梨治好了肺结核。

荐方人：河南方城县城关工商东所　陆权

用龟粉苦荞麦治愈肺结核37例

龟粉与陈年苦荞麦食品同服，能根治肺痨病（肺结核）和某些胃病、肝病，是鲜为人知的秘方。我的祖上曾用糯稻草层层裹住活龟，草团外面用新挖来的黄泥涂成泥团子，然后放到柴火中焙烧，直烧到龟的全身脆而不焦且能碾成粉末为止。晚期肺痨或某些胃病、肝病患者，每日服用20～30克龟粉与200～300克陈年苦荞麦烹制的食品（糍粑、团子等），无须外加什么药物，多则1年，少则3个月便会康复。

荞麦有花荞麦和苦荞麦（有明显苦涩味）两种，都兼有营养与药效功能，尤其是苦荞麦，更是扩散期杀菌的上乘药。苦荞麦食品与龟粉同时服用，可获得动植物药效互补的双重疗效，无任何副作用。迄今我已用此法治好了37例肺结核病人。

荐方人：安徽桐城市天城中学　毛国材

白芨蜂蜜可治愈浸润型肺结核

某男，38岁。1958年8月5日入院，患者于1955年在医院透视即发现有肺结核，1个月前开始胸痛，咳嗽痰多，痰中带血，每天10次左右，食欲减退，失眠，无发热盗汗现象。7月30日，X线拍片检查，诊断为浸润型肺结核，右上肺空洞形成，直径约3厘米。血沉较高（33毫米/小时），痰中有结核杆菌。入院后开始经西医肺科治疗，症状有了改善，但其食欲始终不好，胸口饱胀，痰中带血。9月23日开始使用中药治疗，初进调理脾胃、化瘀补肺药，病人咯血停止，食欲增加。10月24日后即开始服白芨膏（白芨500克，蜂蜜250克，先以清河水将白芨煎熬，去渣澄清，后入蜂蜜收膏），每日50克，病人精神食欲大大好转，睡眠转入正常。于12月23日X线胸片复查：右上肺见条索状纤维影，已无空洞可见，病变趋向纤维硬结。血沉复查是2毫米/小时，在正常范围内。痰中复查多次亦无结核杆菌可见。于1959年1月5日出院。

引自：《任继然临床经验录》、《中医单药奇效真传》

本方治空洞型肺结核效果显著

配方及用法： 蛤蚧3对，黄连500克，百部、白芨各1000克。先将蛤蚧去头切成长条，用黄酒浸后，焙干，研粉。再将另3味药以水洗净，晒干，粉碎过100~120目筛，与蛤蚧粉混合均匀，用开水泛为水丸，干燥即得。分装成300袋，每袋约9克。每次1袋，每日3次，饭后温开水送服。

疗效： 适用于肺结核、慢性纤维空洞型肺结核。经使用多年，疗效显著。治疗5例空洞型肺结核患者，均获显著效果。

引自： 1978年第5期《中草药通讯》、1981年广西中医学院《广西中医药》增刊

服蜈蚣治空洞型肺结核很有效

闫某，女，35岁，农民。患肺结核已10多年，反复发作，经用大量链霉素、异烟肼、利福平等长期治疗，无效。1981年9月23日X线摄片，左肺上也见大片状阴影及斑片状阴影，边缘界限不清，密度不均，左上肺锁骨下可见3厘米×3厘米左右透明区。诊为左肺空洞型肺结核。于1982年1月15日开始停止一切中西药品，服用蜈蚣（蜈蚣去头足焙干研末，每次3条，每日3次）。1周后食欲大增，2周后体力迅速改善，3周后体重增加3千克。服药2个月后，临床症状消失。4月22日X线片复查，确认左上肺空洞已闭合。前后共服蜈蚣800余条。在治疗期间未见任何中毒现象及不良反应。空洞闭合后，患者又减量自服蜈蚣3个多月，用蜈蚣400余条。

引自： 《陕西中医》（1983年第4期）、《中医单药奇效真传》

鼻吸鲜大蒜能治愈空洞型肺结核

张某，男，18岁。1982年7月初诊，吐血1个月，面苍白，精神差，呼吸急，脉洪大，舌偏红，苔薄黄；胸片右下肺野可见一透亮区，可见斑片阴影，左上肺外亦见少量淡薄模糊阴影，诊断为空洞型肺结核。遂取新鲜大蒜30克，捣碎，以鼻吸入，每次1小时，每日3次。3个月为一疗程（共需新鲜大蒜13.5千克，治疗期间停用其他抗痨药物）。治疗1个月后，病情好转，空洞闭合，自觉精力充沛，食量增加。3个月复查，病灶已吸收。

引自： 《浙江中医杂志》（1983年第6期）、《中医单药奇效真传》

传染性疾病

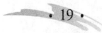

我用马钱子鸡蛋治肺结核获奇效

配方及用法：取马钱子12克，砸碎，用开水浸泡1小时，再放入鸡蛋7个，文火煮1小时，将鸡蛋捞出，用冷水浸泡片刻，然后放回药液中泡1小时，即成马钱子鸡蛋。捞出鸡蛋放凉备用。煮鸡蛋过程中谨防弄破鸡蛋，破鸡蛋应弃去，绝对不可食，因马钱子有毒。每日早晨空腹吃1个马钱子鸡蛋，7天为一疗程。间隔7天，再继续下一疗程。

百姓验证：杨某，女，33岁。患肺结核1年，消瘦，闭经，五心烦热。经X线摄片诊断：右上肺结核。用链霉素引起耳聋、耳鸣，于是停用抗痨药。服用马钱子煮鸡蛋4个疗程，右肺阴影消失，症状好转，复查血沉在正常范围，月经始来2次后，停经怀孕。

引自：《偏方治大病》

我利用鸭子炖黄精治肺结核收到满意效果

罹患肺结核的中老年人，采用下列食疗方法可获满意疗效。

方法：宰杀家鸭（不分雌雄）1只，加黄精10克，不得加盐，清炖吃肉喝汤，每天吃1次，分7次于1周内吃完。坚持连续服食2~3个月，便可明显好转或痊愈。

此方经济、简便、易行且无副作用。（高云阁）

百姓验证：广西来宾县糖厂卢任送，男，67岁，退休。他来信说："朋友之父患肺结核多年，曾到县医院住院治疗，花医疗费3000多元不见好转，由于经济困难没有再治疗。我得知后用本条方为他治疗2个多月，取得了满意的效果。"

引自：1997年7月10日《老年报》

单用蒜泥敷足心治肺结核咯血有效

配方及用法：将大蒜捣烂成泥，先用凡士林在足心（涌泉穴）皮肤上薄薄涂一层，再把蒜泥涂在穴位上，外面盖上消毒纱布，用橡皮膏或绷带固定。可同时敷双足心，一般敷10~20分钟。蒜泥敷足心，对肺结核、支气管扩张、肺癌引起的咯血均有疗效。（朱玉阗）

引自：1996年12月26日《晚霞报》

淋巴结核

本病主要指发生于颈部淋巴结的慢性感染性疾患。多在颈部一侧或双侧长出疙瘩，逐渐长大，不痛不痒，推之滑动，无明显压痛，如身体抵抗力低则逐渐增大，皮肤发紫，最终破溃流水样脓液并排出黄浊干酪样脓液，中医称之为"老鼠疮"。部分病人可有低热、盗汗、食欲不振、消瘦等全身中毒症状。

蛇油涂患处治淋巴结核可痊愈

河北山海关五里召马某，女，33岁。患淋巴结核已经溃破。取蛇1条，香油500毫升装入瓶中，将口封固，埋于地下，经两三个月后取出，涂抹患处，涂后局部感觉清凉痛止。继续坚持用药，很快痊愈。

引自：《中医验方汇选》、《中医单药奇效真传》

猫爪草煎服治淋巴结核可速愈

陆某，男，19岁。自述准备高考期间，复习任务繁重，常昼夜兼读，无暇茶饭，后发现颈部及两腋下不适，有核状物，逐渐增大活动。高考结束后，其核更大，且伴有低烧，乃去就医。经医院检查，血沉加快，诊为急性淋巴结核。经注射青链霉素2周，低烧控制，但肿核不消。我详查后，遂告一方：猫爪草60克，水煎服，或代茶饮。如此3周后，来报云：病已告愈，颈部肿大之淋巴结消失。

引自：《中医单药奇效真传》

银耳膏治颈淋巴结核61例全部治愈

主治：颈淋巴结核、皮肤结核、骨结核溃后久不收口。

配方及用法：银耳适量，蓖麻50克。将银耳用温水洗净晾干，蓖麻去皮，共捣如泥，贮瓶备用。用时将疮口常规消毒，视疮面大小，取药膏摊于灭菌敷料上，贴患处，用胶布固定，隔日换药一次。

疗效：用本方治疗颈淋巴结核61例，均在2～4周内痊愈。

荐方人：山西省宁武县中医院　李藩

引自：《当代中医师灵验奇方真传》

猪胆膏治淋巴结核53例全部有效

配方及用法：猪苦胆（去皮）5000克，食醋6500克，松香50克。将胆汁与食醋混匀后置铁锅中，文火煎熬，时时搅拌以防煳底，熬3～4小时成膏状，加入松香末和匀即可，装瓶备用。外敷时药膏应与所触及的淋巴结大小相近，尽量不波及健康皮肤。最初应每日换药，以后每2～3日换药一次，有脓者应每天换药。在敷药同时可服用抗痨药物。

疗效：治疗53例，有效率100％。

注意：此膏外敷除个别病例局部发生皮疹（停药后即可消退）外，其余未见不良反应。

引自：《中医杂志》（1980年第3期）、《实用专病专方临床大全》

壁虎粉可治愈肺门淋巴结核

黄某，女，13岁。每天午后发烧，咳嗽，盗汗，食欲减少，已一年半。经X线检查，确诊为肺门淋巴结核。经用抗结核药物治疗一年余，疗效不佳。患者发育欠佳，形瘦神疲，毛发干枯，两肺呼吸音减弱，脉细数，舌质红。遂予下方：将壁虎放瓦上焙干研细，装入胶囊，每日3次，每次3～4粒，小儿1～2粒（如小孩服用胶丸有困难，可每次用壁虎1只，剁碎炒鸡蛋食，每日2次）。治疗2个月后，自觉症状消失，精神好转，饮食增加。X线复查肺门片状阴影消失。追访3年未见复发。

引自：《浙江中医杂志》（1982年第1期）、《中医单药奇效真传》

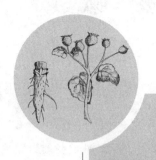

呼吸系统疾病

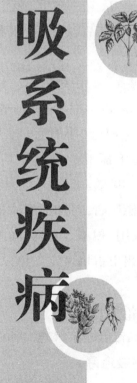

咳 嗽

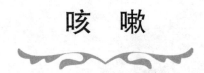

> 咳嗽是呼吸系统疾病最常见的症状之一，它是人体清除呼吸道内的分泌物或异物的保护性呼吸反射动作。咳嗽一般由气管、支气管黏膜或胸膜受炎症、异物、物理或化学性刺激引起。

用米醋泡蒜治伤风咳嗽屡用屡效

每到冬天，无论老幼，稍一不慎，就会患伤风感冒，引起阵发性咳嗽，胸部板结，痰多或干咳，不思饮食。在服感冒药的同时，服各种止咳药，往往不见效。

我数年前得一偏方，屡用屡效。

配方及用法：用9度以上白米醋100毫升，浸泡一头砸碎的蒜瓣（独头蒜更好，可用2～3头），浸泡2小时后，即可饮用泡过蒜的醋液。成人每次服一满匙，小儿酌减，日服3次。每次服后，再服1片扑尔敏。一般1～2次痊愈，较重者服5～6次即见效。此方对已引起肺炎或形成慢性支气管炎者，效果不显著。小儿不愿服者，可加适量冰糖一起溶化。

此方可在饭后服用，以减少对胃部的刺激，但无其他副作用。

荐方人：辽宁锦州市古塔区定安里13—1号　奠川

吃杏仁冰糖能治好剧咳

我的一位好友感冒后吃了卤鹅，剧咳不止，久治不愈。有人介绍了一个单方，服1剂就奇迹般地好了。

配方及用法：杏仁100克，化猪油50克，冰糖100克。将杏仁浸泡去皮捣细，在铁锅内加猪油炒成黄色，再加入冰糖，冰糖化完拌匀即起锅。日服3次，每次服指头大一块，一般服完1剂便愈。

荐方人：四川绵阳市永兴镇　刘方义

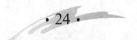

引自: 广西科技情报研究所《老病号治病绝招》

我用冰糖食醋治久咳气喘有好效果

我是一名中年职业女性, 因体质弱, 免疫功能差, 1989年秋由感冒引起呼吸道感染, 大咳不止, 危及生命。后经住院治疗, 有些好转, 但从此便落下慢性支气管炎的病根, 稍遇风寒, 便会旧病复发, 食不甘味, 夜不能寐, 痛苦不堪。

去年冬, 朋友介绍给我一小偏方, 我将信将疑服用1个月, 病情大有好转, 不仅咳嗽减轻了许多, 其他病的症状也有较好改善。

配方及用法: 冰糖500克, 食醋500毫升 (最好是陈醋或香醋), 置砂罐或陶钵内, 用文火煎熬至冰糖完全溶化, 冷却后装瓶备用。每日早晚各1次, 每次10毫升, 空腹服下。此偏方制作简便, 口感良好, 效果显著, 服后无副作用。凡有气喘、咳嗽、痰多等症的老少朋友均不妨一试。(陈原)

百姓验证: 广西贵港市李素玲来信说:"我用本条方治好2人的咳喘病, 此方比止咳糖浆还灵验。"

我用香油煎鸡蛋治咳嗽真灵

我老伴近日患感冒引起咳嗽, 夜不能眠, 吃药不见效。后来用香油煎鸡蛋2个, 煎时加姜末、白糖少许, 服用当天即见效, 服2剂痊愈。我老伴说此方真灵。

百姓验证: 江苏泗阳医院季选洪, 男, 71岁, 离休干部。他来信说:"我老伴患重感冒, 咳嗽不止, 胸闷气短, 曾用感冒灵、止咳喘片、急支糖浆治疗, 又输液6天, 仍未见好转, 反而咳嗽加重。在没有办法的情况下, 我用本条方为她治疗, 仅服药4剂咳喘就止住了。"

荐方人: 辽宁沈阳退休干部 刘名成

山楂根煎服治急性风寒咳嗽疗效最佳

配方及用法: 山楂根适量。将山楂根洗净, 刮去表皮, 切成薄片, 置锅中用红糖炙炒, 成人每次50克 (儿童酌减), 加水100毫升、生姜3片煎煮15分钟即可服用。

疗效: 急、慢性咳嗽均可应用, 尤以治急性风寒性咳嗽疗效最佳。共治

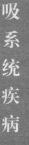

呼吸系统疾病

86例，临床治愈74例，好转12例。多数患者服药一次咳嗽即止，无一例失败。

引自：《湖北中医杂志》（1987年第4期）、《单味中药治病大全》

服花生白果止咳祛痰有奇效

主治：咳嗽痰多。

配方及用法：花生米15克，白果5粒。将上二味捣烂分2次服，连用1~2周即可见效。

按语：花生有润肺和胃之功效，可治燥咳，反胃证。《纲目拾遗》载："人云服花生生痰，有一妇咳嗽痰多，医束手不治，劝服花生，每日食二三两（100~150克），咳渐觉稀少，不过半年服花生10余千克，咳嗽与痰喘皆除，想亦治之法也。"

引自：《小偏方妙用》

此方治老年肺肾气虚咳嗽效果好

配方及用法：取甜杏仁（炒）250克，放在瓦锅内，加水适量，煮沸30分钟，煎至快干锅时，加蜂蜜500克，搅匀至沸即可取出，置瓷瓶或玻璃瓶内密封贮存。每次服1~2汤匙，每日3次。

本方有补肾益肺、止咳平喘润燥之功。于夏季用其治疗老年肺肾气虚型久咳、久喘症百余例，效果显著。

荐方人：江西上犹县寺下镇中心卫生院　钟久春

我应用橘红皮为母亲治发烧咳嗽 2 剂即愈

主治：咳嗽痰多、气喘等症。

配方及用法：橘红皮9克，川贝母6克，黄芩12克。将上药焙干研末，每次服6克，日服3次。

按语：本方所治之咳嗽是由肺经郁热、灼津液为痰所致的咳嗽气粗、痰鸣气喘。方中橘红皮具有理气祛痰功能，川贝母具有清肺止咳功能，黄芩可清利肺经之虚热，三药相伍，共奏清肺止咳、除痰之功。

民间传说，清初有一官吏，性情暴躁，在广东化州为官时，曾患咳喘病，请遍当地名医诊治，服药效果不显。每遇季节、气候变化，或心情不好，则咳喘复发，甚是痛苦。一日夜间，大雨不止，咳喘骤发，咳声不止，张口喘促而坐，夜雨倾盆，不便延医，只有急叫使女取平日所取之药再煎服。使女因屋内无净水，准备到井中打清泉，但因雨急路滑，恐怕耽误时间遭到责骂，仓促间顺手悄悄取阶前缸中的雨水倒入药罐，以此水煎药。一会儿药煎成后，官吏服下自觉病情缓解。仍再服，咳喘大减，并能平卧熟睡。第二天，官吏一觉醒来，精神爽快，心中欢喜，但转念一想，又感到十分奇怪，此药平日服用平平，昨夜显效，怪哉！遂把昨晚使女叫来细问情况，初时使女心惊胆战，不敢实说，后官吏软硬兼施，使女才实言相告。大家议论纷纷，不得其解。后来，有一幕僚看到州衙瓦上有橘红之落花甚多，风雨把落花带入缸内，可能是橘红治好了咳喘病，后试之果然应验。于是，橘红止咳化痰、平喘便驰名于世。

百姓验证：辽宁抚顺市露天区新屯街18委吴广明，男，28岁，工人。他来信说："我母亲患感冒，发烧咳嗽很严重，到诊所输液，咳嗽却越来越厉害。于是我按本条方为她治疗，由于橘红皮不好研末，就用水煎了让母亲服下1剂，服药后咳嗽就减轻了，又服了2剂，咳嗽已基本好了。"

引自：《小偏方妙用》

肺气肿

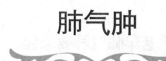

肺气肿是指终末细支气管远端的气道弹性减退，过度膨胀、充气和肺容积增大或同时伴有气道壁破坏的病理状态。早期可无症状或仅在劳动、运动时感到气短。随着肺气肿进展，呼吸困难程度随之加重，以至稍一活动甚或完全休息时仍感气短。患者感到乏力、体重下降、食欲减退、上腹胀满，伴有咳嗽、咳痰等症状。

我用鸡蛋鲜姜治好10年的肺气肿

我今年59岁，从小就有咳喘病。特别是1984年以来病情加重，转为肺气肿。患病就住院，有时夏天也得住院，吃遍各种药也不见好。1995年9月份，我从报上看到鸡蛋鲜姜治咳喘的偏方后，就天天吃，吃1个多月就好了。现在不咳不喘，走路干活与同龄人一样，走出了病痛苦海。

配方及用法：取鸡蛋1个打入碗中，鲜姜1块（如枣大小）切碎，把鲜姜放在鸡蛋里，再取一小碗凉水一点点倒入，边倒边搅，最后放入锅里蒸成鸡蛋羹食。

百姓验证：新疆克拉玛依准噶尔市场王顺向来信说："我用本条方治好岳父患了好几年的肺气肿病。"

荐方人：黑龙江佳木斯　王祉孚

用桑白皮猪肺治好我姐的肺气肿

配方及用法：桑白皮15克，猪肺半个（约200克），蜜枣2~3个。把自来水从肺管冲入猪肺，冲到整个肺胀大，用手压去水分，再冲水再压数次，切开，下锅煎去水分后，加少量油。一个猪肺分两次用，分别加药煎后吃肺喝汤。

此方是我岳母从澳门寄来的，给我姐治肺气肿用了数次就好了。

荐方人：广东广州市长寿东路洪安里24—1　区植楠

我采用三子猪肺汤治老年肺气肿效果佳

每年冬春季节，一些老年肺气肿患者的病情就一天天地加重起来，稍一活动就会出现胸闷、憋气、气急、呼吸困难、咳喘等症状。经过打针、吃药治疗后，诸症明显减轻，但稍不注意，又因受凉、劳累而重新发作。这样长期反复发作，不仅影响日常生活，还背上了沉重的思想包袱，认为自己的病没法治了。

近年来，我在临床上采用三子猪肺汤治疗老年性肺气肿，疗效较显著。一般服1~2剂后，胸闷、气急、咳喘等症状即可明显减轻，服3~4剂后症状会全部消失。现介绍如下，患者不妨一试。

配方及用法：鲜猪肺1个，五味子（捣碎）12克，葶苈子12克，诃子（捣烂）9克。先将猪肺洗净，切成条状，再将三味中药用干净纱布包

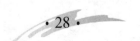

好，连同猪肺一起放入砂锅内，加水600毫升，用火煎煮。待猪肺熟烂，药液煎至300毫升时，取出药包，食猪肺喝汤（吃时不加盐或酱油，可加入适量香油）。一剂可分6次服，每日3次，2日内服完。每次服时都要加温后再服。每周可服2剂。如服2~3剂后症状未完全消失，可隔几天再服1~2剂，一般即可治愈。本方对慢性支气管炎也有较好疗效。（李子云）

百姓验证：广西南宁市沈阳路56号305房农宣芝，男，55岁，工人。他来信说："我有一次患感冒咳嗽，到药店买伤风胶囊、止咳散等多种药，吃后都无效果，而且咳嗽越来越厉害，右脑部疼痛，连翻身都困难，手也不能上举。当时我很痛苦，到广西武警医院拍片检查确诊为支气管炎和肺气肿。因无钱治疗，就回到家按本方自治，几天后症状就全部消失了。为了巩固疗效，我又服用1个疗程，现在病已完全好了。"

引自：1996年第10期《老人报》

气管炎

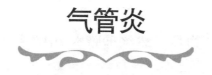

> 气管炎是指气管、支气管黏膜及其周围组织的慢性非特异性炎症。临床上以长期咳嗽、咳痰或伴有喘息为主要特征。本病早期症状较轻，多在冬季发作，春暖后缓解，且病程缓慢；晚期病变进展，并发阻塞性肺气肿时，肺功能遭受损害，严重影响健康。

用白凤仙花猪心治慢性气管炎有效

我小姨子从小患有慢性气管炎，一受凉就喉咙发痒、咳喘。吃药虽可缓解一时，但不能根治。后听人说用白凤仙花煮猪心吃能治好，于是在1978年6月至7月连服5剂，真是神效，至今没有复发，有时即便受凉也不咳嗽。

具体方法：取白凤仙花一大把，用水洗净；用新鲜猪心一个，不要血；把白凤仙花从各条心脏血管中塞进猪心，用筷子捣实，直至装满到血管口，放清水和少量黄酒，盛在砂锅内煮熟。空腹喝汤吃猪心，连吃4~5个即愈。

荐方人：浙江萧山靖江镇政府　蔡峰

引自：广西科技情报研究所《老病号治病绝招》

食牛肉山楂红枣治气管炎更有效

配方及用法：牛肉、山楂、红枣各等量，用高压锅炖熟，日食3次，每次3~5匙，多食不限。冬至开始食1个月，连食3个冬至。

山楂平喘止咳、消炎，牛肉、红枣补气。我食3个冬天，治好了气管炎，有此病者不妨一试。

引自：1996年2月7日《安徽老年报》

天罗水治气管炎有止咳平喘效果

气管炎是种常见的呼吸系统疾病，好发于冬春季节。我介绍的简便方法使多例气管炎急性患者获愈，慢性气管炎患者长期未复发。现简介如下，供气管炎患者参考。

气管炎治疗的药物是天然丝瓜藤水，中医给它取了一个响亮的名字——天罗水。

收取天罗水的方法：霜降节气过后，选择粗壮的丝瓜藤，在离根部约10厘米处剪掉，把上端藤插入干净的瓷瓶内，瓶上用干净的薄膜或纸盖好，以防尘土、小虫等进入瓶内，让藤中水滴入瓶内。几小时后，等藤中水流干即可取走瓷瓶，瓶内水即天罗水。

急性气管炎、慢性气管炎合并感染者，每日早、晚各服天罗水60毫升；有发烧、咳脓痰等症状严重者，可每日早、中、晚各服1次，小儿量减半，加少量糖调味。慢性气管炎患者预防发病，每晚1次即可。天罗水服用时不宜加温煮沸，否则无效。

天罗水具有良好的消炎、止咳、平喘作用，不但对气管炎、支气管炎合并感染有较好的治疗效果，而且对小儿哮喘、扁桃腺炎、上呼吸道感染等疗效较佳。

引自：1995年12月18日《家庭医生报》

小白芨泡蜂蜜治气管炎有效

我的慢性支气管炎到底是什么时候得的，已记不清了，想来最少也20多年了吧。1987年我离休时，体检结论是慢性支气管炎已发展为肺气肿，医生建议我戒烟治疗。戒烟后治疗也不见好，几年来跑了不少医院，吃了不少蛇胆川贝口服液、岩白菜等药，单方也用了几个。

1994年12月，我爱人在街上买了0.8千克新鲜小白芨，我把它切成姜末状，又买了1千克蜂蜜泡在一起搅拌均匀，每日早、中、晚佐餐。1个星期后，咳嗽的次数减少了。吃完后咳嗽消失，至今未发。与我情况类似的病友，如法应用也已痊愈。（刘向辰）

用黑豆猪腰能治好气管炎干咳

多年前，我当兵时得了膝关节疼病，后又患上了气管炎，得了干咳病。这两样病一直未治好，近年又常犯，药用了很多，都没收到效果。后来，我在一本药书上发现一食疗方治支气管炎，试用了2剂后干咳病基本好了，膝关节也不疼了。

配方及用法：猪腰子一对，黑豆（稆豆）150克，红枣15克，橘子皮一块，加水2000毫升，慢火煮3小时。吃猪腰子、黑豆和枣，分4天吃完，每天吃3次。把猪腰子、黑豆和枣分成12等份，每次吃一份就温热一份，其余的放在阴凉地方，防止变质变味。黑豆须嚼成糊状咽下。

荐方人：黑龙江省林口县档案局　许福连

冰糖炖草莓治气管炎干咳很有效

我患支气管扩张，经常干咳，用冰糖炖草莓吃了很有效。

方法：取草莓60克，冰糖30克，将草莓洗净，置碗内，加冰糖，放锅内隔水蒸熟。每日吃3次，一般3天可愈。

荐方人：安徽省军区合肥干休二所　黄布真

我以西瓜加蜂蜜麻油姜枣治气管炎2次可愈

将一个2～2.5千克重的西瓜切开一个小口，去籽留瓤约3厘米厚，放进蜂蜜150克，麻油150克，鲜姜100克（切成片），大红枣10个（去核），然

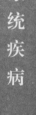

呼吸系统疾病

后将瓜皮盖好，放进锅内固定。锅里加水至瓜的1/3处，炖煮一个半小时后，热饮瓜汁，同时吃一点姜片。

瓜汁以一次饮完为好，小儿酌减。治疗期间，忌吸烟及吃辛辣的食物，也不能吃枣肉。久病患者，可在次年夏天再饮一次，2年可见效。

百姓验证：辽宁抚顺市露天区新屯街18号吴广明的母亲患气管炎30多年，用许多方法治疗均不见效，后来用此方治疗，仅用2剂就治愈了，至今未复发。

吸罗布麻烟治支气管炎很有效果

罗布麻产于大西北，又叫野麻。新疆、青海一带的农民在夏季收集贮存，到冬天严寒季节支气管炎病人增多，那一带的农民即用罗布麻吸烟来防治支气管发炎，很有效果。1961年，一亲属给其父寄来1千克罗布麻叶当烟剂，治愈了几位亲属的支气管炎。实践证明，罗布麻烟有镇咳平喘、祛痰、改善症状的作用。

配方及用法：罗布麻200克，烟丝300克。将罗布麻叶粉碎成末与烟丝混匀，用旱烟和水烟袋装烟斗吸，每次5～8烟锅，每日4～6次；或自己卷成香烟卷一次1支，每日3～4支，5～8天为一疗程。

按语：观察81例，病程在10年以上者有效率39％，5～7年者有效率31％，5年以下者有效率26％。由此可见，病程越长，疗效越高，故罗布麻对慢性支气管炎效果好。

百姓验证：李某，男，42岁，山西临汾食品公司干部。入院诊断为慢性单纯性支气管炎。咳喘已有七八年之久，每年入冬加重，咳嗽、气短、发怒、痰多而稠，平素每天吸纸烟1盒，已经28年。自1981年用自卷罗布麻烟治疗，经过一个半月的时间，自觉症状减轻，怒气消失，痰少而稀。次年暑天连续吸罗布麻烟30天，全年未有发作性气喘和咳嗽，一直坚持工作。

引自：《偏方治大病》

老黄瓜种治喘息型慢性支气管炎5日可大见成效

方法：将黄瓜种2.5千克去皮去瓤，切成1厘米大小方块，加入白糖0.5

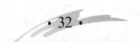

千克，搅拌均匀。然后装入罐坛里，用塑料布封好口，埋入地下。封冻之前，挖出坛子，取出黄瓜块服用。每日2次，每次5块，空腹口服。服后自觉咳嗽消失，气短、喘息发作缓解。（永强）

引自：1997年10月14日《老年报》

支气管哮喘

支气管哮喘是由多种细胞和细胞组分参与的气道慢性炎症性疾病。这种慢性炎症与气道高反应性相关，通常出现广泛而多变的可逆性气流受限，导致反复发作的喘息、气促、胸闷和（或）咳嗽等症状，多在夜间和（或）清晨发作、加剧，多数患者可自行缓解或经治疗缓解。

用萝卜煮鸡蛋能彻底治愈气管炎哮喘病

我老伴今年76岁，患气管喘息病20多年，常年服用消炎、镇咳、平喘之类的药物，但效果甚微。1995年8月得一萝卜煮鸡蛋治疗咳喘的方剂，经冬、夏两个季节施用，现已彻底康复，至今没有反复。

具体制作和服用方法：

（1）冬至时取红萝卜2500克，去头尾洗净，用无油污的刀将萝卜切成半厘米厚的均匀片，再以线穿成串，晾干后存放，夏季用。每次取萝卜干3片，红皮鸡蛋1个，绿豆一小撮，均放入砂锅内，加水煮30分钟至绿豆熟烂。服用时将鸡蛋去皮，连同萝卜、绿豆及汤一起吃下。从初伏第一天开始服用，每日1剂，连续服用至末伏。

（2）冬季，也是从冬至时起，用鲜萝卜3片，红皮鸡蛋1个，绿豆一小撮，按上述方法服用，至立春时停服。

荐方人： 辽宁法库县人民法院　马玉声

引自：1997年10月4日《晚晴报》

常食橘皮治哮喘确有疗效

我患有支气管炎、肺气肿（轻度）病。一次偶然机会，听朋友介绍常食橘皮可治支气管炎、哮喘等病，用后确有疗效。

制作过程：取新鲜橘皮（干陈的亦可）洗净，用清水浸泡1天左右，或用沸水浸泡半小时，挤干黄色的苦水，再以冷开水洗涤挤干，直到没有苦涩味，然后切成细丝，加入少许食盐拌匀（如适当加入鲜姜丝更好），装入罐或瓶中捺实盖紧，腌制2天后即可食用。

冬令时节，咳嗽、哮喘的朋友不妨一试，但要持之以恒，才能获得满意的效果。（杨效勤）

引自：《当代中医师灵验奇方真传》

谭诚老军医的治哮喘奇效方

哮喘是冬春季节的常见病、多发病，患者以老人和儿童居多。患者往往久治不愈而十分痛苦。广西玉林市谭诚老军医运用民间姜汁衣治哮喘病获奇效，现介绍给患者试用。

配方及用法：取肥大的生姜2千克左右，捣碎榨取姜汁。做一件合身的棉纱布内衣，用过滤的姜汁把内衣浸透，在烈日下晒干，然后患者贴身穿上，每7~9天换一次姜汁衣。一般患者穿3~4次后可见奇效。病情较重者、患病多年的哮喘病人，则需穿10次或两个冬天方可收到显著疗效。

注意：治疗期间忌食虾、蟹、生冷和酸性食物，戒烟，禁房事。

荐方人：广西玉林市中医药研究会会长　梁庆森

黑芝麻治老年哮喘稳妥有效

含有脂肪的黑芝麻用于治疗老年性哮喘，是一味既平和稳妥又有效果的药物。

配方及用法：黑芝麻250克（炒），生姜125克（取汁）。用姜汁浸拌黑芝麻，再入锅内略炒一下，放凉，然后与冰糖、蜂蜜混合拌匀，放入广口瓶内。每日早、晚各服一汤匙。

荐方人：广西民族医药研究所　雷丽君

五味子鸡蛋泡醋治愈一位 20 多年的气喘病患者

配方及用法： 五味子155克，红皮鸡蛋7个，醋2000毫升。将五味子和红皮鸡蛋共同泡入醋中，7天后将上三味放入砂锅煎熬，沸后再煎30分钟。饭前吃蛋喝汤，一次喝不完者，下次温热再服。连服3剂，病可痊愈。

百姓验证： 上蔡县邵店乡有一患者，气喘呼吸困难，多方治疗无效，服此方病愈。还有一位老人，患病20多年，服此方后，也恢复了健康。

荐方人： 河南上蔡县邵店乡彭楼学校　张年

胸膜炎

胸膜炎是指由致病因素（通常为病毒或细菌）刺激胸膜所致的胸膜炎症，又称"肋膜炎"。胸腔内可伴液体积聚（渗出性胸膜炎）或无液体积聚（干性胸膜炎）。临床主要表现为胸痛、咳嗽、胸闷、气急，甚则呼吸困难。

我食 2 次蜂蜜鸡治愈胸膜炎

我于1988年秋患胸膜炎，住院治疗多天不见病情好转，此时朋友介绍一偏方，果然神奇，服2次病就痊愈了，至今从未复发。后来我把该方介绍给许多患者，无不灵验。此方对干湿性胸膜炎均有效，无任何副作用。

配方及用法： 每次1只鸡（男雌女雄好），200毫升蜂蜜。先把鸡杀死，去杂洗净，放入锅中加水，用文火将鸡炖得烂熟后，再把蜂蜜倒入锅中，5~10分钟后即可服用，稀稠一起吃。

百姓验证： 广西宾阳县新桥镇王世和，男，47岁。他来信说："我于1999年9月17日患胸膜炎，用本条方服药15剂，只花27元钱而治愈。"

荐方人： 河南方城县拐河镇政府　孙家声

用此方可治愈结核性胸膜炎

我于1969年患过结核性胸膜炎，经湖南桑植县人民医院治疗26天，虽有好转但未痊愈。后来请下放到此地劳动锻炼的湖南医学院的师生医治，开此药方，连服5剂，此后未见复发。用此方又治愈10多位胸膜炎患者。

配方及用法：银柴胡15克，淡黄芩15克，牡蛎粉15克，瓜蒌皮9克。上药水煎服，每日3次，连服5剂。

荐方人：湖南湘西自治州农科所　王宗谈

引自：广西科技情报研究所《老病号治病绝招》

胸腹疼痛

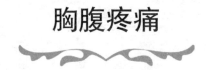

檀香姜汤饮治胸腹疼痛效果佳

配方及用法：檀香6克，生姜5片。将上药加水适量，煎煮10～15分钟即可，撇药汁温服，每日2次。

按语：檀香味辛性温，有理气散寒之功效。《本草求真》载："凡因冷气上结，饮食不进，气逆上吐，抑郁不舒，服之能引胃气上升，且能散风辟邪，消肿止痛，功专入脾，不似沉香力专主降，而能引气下行也。"配伍生姜温中散寒，相得益彰。

在近代蜀中名医郑钦安《医法圆通》中有这样一则病案：有一天，一位中年患者就诊，自诉以抬滑竿为生，经常长途跋涉，风吹雨淋，食凉饮冷，饥饱无定，患胸腹疼痛，嗳气呃逆，因家贫无力医治，病已数载，祈能赐一验便良方。郑氏诊毕，说道："街头有家富户正做家具，你去将所锯木屑讨来，每日服3次，每次服一小撮（3克左右），用生姜5片煎汤送下，10日后再来复诊。"患者半信半疑而去。10天后，患者满脸喜悦来谢医生，数年痼疾已霍然而愈。又请人写了"锯末姜汤饮，郑君医术精，小方治大病，有病快来医"几句话贴在郑医生的门前。

引自：《小偏方妙用》

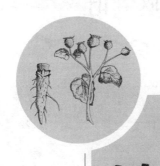

消化系统疾病

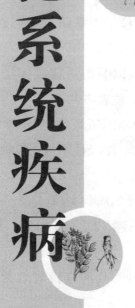

呕　吐

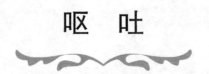

呕吐是临床常见症状，恶心常为呕吐的前驱感觉，也可单独出现。表现为上腹部特殊不适感，常伴有头晕、流涎、脉缓、血压降低等迷走神经兴奋症状。

我应用点穴止吐法治病无不取效

近几年来，我们在临床实践中，发现一个疗效较好的止吐穴位，称止吐穴（自己命名）。经应用于临床治疗呕吐20例，均获显效。现将粗浅的体会简介如下：

（1）穴位：本穴位于手掌面，腕横纹正中直下0.5寸处，即大陵穴直下五分。两手共两穴。

（2）治法：术者以中指指腹或拇指指腹对准上述穴位，点按2～3分钟，呕吐轻者点一侧，重者点两侧。

（3）主治：各种原因所致的呕吐，如急慢性胃炎、胃肠炎、溃疡病、消化不良等引起的呕吐，神经性呕吐，药物刺激所致的呕吐，以及流感等外感引起的呕吐等。

（4）疗效：治疗20例，均有效，一般点穴1次即可，少数需2次。20例中点穴1次的16例，2次的仅4例。其中呕吐完全消失，再无复发的17例。

（5）本法对各种呕吐均有较好效果。对其他方法治疗无效的呕吐，也能迅速奏效。

百姓验证：吉林东辽县泉太镇德智村任彦春的女儿身体不好，经常呕吐，后来采用此方法一次治愈。他说这种方法对不愿吃药、不愿打针的人来说，是个绝招。

吴茱萸蒜头贴穴治疗呕吐有效率100%

主治： 脾胃虚寒、中阳不振为诱因之呕吐。

配方及用法： 吴茱萸（研末）10克，大蒜头（鲜品）3瓣。上药大蒜头去衣捣烂，并配吴茱萸拌湿为度，再揉成形似5分硬币大小之药饼，贴在两足心（涌泉穴）处即可。

疗效： 临床应用30余年，有效率达100%。

荐方人： 浙江省绍兴市中国银行绍兴分行中医师　沈文娇

引自：《当代中医师灵验奇方真传》

呃　逆

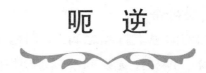

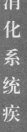

> 　　呃逆即打嗝，指气从胃中上逆，喉间频频作声，声音急而短促。它是一种生理上常见的现象，由横膈膜痉挛收缩引起。呃逆频繁或持续24小时以上，称为难治性呃逆，多发生于某些疾病。

我用喝水加弯腰法治打嗝非常见效

　　平时我们打嗝，不仅痛苦，有时还很尴尬，且越着急越止不住。我以亲身体会向朋友们介绍一种治打嗝妙法：取一杯温开水，喝几口，然后弯腰90度，作鞠躬状，连续弯几次腰，直起身来后，你就会发现，嗝已经被止住了。（常培信）

　　百姓验证： 陕西咸阳市干休所崔惟光，男，76岁，离休干部。他来信说："我所老干部宁某，呃逆不止，到医院治疗无效。我让他用本条方治疗，仅一次就治愈了。"

我父亲用柿蒂竹叶煎水服治打嗝有特效

　　多年前，我父亲患呃逆连续打嗝三四天，全家焦虑不安。祖母四处寻找医治打嗝的药，最后用柿蒂和竹叶煎水服，父亲服后痊愈。今年

4月底，我弟弟也打嗝不止，他在休宁县城求医服药七八天，用了许多药，仍不见效。我知道后，即让我妻子搭车送去100张竹叶。我弟媳在县城药店买不到柿蒂，便到市场上买了100个柿饼，取下柿蒂，与竹叶混合，分3剂煎水让我弟弟服。我弟弟连服两三天，打嗝的病情由缓解到痊愈。（吴友良）

百姓验证： 河南洛阳市民族路6号院雷振兴，男，80岁。他来信说："我在两年前患呃逆，打针、吃药、针灸、按摩均未能治愈，后来用本条方治愈了。"

引自： 1996年第10期《祝您健康杂志》

嗅胡椒止打嗝效果神奇

我有位好友，不知何时患上打嗝之病，特别是在饭后，更是打嗝不止。据好友介绍，有一次打嗝时，无意间嗅到了胡椒味，打了一个喷嚏，打嗝竟神奇般地止住了。后来他在打嗝时，便嗅嗅胡椒，仍然见效。（杜茂剑）

猪胆赤小豆治顽固性呃逆 26 例全部治愈

配方及用法： 猪胆1个，赤小豆20粒。把赤小豆放入猪胆内，挂房檐下阴干后共研细粉备用。每日2克，分两次用白开水冲服。

疗效： 治疗26例，首次发病者24例，二次发病者2例，病程1个月以上者21例，结果2天内治愈者22例，4天内治愈者4例。

引自： 1980年第9期《山东医药》、1981年广西中医学院《广西中医药》增刊

黑芝麻炒熟研碎食后呃逆可止

黄某，男，48岁。1982年1月2日初诊。呃逆频频，呃声洪亮，无其他不适。曾以旋覆代赭汤、丁香柿蒂汤两方加减投之，并给予阿托品、安定片等治疗，用药后呃逆依然。又用针灸治疗，仍不能控制。1月5日，患者偶服黑芝麻数匙（黑芝麻炒熟，研碎，拌入白砂糖），食后呃逆即止，便安然入睡。次日中午又发，晚8时又服黑芝麻数匙，食后呃止。第三天再发，再用，

又止。以后未再发。

引自:《上海中医药杂志》(1982年第9期)、《中医单药奇效真传》

胃 病

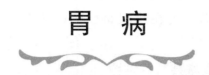

各型胃炎(浅表性、萎缩性、胃酸性、胃窦性)及胃溃疡、胃寒痛、胃脘痛等病统称为胃病。有的人患胃病时间久了,人们往往又把它称为"老胃病"。

我的表姐夫用小黄莲子泡酒喝治好了胃病

我的表姐夫患有"老胃病",四处求医治疗没效果,感到很苦恼。去年上半年,我的表哥从部队寄回一个治病的单方,表姐夫按单方上讲的方法配药内服试治,果然收到了良好的效果,病好了,到现在未见复发。

方法:用粮食白酒1000毫升,小黄莲子200克,红糖0.5~0.8千克,泡成药酒饮服,每饮2汤勺,连服一段时间病便愈。治疗期间应禁吃刺激性食物。

百姓验证:贵州纳雍县饮料厂李元发,男,52岁,工人。他来信说:"我爱人患胃病达6年之久,饱受病痛折磨,在本县医院治疗,前后花医药费600多元,病情仍无缓解。后来用本条方治疗,才花10元钱,就将她的顽固性胃病治好了。"

荐方人:四川省富顺县 王梁华

引自:广西科技情报研究所《老病号治病绝招》

我用此神奇妙方治好表哥的胃病

我表哥30多年前得了胃病,病情严重时喝口水也得吐出来,瘦得皮包骨头,浑身无力,拄着拐杖走路都非常艰难,吃药打针治疗不见效。后遇一远方老翁，他说："狗肚儿（狗胃）里装7个鸡蛋，煮熟后吃蛋、肚儿，喝汤（宜淡，可几顿吃完），我的胃病就是用此方治好的。"当时很难找到狗肚儿，就用猪肚儿代替，想的是有病乱求医，行不行试试看。这样，连续吃了3个猪肚儿装鸡蛋，果然逐步恢复了健康。30多年过去了，从未复发。现在我表哥已经60多岁，仍然身强力壮，啥活都能干。

荐方人：河南省襄城县　冀景坤

葡萄酒浸香菜治好了一位 20 年的胃病患者

有人患肠胃病20年，不能正常工作。后吃葡萄酒浸香菜治好，至今未再复发。

方法：用普通葡萄酒数瓶，倒在大口瓶里，再放入洗净的香菜，重量比1∶1，密封浸泡6天。每天早、中、晚各服1杯，连续3个月。泡过的香菜还保持绿色，可以吃下去，效果显著。（曹诚祺）

引自：1995年12月21日《健康之友》

常年胃病可用青木瓜治愈

常年胃病，可用青木瓜3～4个，剖洗干净，放进榨汁机里把汁液榨出来，分3次喝。最多吃上十几个木瓜，胃病就可痊愈。

禁忌：点心、甜食、糖果、熏肉、熏鱼、浓茶、汽水、油炸食品、香料、酸性食品。（德江）

引自：1997年3月21日《家庭保健报》

连吃几只家兔肉胃病可愈

家兔宰杀洗净去内脏，将蜜炙黄芪50克（即把黄芪放在锅中，加10克蜜，用微火炒拌均匀，使黄芪变为黄焦色为度，切不可炒拌成黑色），白术50克，党参50克，用干净纱布包好，放在家兔腹内炖熟即可。一只家兔可分2～3天服，连服2～3只，重者多服几只，胃病可愈。

引自：江苏徐州人民政府主办的《经济新闻报》（1988年286期）

胃及十二指肠溃疡

> 胃溃疡是指位于贲门至幽门之间的慢性溃疡，十二指肠溃疡则是由于多种因素引起的十二指肠黏膜层和肌层的缺损。胃及十二指肠溃疡的临床表现以腹痛为主，并有恶心、嗳气、反酸、乏力等症状。

痢特灵合用维生素治消化道溃疡屡获奇效

消化道溃疡是指胃及十二指肠溃疡而言，在临床上是常见病。我在过去工作中曾采用痢特灵治疗溃疡病，屡获奇效。

痢特灵抗菌谱与呋喃坦啶近似，口服后在肠道不易吸收，故主要用于肠道感染，如肠炎、痢疾等。用于治疗溃疡病的配方及用法：痢特灵0.1克加维生素B$_1$ 20毫克为一次量，每天3次，连服2周，然后停药1周，再继服1周，以巩固疗效。其特点是药量小，疗程短，疗效好，经济实用，不失为溃疡病患者的理想用药。

注意：不可超量超期用药，有药物过敏史者慎用。（荣府）

引自：1997年5月27日《老年报》

蚌壳治胃及十二指肠球部溃疡效果显著

文某，男，56岁，农民，于1988年2月就诊。患者患胃病20余年，曾服中西药物，在省内各大小医院求医，诊为胃底弯部溃疡，服药时病情可减轻，稍停药则疼痛加重。饭后症状加重，烧心、呕吐酸水，多时可达1000毫升痰涎，胃液清冷，医院建议手术治疗，患者拒绝手术而来诊。诊见面黄肌瘦，情绪低落，治疗不合作。为减轻患者的经济负担，选用蚌壳予以治疗。嘱其家人选取大而光亮的蚌壳或蚬壳洗净，以蚌壳为佳，刮去黑皮研成细末，过筛后放入砂锅内炒成黄褐色，去其腥味。每当烧心、呕吐酸水时服1~2克，可少量掺入白糖，但白天不得超过15次，夜间不得超过

3次。患者服用1周后胃灼痛稍缓，呕吐酸水量减少。1个月后病人面色渐红，症状明显好转，胃灼痛基本消失，呕吐酸水次数及量也明显减少。嘱其继续服食，半年后复诊，X线检查溃疡龛影消失。患者面色红润，精神爽朗，已恢复正常劳动能力。随访至今未再复发。我们近10多年来应用此方治疗24例胃及十二指肠球部溃疡，均取得了显著效果，其中龛影消失16例，缩小8例。

蚌壳一物，全国各地的河川湖泊中均产，一年四季均可采集，而且易于加工炮制。它入肝胃肺经，性咸寒，无毒，化痰消积，清热燥湿，对人体无毒副作用，因而是治疗胃及十二指肠球部溃疡的理想药物。

荐方人：山东滕州市中医院急症室　　张桂玲等

引自：1997年第4期《中国民间疗法》

甜瓜子煎服可治愈十二指肠球部溃疡

温某，男，42岁，教师。1982年8月24日就诊。患胃痛2年，半年前经某医院诊断为十二指肠球部溃疡。大便潜血试验"++"，曾内服甲氰脒胍及中药40多剂未愈。近日隐隐刺痛，纳差，面色萎黄，形体明显消瘦，但食后疼痛缓解，时有畏寒肢冷，小便清长，大便色黑而秘结，二三日一解，舌淡，苔薄白，脉沉而无力。此系中焦虚寒，久痛伤络。嘱将甜瓜子洗净晒干（或烤干）后捣碎，每次用量20～30克，加清水400毫升，佐适量蜂蜜，煎沸20分钟，温服。每日2次。服2剂后，疼痛缓解，食欲增加，便软，日行1次，续服3周，疼痛基本消失。大便潜血试验"–"，1个月后X线透视龛影消失。随访1年，未见复发。

引自：《河南中医》（1985年第3期）、《中医单药奇效真传》

我以墨鱼粉治胃溃疡疗效令西医惊奇

墨鱼骨就是大墨鱼身体内的骨头，呈白色且较软，中医称为"乌贼骨"。它有抑制胃酸过多的作用，也可作为胃溃疡的止血剂，还能消除胃的刺痛，故自古就将其用在溃疡性的胃痛治疗上。

首先，将骨头洗净，放在净水中浸泡一星期（每天换一两次水），除去盐分，然后沥干水分，在阳光下晒干。完全晒干后，以炭火烤至呈金黄色，再刀削成粉，以筛子筛过，置于磨钵内，磨成极细的粉，并与甘草粉拌和即成。每天服10克。

服用几次后，胃的疼痛趋于缓和，溃疡部分也逐渐愈合。连续服用一段时间后溃疡必告痊愈。此种功效，常使西医惊奇不已。

百姓验证：重庆市荣昌区东门安居工程3号楼张万财来信说："本区原后东街张涛在广州打工，突然得病，经广东东莞市后街方树泉医院确诊为十二指肠溃疡并出血，在该院治疗花费1万多元未愈。回到家后找我试治，我用本条方为其治疗10余天痊愈。"

引自：哈尔滨出版社《珍藏男女回春秘诀》

慢性胃炎

> 慢性胃炎系指不同病因引起的各种慢性胃黏膜炎性病变，是一种常见病，其发病率在各种胃病中居首位。大多数病人常无症状或有程度不同的消化不良症状，如上腹隐痛、食欲减退、餐后饱胀、反酸等。

吃猪心加白胡椒治慢性胃炎有好效果

1990年我患了慢性胃炎，服用多种药物也不见效。后经一亲友指点，吃了7个猪心撒白胡椒粉，至今病未复发。

方法：从肉食店买猪心6～7个，中药店买白胡椒10克。把猪心用刀切成3～4厘米的薄片，白胡椒研末，均匀地撒在上面，然后蒸熟，清晨空腹服。每日1个猪心，1个猪心约撒20～30粒小白胡椒粉末。一般服7天即愈。

中国十大名医之一董建华的"胃苏冲剂"方

配方及用法：苏梗、香附、陈皮、佛手、毕澄茄各6克，枳壳、大腹皮、香皮各10克，每日1剂，水煎服，有理气和胃通降之功。适用于胃胀痛为主之胃炎患者。

董老是全国人大常委会委员、北京中医药大学教授、中国中医药学会内科学会名誉主任委员。此方为董老治脾胃病名方，效果显著，现已制成成药"胃苏冲剂"，深受患者好评。

引自：1997年1月11日《中医药信息报》

胃脘痛

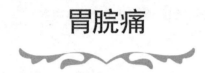

> 胃脘痛是指上腹胃脘部近心窝处经常发生疼痛，多由饮食不调、情志刺激、脾阳素虚、感受外寒、胃火和降所致。

我应用黄芩莱菔汤治胃脘痛100例，有效率100%

配方及用法：黄芩、炒莱菔子（杵）、姜半夏、陈皮、土炒白术、炙甘草、柴胡各10克，党参、茯苓各15克，水煎服。酸水过多加煅瓦楞子10克，白芍15克；苦水过多加生军6克；清水、甜水多者加鲜生姜10克，大枣7枚；兼有轻度溃疡者加白芨20克，乌贼骨10克（杵）。临床症状缓解改服胃酶素善后。

疗效：治疗100例，痊愈84例，好转16例，全部有效。

百姓验证：四川射洪县医院白天明，男，47岁。他来信说："我县仙鹤乡女青年白小华，上腹部（胃脘）疼痛，腹胀嗳气，呕吐酸水，食欲不振，在当地卫生院治疗，打针吃药花去100余元未见好转。经我用本条方治疗1周，仅花30余元，病情得到了缓解。"

引自：《江苏中医》（1991年第7期）、《实用专病专方临床大全》

红萝卜加醋热敷治胃脘痛有效

1963年8月14日，余友王国志云："其母胃脘作痛有年，几经治疗未愈，时作时止。今儿行在外，常忧母病，焦虑不已。"日前探得一法：大红萝卜1个，擦成丝状，加醋适量，砂锅上炒熟，装入布袋内，发作时敷于痛处，其痛即止。国志以此法治其母之胃脘痛颇有效验，现已告痊愈。

引自：《偏方奇效闻见录》、《中医单药奇效真传》

胃寒痛

胃寒痛主要表现为胃脘隐痛、喜暖喜按、饭后痛减、空腹痛重、四肢清冷。

我用巧食鱼法治胃寒痛效果显著

取鲜鲫鱼一条（约250克）去鳞、鳃及内脏，洗净，生姜30克洗净切片，橘皮10克，胡椒3克，共包扎在纱布内填入鲫鱼肚里，加水适量，文火煨熟，加食盐少许，空腹时吃鱼喝汤。

近年来，我用此法治疗胃寒气冷型疼痛、食欲不振、消化不良、虚弱乏力等症百余例，效果显著。

百姓验证：上海市天宝路808弄钱一飞，男，68岁，退休。他来信说："四川仪陇县中坝乡张忠成患有十几年的胃寒痛，我用本条方为他治愈，未再复发。"

荐方人：江西上犹县寺下中心卫生院　钟久春

茶叶生姜治好我的胃寒痛

配方及用法：茶叶50克，生姜20克，水煎服。每日2次，2天为一疗程。

此方有温中散寒、理气止痛之功效，适用于胃脘隐隐作痛、喜按，得暖则舒，胃部有冷感，四肢不温，大便溏薄，脉细，苔白、舌淡等症状的胃寒痛患者。

我经常犯胃寒痛，得此方后，屡试屡验，一般服药后半小时疼痛即可减轻。（樊常宝）

野兔耳烤焦治胃寒痛有奇效

配方及用法：两个野兔耳朵，瓦片上烤焦，200毫升黄酒送服，一次治愈。此方专治因生气、着凉等引起的胃病，多人服用后确有奇效。

荐方人：河北省高阳县蒲口乡赵口村　赵淑格

萎缩性胃炎

萎缩性胃炎也称慢性萎缩性胃炎，以胃黏膜上皮和腺体萎缩，数目减少，胃黏膜变薄，黏膜基层增厚，或伴幽门腺化生和肠腺化生，或有不典型增生为特征的慢性消化系统疾病。常表现为上腹部隐痛、胀满，嗳气，食欲不振，或消瘦、贫血等。

我服苡仁粉治愈多年的慢性萎缩性胃炎

方法：将薏苡仁洗净晒干，碾成细粉，每次取苡仁粉50克，同粳米100克煮粥，熟后加入饴糖30克，每天2次。

我经3个多月的服用，已治愈了多年的慢性萎缩性胃炎。

说明：薏苡仁健脾、补肺、利尿、清热、排脓，饴糖益气补中、缓急止痛，两药合用，药性缓和，味甘而无毒性，又是一种清补健胃的食品。慢性萎缩性胃炎，属虚、寒、热者均可服用。

百姓验证：广西田阳县那坡镇卫生所韦保凡，男，68岁。他来信说："村民韦建章患胃痛有10余年，经医院检查为萎缩性胃炎，长期服用胃药，疗效不明显，花药费很多。后来我用本条方为他治疗，收到了明显的效果，并且花钱不多。"

引自：《中医药奇效180招》

胃结石

> 胃结石是因空腹时一次性食用过量的涩柿、黑枣、山楂等所致。由于涩柿、黑枣、山楂等含有大量的鞣酸，与胃酸结合可成为不溶于水的鞣酸蛋白，凝固成块沉淀于胃内，从而就形成胃结石。

我用蓖麻油为朋友之母治愈胃结石

泌尿系结石、胆系结石，一般人都比较熟悉，而胃结石有许多人较陌生。这主要是因为胃结石比前两种结石发病率低，症状也轻，一般不引人注意。

胃结石也叫柿石，对胃黏膜有刺激作用，可使胃部疼痛，不思饮食，饱胀，恶心，可合并有胃炎或胃溃疡。

治疗方法：每晚睡前服用蓖麻油30毫升，一疗程（7天）即可治愈。其原理是蓖麻油具有很强的渗透力，可使胃结石的纤维生团块溶解成小碎片，随大便排出体外。

预防胃结石的最有效办法就是不食用或少食用含有大量鞣酸的食物，以避免胃结石的形成。（安武根）

百姓验证：辽宁凌海市防疫站刘艳伟，女，50岁，检验师。她来信说："朋友之母胃部不适，有胸闷堵塞感，在医院确诊为胃结石，结石较大，经我用本条方治疗半个月而痊愈，至今未犯。"

棱莪化积汤治胃结石10例均获痊愈

配方及用法：三棱、莪术、枳实、青皮、陈皮、山楂、神曲、麦芽、砂仁、木香、槟榔、鸡内金、瓦楞子各9克。每天1剂，水煎，分2~3次服。

疗效：此方治疗胃结石10例，均获痊愈。

引自：《陕西中医》（1986年第7期）、《单方偏方精选》

腹　泻

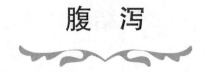

> 　　腹泻一般是指每天大便次数增加或排便次数频繁,粪便稀薄或含有黏液脓血,或者还含有不消化的食物及其他病理性内容物。

大便稀溏数年用榛子仁1周可治愈

　　我外孙患大便稀溏已数年,久治不愈,孩子每天很痛苦,父母更发愁。《晚晴报》1996年12月14日第3版刊出《榛子仁治拉稀》一文,我阅后甚喜,决定一试。于是就去市场购买质佳个大的榛子仁0.5千克,用锅炒至焦黄,研成细面,每天早晚让孩子空腹用大红枣汤送下一汤匙。吃过1周后,大便就由稀溏而成形了。又继续吃几天,大便的次数由过去的每日2次以上变成了1次。看来,卤水点豆腐,一物降一物。我外孙这个多年的稀便疾病终于治愈了。(刘禹贤)

　　引自:1997年3月15日《晚晴报》

我小儿拉肚用茄子叶煎汤治愈

　　我小儿拉肚,大夫无良策,偶看一书上写有茄子叶煎汤治拉肚,经试用确实灵验。

　　配方及用法:取茄子叶(干湿均可)数片,先洗一下,然后放入锅内加水700~800毫升,煎至500毫升左右。随时可当茶饮用,但一次不可过量,否则会引起便秘。

　　百姓验证:河南平顶山市人民医院白凤林,男,61岁,医师。他来信说:"张淑萍,女,50岁。患五更泻,到医院诊断为慢性结肠炎。曾花费千余元治疗,未见好转。后来经我用本条方治疗3次,基本恢复正常。又有3例小儿腹泻也是用此条方治愈的。"

　　荐方人:黑龙江嫩江县九三局尖山农场　胡立德

吃蒸苹果治腹泻 2 次可痊愈

我总结多年实践经验发现，用熟苹果治疗腹泻效果很好，尤其对小儿和老年腹泻有特效。

配方及用法：新鲜苹果1个（约200克），以水洗净，用锅蒸熟食。日服2个，2次即愈。

荐方人：河南唐河县卫生防疫站　宗康

用无花果治好了我的腹泻

我肠胃较弱，喝点生水或未烧开的茶水，不出1小时即肚痛、腹泻。听人说无花果可治"久泻不止，痔疮便血"，我本着亲身一试的想法，在自家院里栽了一株，2年结果，今年是第三年，已结果数百枚。我稍有不适，吃几枚熟果即愈。由于常吃，多年痔疮不知不觉中也好了。近邻任某5个月的女儿和张某8个月的男孩泻肚，用3枚无花果，煎汁喝一次即愈。65岁的老妇靳某，患肠炎，泻肚半月，医治不愈，用7枚无花果煎汁一大碗，头天下午喝了，第二天早起泻止。

无花果治泻方法：如遇泻肚时无熟果，用稍大点的生果也可，小孩3~5枚，成人7~15枚，水煎，服适量即可。此方无副作用，无任何禁忌。

荐方人：河南西峡农业银行五里桥营业所　王明志

用茉莉花茶加红糖治好我爱人的腹泻

我爱人常患泻肚，经中西医治疗，时轻时重，未曾去根。后经乡邻介绍一偏方，方便经济，药到病除，至今未犯。

配方及用法：两撮茉莉花茶叶，50克红糖。睡觉前先把一撮茶叶放在口中，咀嚼碎后咽下，再用25克红糖冲红糖水服下，然后将剩下的茶叶和红糖如上法服下即可。轻者1次即愈，重者2次可愈。

荐方人：河南栾川县教师进修学校　吕志谦

野山楂止泻汤治寒湿和食滞腹泻 650 例，治愈率 100%

配方及用法：野山楂根、小果蔷薇干品各31克，制厚朴9克。儿童酌减。水煎，分2次服，每日1剂。

疗效：治寒湿和食滞腹泻650例，患者大多3~50岁；病程最短1日，最

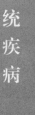

消化系统疾病

长5个月；暴泻645例，久泻5例，均治愈，治愈率100％。用药1~2剂治愈520例，余者用药3~4剂治愈。

引自：《常见病特效疗法荟萃》

用蒸白糖治拉肚 1 次痊愈

白砂糖对因受凉、消化不良引起的一般腹泻有药到病除之功效。

配方及用法：取白砂糖100克（小儿酌减）放入碗内，连碗放在锅内蒸20~30分钟，碗内不加水，用蒸汽中的水使糖溶化成黏稠糊时，取出稍凉后，趁热服下。一般拉肚子只需1次便可痊愈。在空腹时服用效果最佳。食后口渴，但最好等半小时后再饮水。（唐江）

百姓验证：广西鹿寨县寨沙镇团结街王唯懿来信说："有一次我在出差途中发生痢疾，吃药输液不见效，回家后用本条方治疗，只服1次就痊愈了。"

引自：1996年7月13日《老年报》

结肠炎

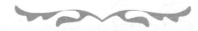

> 结肠炎是指各种原因引起的结肠炎症性病变。本病起病多缓慢，病情轻重不一。主要临床表现为腹泻、腹痛、黏液便及脓血便、里急后重，甚则大便秘结，数日内不能通大便；时而腹泻时而便秘，常伴有消瘦乏力等，多反复发作。

我用痢特灵灌肠治好了5年多的结肠炎

我因患结肠炎，经常下腹部疼痛，出现脓性便或脓血性便已5年多，经过几次住院和多种偏方治疗效果不佳，随着岁月的推移病情越来越重。后来我用痢特灵保留灌肠治结肠炎，连续治疗5次痊愈，至今已4年未复发。

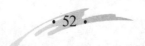

方法： 备100毫升注射器1个，27厘米长的大头红橡胶肛管1根，将6片痢特灵研成细末，稀释于50毫升温水（37℃）中。灌肠前排净大便，然后将肛管涂抹甘油，采取左侧卧位插入肛门，使其到达乙状结肠，肛门外留5厘米。用注射器将药剂抽搅均匀后，注入乙状结肠内，迅速拔出肛管，抬高臀部片刻，在床上打几个滚，使药液均匀地与肠壁接触，随后躺1小时。每天用药1次，3次可愈。脓血便者5次可愈。此法安全，无副作用。

百姓验证： 山东桓台县荆家镇朱传辉来信说："本人患结肠炎，在医院诊断并治疗，曾花药费1700多元，未见疗效。在没有办法的情况下，我试用本条方，每天用药1次，3次就治愈了，此方真灵。"

荐方人： 黑龙江伊春市乌马河区　丁富荣

治愈慢性结肠炎的三妙法

我患慢性结肠炎多年，便秘、腹泻交替出现，下腹胀痛，排气困难，内痔、脱肛，非常痛苦。从1991年8月开始试行治病不用药的健身法，3个多月后即获显效。现介绍如下：

（1）缩肛法：每日晨起及夜间入睡前，取蹲下姿势，身体略前倾，以每分钟40~50次左右的速度，使肛门进行有规律性收缩。每次时间3~4分钟，每日坚持，经持续治疗20天后，腹痛逐渐减轻，便秘开始好转。

（2）冷敷法：冷水一盆，用毛巾浸湿后，在腹部反复冷敷，每次15分钟，每日2~3次。坚持治疗30天后，大便开始成形。

（3）腹部按摩法：每日早、晚以肚脐为中心，按顺时针方向，用右手掌按摩腹间100~120次。这样，可以促进肠蠕动。此法方便易行，安全可靠，且疗效显著。经持续治疗50天，开始排气通畅，腹胀减轻，内痔、脱肛基本治愈。（邓声华）

大肠头加黑胡椒煮着吃治结肠炎有显著效果

民间素有偏方治大病的说法。这种说法一直无法让我信服，直到前不久，偏方真的治愈了一例顽疾的事实，才使我对偏方治大病的说法给以认可。

一位同事患了结肠炎，经常腹泻，原来强壮的身体，瘦得只剩40多千克。为了治病，花了几千元钱，病症却越治越重。在失去了治愈信心之后，试着吃起了偏方，没想到偏方治愈了病痛。至今，该患者已2个多月未发病了，体重也逐渐增加。

说来这个偏方极简单，即每天用一个大肠头，裹适量黑胡椒粒（按年龄用，每岁用1粒，如该患者30岁即每次用30粒），大肠头两端扎紧，放入沸水中煮熟，不加作料食用，连用7天。服药期间严禁吸烟饮酒。（李亚男）

引自：1996年12月4日《家庭保健报》

急性胰腺炎

急性胰腺炎是多种病因导致胰酶在胰腺内被激活后引起胰腺组织自身消化、水肿、出血甚至坏死的炎症反应。临床以急性上腹痛、恶心、呕吐、发热和血胰酶增高等为特点。临床病理常把急性胰腺炎分为水肿型和出血坏死型两种。

服中坚汤12剂治愈胰腺炎

配方及用法：白芍30克，甘草10克，半夏12克，茯苓15克，生姜3克，大枣3枚。上药水煎服，早、晚各服1次。

百姓验证：解某，女，41岁。1975年3月2日就诊，半年前右上腹疼痛，某医院疑为胃溃疡，住院治疗。经过服中药，右胁下疼痛减轻，而左上腹和脐旁上下剧烈疼痛，每当半夜疼痛发作，有时持续三四个小时，注射强痛定也不减轻，呕吐频繁，将胃内容物全部吐干净，疼痛才稍有缓解。内科会诊诊为胃痉挛；由于疼痛放射于左输尿管部位，泌尿科诊断为泌尿系结石，拍片予以否定。排除其他疾病的可能，诊为胰腺痛，改用偏方中坚汤12剂，疼痛消失。

引自：《偏方治大病》

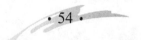

单味番泻叶治急性胰腺炎 130 例均痊愈

配方及用法： 番泻叶10~15克。上药用白开水200毫升冲服，每日2~3次。病重者除口服外，再以上药保留灌肠，每日1~2次。

疗效： 治疗急性胰腺炎130例，全部治愈。平均住院4.8天，腹痛缓解平均2.1天，体温恢复正常平均1.8天，尿淀粉酶测定恢复正常平均3.1天。有不用胃肠减压、作用快、使用方便等优点，治愈率100%。

引自：《福建中医药》（1983年第3期）、《单味中药治病大全》

肠梗阻

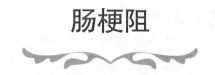

> 肠梗阻是指肠内容物不能正常运行及顺利通过肠道。它是常见的外科急腹症之一，临床表现以腹痛、呕吐、腹胀、停止排气和排便为主。根据发病的基本原因，分为机械性肠梗阻、动力性肠梗阻、缺血性肠梗阻。

獾油治肠梗阻很有效

张某，男，61岁，农民。1984年6月劳动时突然腹痛，阵发性加重，恶心呕吐，在当地卫生所注射阿托品、庆大霉素后，腹痛减轻，次日腹痛加重，腹胀，呕吐频繁，且排气不排便。证见腹部膨隆，叩诊鼓音，无移动性浊音，压痛、反跳痛，未触及明显包块，肠鸣音亢进，呈高调气过水声。化验检查：红细胞400，白细胞11000，中性82%，淋巴18%。X线检查：腹部可见多个阶梯状液平面。在严密观察的同时，给獾油（炼）40毫升，2小时后，腹痛不减，又给药60毫升后，自觉肛门少量排气，并解少许黏液便，阵发性腹痛间隔时间延长；继续治疗至第2天，解出稀黏便约5000毫升；又观察4天，病人进食正常，X线腹部透视，梗阻消除而痊愈。

引自：《陕西中医》（1989年第4期）、《中医单药奇效真传》

用三油治肠梗阻有特效

配方及用法： 香油、豆油、猪油（最好是腊月时的板油）各15克，合在一起加热熔化，以不烫口为准，趁热喝下，半小时见效。

百姓验证： 献方人亲属鹤岗市煤矿退休工人吴世珍，得此病入院9天，方法用尽，就差没有开刀（因他患有肺气肿、气管炎等症，开刀有生命危险）。在医务人员束手无策的情况下，用此方，服后20多分钟就见效了。另外有十几例患者均用此方治愈。

荐方人： 吉林省扶余市陶赖昭镇　夏永廉

巴豆加龙眼肉可治愈肠梗阻

罗某，男，65岁。持续性腹痛伴阵发性加剧3天，呕吐，腹胀，肛门停止排气排便2天。查体：腹胀如鼓，满腹压痛伴轻度反跳痛，叩诊腹部呈鼓音，听诊肠鸣音明显亢进，并可闻及高调的气过水声，重度失水，小便黄少，腹部透视显示肠管充气，并有多个梯形液平面。经输液纠酸、抗菌、插胃管排气、口服大承气汤后，腹胀呕吐加剧，十分痛苦。外科会诊意见：病为肠梗阻，立即手术。因病人惧怕手术，要求以中医法治疗，便将巴豆1克以龙眼肉包吞。服下2小时35分后，病人连行水样大便6次，随即腹胀、腹痛、呕吐渐平，调理2天痊愈出院。

引自：《湖南中医杂志》（1986年第6期）、《中医单药奇效真传》

姜蜜汤治疗单纯蛔虫性肠梗阻有特效

配方及用法："姜蜜汤"用鲜姜汁和蜂蜜按1：2比例配制而成。把生姜捣烂、榨汁、去渣，姜汁加入蜂蜜中调匀合成液体。成人用量每次20毫升，10～14岁者每次15毫升，5～9岁者每次10毫升，2～4岁者每次5毫升，每1～2小时一次。病情重者可适当增量，直至排气、排便正常，腹胀、腹痛和包块消失为止。部分病人在梗阻解除后，继续用药2～4次，以巩固疗效。在用药同时，部分病人应用胃肠减压和解痉止痛剂，或纠正脱水和电解质紊乱，适当应用抗菌素。少数病人同时洗肠。肠梗阻症状解除后，可以采用驱蛔灵进行驱蛔。

疗效： 本组314例患者中，服姜蜜汤后309例治愈（98.4%），排气、排便正常，腹胀、腹痛及腹部包块消失。并发肠扭转和肠穿孔者5例，均进行了手术治疗，无一例死亡。

按语：

（1）生姜味辛，有发表散寒、温中止呕、消痰引水、解毒等功用；蜂蜜味甘，有清热补中、润燥滑肠、解毒止痛等功用。取生姜味辛，虫得辛则伏；蜂蜜味甘，虫得甘则争食，故虫团松散。

（2）姜蜜汤治疗单纯蛔虫性肠梗阻疗效高，又药味甘，小儿易服，方法简便，病人家属可以自己制作。对于单纯蛔虫性肠梗阻，一般情况尚好，起病时间短，腹肌较软的患者，可在家或在门诊服药。对一般情况差，腹肌紧张，满腹压痛、反跳痛的患者，应密切观察病情，一旦出现肠扭转或肠穿孔倾向者应及时手术。

荐方人： 河北省青龙满族自治县医院中医师　金桂田
引自： 《当代中医师灵验奇方真传》

胆绞痛

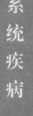

胆绞痛是胆石引起胆囊管或胆总管暂时性梗阻而发生的胆管急症。通常患者突然发病，出现右上腹部痛或上腹疼痛，轻重不一，重者疼痛难忍，痛得打滚，呻吟不止，面色苍白伴大汗，多为间歇性绞痛，也可为持续性痛，疼痛可向右肩或右上背部放射，常伴恶心和呕吐。

解痉止痛膏敷中脘穴治胆绞痛效果好

配方及用法： 白芷10克，花椒15克，苦楝子50克，葱白、韭菜兜各20个，白醋50毫升。先将白芷、花椒研成细末，再将葱白、韭菜兜、苦楝子捣烂如泥，用白醋将上述药物拌和均匀调成糊膏状即成。用时将解痉止痛膏敷于中脘穴周围处，外用透明薄膜覆盖，然后用胶布加固（用腹带加固

消化系统疾病

更好），24小时换药一次，可连贴2～4次。

疗效：此方治疗胆绞痛78例，除1例慢性胆囊炎急性发作并穿孔，贴敷药膏1剂无效即转手术外，其余77例全部有效。

百姓验证：唐某，女，8岁。2天前突感腹痛，在床上辗转不安，呈阵发性，剑突下压痛明显，呕吐蛔虫2条。诊为胆道蛔虫病。予上方治疗，1小时后疼痛消失，第2天驱虫治疗，共治4天痊愈。

引自：《辽宁中医杂志》（1989年第1期）、《单方偏方精选》

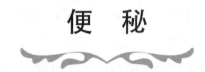

便　秘

便秘是临床常见的复杂症状，主要是指排便次数减少、粪便量减少、粪便干结、排便费力等。在正常情况下，食物经过胃肠道的消化吸收而最后排出需20～40小时，如隔48小时仍无粪便排出，或经常性大便次数减少，或排便困难，一般可视为便秘。

老伴多年便秘用核桃仁解除了痛苦

老伴年近花甲，从少到老，一直被肠胃病纠缠着。刚步入老年之门坎，又发生了便秘，排便困难，其状苦不可言。

在医院门诊检查，医嘱："注意多喝水，多吃水果、蔬菜……"这种疗法虽有效，但不持久。

服用"果导"药，当日见效，大便倒是排出了，但大便呈稀溏样……真是好了便秘患腹泻，使人难以适从。老友知晓称："便秘只可润治，不可泻治。"荐良方一则：每日早、晚食几块洗净之核桃仁，或闲时随意嚼，伴之服豆浆之类滋补饮料。次晨果见奇效，大便舒畅，便样正常，一身轻松。长期服用，疗效更佳，且无副作用。

听中医说，核桃含油质，具有营养滋补，健脾利胃，润肺滑肠，乌发之功能。

常见病自我治疗小偏方

目前老伴之便秘已消除，也解除了她多年的痛苦，我甚是欣慰。（林金龙）

用苁蓉当茶饮能治愈便秘

我时有两三日大便不通，服泻药反而又拉稀不止，后经中医师指点，用中药苁蓉（草苁蓉或肉苁蓉均可），每次10克左右，放入茶杯内，将滚开的水倒入泡1~2小时，茶水呈红褐色即饮。每100克苁蓉可饮1个月。此方我已用数月，无副作用。（马步升）

引自：1996年3月27日《中国老年报》

我用韭菜籽加蜂蜜治好了便结症

一次大病后，我留下后遗症，就是腹胀并伴有轻微疼痛，大便干结，难以排出，即使排出少许，也都是颗粒状。虽经多次治疗，但大都奏效一时，不能痊愈。一次偶然机会，得一偏方，试服后收到了满意效果。

配方及用法：韭菜籽1000克，除去杂质，用铁锅在文火上焙干存性，再将其碾成粉末，然后加蜂蜜1000克调匀为丸（大小不限）备用。每日3次，每次50克，饭后服用。

荐方人：湖北省武汉市硚口区　朱时辉

我老伴便秘5年多，用胡萝卜白菜解了危难

配方及用法：新鲜丁香萝卜（即胡萝卜）150克，新鲜大白菜（或青菜）150克，切成片或条，放在饭锅上蒸熟，分成3份。早、中、晚各食用1份。食用时不放盐，不放作料，可用适量水烧热，连汤一起淡食，也可放在粥里一起吃。

疗效：连服半月可见效，如能长期食用，便秘将明显改善，直到解除。

此偏方是从实践中总结而成。我老伴今年68岁，患便秘已5年有余，以前两三日才能大便，解便艰难，解出的大便干结、硬，成小粒子，而且解便多次仍不能排尽。曾服用多种泻药，但只能解决一时之苦。用此偏方，并进行适当的锻炼，便秘有明显好转。（姚镌明）

引自：1997年1月24日《家庭保健报》

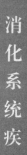

消化系统疾病

饮南瓜柄内汁液治便秘效果好

我患便秘病多年，有时病情很严重，致使肛裂，便时出血，有时简直无法解出，真是痛苦至极。虽多方求医，却没有痊愈过。

1991年暑假期间，我听人说食用南瓜柄内汁液能治疗便秘，实践后效果很好。

方法： 上午取肥壮无病的南瓜柄5～8根，从叶下（柄的上端）切断，再从托叶下割断，注意不要把柄管内壁割通，这样里面的水分不会流失。取下整根叶柄可见管内有充足的水，把管的开口处（上端）放入口中吮吸，其味微苦，每天1次。若饮1次后便好，就不必再饮用；若不好，连服3天。（夏卿文）

每天食用黄豆能使大便畅通无阻

前些年我患便秘，几天便一次，很痛苦。吃药后好一些，但治标不治本。看了许多资料，知道黄豆含有大量纤维素、蛋白质和不饱和脂肪酸，能润肠通便，就试着每天煮黄豆吃，没想到大便竟然正常顺畅了。

具体做法： 黄豆250克，温水泡涨后放铁锅里加清水煮，煮时加少许醋和盐或糖，豆熟水干后捞起装碗。一般每天吃50克左右，也可多些或少些，能通大便就行。

引自： 1995年4月14日《老年康乐报》

我用耳穴压豆法治愈许多便秘患者

习惯性便秘对中老年人健康的危害很大，病人十分痛苦。我多年来采用耳穴压豆法治疗，收到满意效果。

耳穴压豆法： 先将医用胶布或伤湿止痛膏剪成6毫米×6毫米的小方块4～6块，将每块胶布中央放上一粒王不留行籽或白菜籽备用。用酒精棉球清洁消毒耳郭皮肤，然后取穴，可参照橡胶耳朵模型（药店可买到）。取直肠下段、大肠、皮质下、肺等穴位，用火柴棒在选取的穴位区域内以均匀的压力探寻最痛点，然后将带有籽料的小胶布固定在最痛点上，并稍稍用力按压1～3分钟，至穴位出现较强反应即可。压豆后应每日常规按压穴位3～4次，3天后取下胶布，并于另一耳朵压豆。用此疗法一般在第二天即可排便。

荐方人：山东莱阳市中心医院　李桂敏

本方能治好多年便秘

配方及用法：每天取洋葱（亦称葱头）150~200克，洗净切丝，加水适量，煮开5分钟，取水代茶饮；或葱丝加肉丝炒熟做菜肴，连吃带喝2~3天即收奇效。

此方系张玉玲老师传授，解除了我多年便秘的痛苦。

荐方人：山东教育学院　张英兰

芦根蜂蜜膏治便秘可迅速见效

配方及用法：芦根500克，蜂蜜750克。将芦根放入煎锅中，加水6000毫升浸泡4小时，慢火煎煮2小时后去渣，得药液1000毫升，浓缩至750毫升，然后加入蜂蜜煎熬收膏。每天服3次，每次30毫升，饭前服，儿童酌减。

疗效：此方治疗便秘76例，一般单纯性便秘服药第2天大便即能正常排出，顽固性便秘服药3天后大便方能解出，服药10天左右大便可正常。

引自：《山东中医杂志》（1991年第5期）、《单方偏方精选》

炒莱菔子可治肛裂术后便秘

一女患者，因分娩后患肛裂而便秘、便血，疼痛难忍，经常发作，已近20年。后经某医院手术治疗，术后仍然便秘，影响刀口愈合，故来求诊。以炒莱菔子15克研碎，白开水送下，早、晚各1次。服后果真有效，刀口很快愈合。

引自：《北方医话》、《中医单药奇效真传》

紫归散对久治不愈便秘有效

主治：肠燥便秘。

配方及用法：紫菀60克，当归30克。将上药共为细末，每日早、晚各服6克，温开水送下。

按语：北宋年间，蔡京还未成为大奸臣之前，有一次患了大便秘结的

消化系统疾病

病症。有医要大黄攻下，蔡京惧药性猛烈而拒之。医只好改用他法，但总不见效验。痛苦异常，无可奈何，求之于皇上，皇上命国医替他治疗，但仍不见效。正巧四川有一医名叫史载之的在汴京听到此事，他凭着自己的医术，有把握治好蔡京的病，就想到蔡府去看看。遂来到了蔡府门口，门官见他衣着平平，貌不惊人，不让进去，等了很大一会儿，蔡京知道了，才得进去。史载之诊过脉后，心想这些人都是目中无人，今天，一定要来个出奇制胜的治法，使人们佩服。便向蔡京说道："此疾容易治疗，只须二十文钱即可。"蔡京忙问道："我病深日久，痛苦不堪，先生准备用何药，竟有如此价贱之品可以见效，莫非是戏言？"载之答道："医贵识别症候，药贵平中见奇，何得戏言相待？"遂开一味紫菀，嘱令研末服下，蔡京半信半疑，因苦无他法，勉强依法服用。谁知不久，果然大便通畅，痛苦皆去。

　　蔡京见载之药到病除，惊问其故。载之说："此理并不深奥，只是人们忽视而已。因为大便秘结是脏腑不通的缘故，肺为脏，大肠为腑，肺与大肠相表里，肺失肃降，影响大肠，致腑气不通，故大便秘结。紫菀能肃降肺气，为治咳嗽妙药，今借用其降肺通腑，故而大便也就得以通畅了，又有什么可奇怪的呢？"众人听了，无不点头称是。从此，史载之医名大振。

　　引自：《小偏方妙用》

肝硬化腹水

　　　肝硬化是临床常见的慢性进行性肝病，是由一种或多种病因长期或反复作用形成的弥漫性肝损害。肝硬化腹水是指由肝脏疾病导致肝脏反复炎症、纤维化及肝硬化形成后，因多种病理因素引起腹腔内积液的临床症状。临床表现主要为出血倾向及贫血。

黄菠萝树摽使金喜龙的肝硬化腹水彻底治愈

辽宁庄河市步云山乡长巨村金粉房屯金喜龙，2年前患了严重的肝硬化腹水。他的岳父住在深山沟里，那里的黄菠萝树较多，岳父从山上采集黄菠萝树摞（即从活的黄菠萝树干裂缝处溢出的黏稠物，很像桃树干裂缝中冒出的黏稠物）给他服用。金喜龙服下黄菠萝树摞，又结合中西医法治疗，1个星期后病情明显好转，1个月后肝硬化腹水病彻底好了。现在，他能吃能睡能干活，虽然已53岁了，喷洒农药、挑粪、侍弄庄稼、主持全村工作，样样都有劲。（李兰芝）

丹参泻水蜜治疗肝硬化腹水治愈率很高

主治: 肝硬化所引起的腹水。

配方及用法: 蟾蜍大者2只，砂仁20克，丹参60克，黑白丑10克，香油250克，蜂蜜250克。将蟾蜍剖腹去肠杂，把捣细的砂仁、丹参、黑白丑纳入缝合，放入香油、蜂蜜中用铝锅文火煎熬，煎至油成膏状，去掉蟾蜍。每次取膏10~20克，用适量开水调服，每日2~3次，3周为一疗程。

疗效: 治疗患者35例，治愈28例，显效2例，有效4例，无效1例。治愈率80%，有效率98.6%。

荐方人: 福建省霞浦县长春镇武歧卫生所中医师　郑培銮

引自:《当代中医师灵验奇方真传》

防治肝硬化腹水方

配方及用法: 冰糖1500克，蜜糖1500克，猪胆1个（要选胆汁较多的）。将冰糖（大块的应打碎）、蜜糖、猪胆放入大搪瓷钵内，用盖封住，放在锅里文火炖24小时，中间尽可能不要停火。24小时后，从锅里端出瓷钵，启盖，去猪胆皮（找不到也没关系），然后用汤匙或竹片把三样东西搅拌均匀，冷却后再分别装入瓶子里。猪胆没破的一定要弄破，将胆汁与糖拌匀。每天早、晚各服1~2汤匙，用适量温开水调服。一般1个疗程就有效果，服上2~3个疗程有明显效果。

患过肝炎的，常服可预防肝硬化。治疗期间，忌辛辣、烟酒。最好终生戒烟酒。

荐方人: 江西井冈山市黄坳乡黄坳中心小学　黄居扬

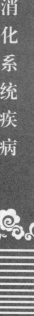

消化系统疾病

胆囊炎

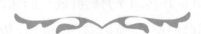

> 胆囊炎是较常见的疾病，发病率较高。根据其临床表现，又可分为急性和慢性两种类型，常与胆石症合并存在。

我患胆囊炎 27 年服猪胆江米 3 剂痊愈

我患胆囊炎达27年之久，经多方治疗，只获暂时缓解，始终不能根除病痛之苦。

后来，从《老年报》上看到一治疗胆囊炎的偏方，我便照方服用3剂，效果甚为明显，使我多年的胆囊炎得以痊愈。现已8个月过去，没有复发，而且饮食也不用忌口。

配方及用法：江米150克用锅炒黄，将一个猪苦胆的胆汁倒入搅匀，早晚各一汤匙，7日服完。

百姓验证：上海市钱一飞，男，68岁，退休。他来信说："何银秀患胆囊炎、胆结石，疼痛时在床上打滚，汗流浃背，痛苦不堪，经多方治疗，仍时好时坏。后来我用本条方为她治愈，至今已有3年多未复发。"

荐方人：黑龙江省哈尔滨市南岗关街　周连道

胆豆丸治胆囊炎 15 天可痊愈

配方及用法：猪胆（含胆汁）10个，绿豆250克，甘草50克。将绿豆分别装入猪胆中，用线缝紧，洗净猪胆外污物，放入锅内蒸约2小时，取出捣烂，再用甘草煎汁混合为丸，烤干备用。每日早、中、晚各服10克，10天为一疗程。

疗效：此方治愈胆囊炎25例，平均15天痊愈。

百姓验证：胡某，男，44岁。右上腹心窝部疼痛，并放射至右肩，反复发作多年。近日因食油脂过多，疼痛加剧，伴恶心、呕吐、发热、口苦、便秘、尿黄短少。查体温38.5℃，胆区有压痛，巩膜轻度黄染。经X线造影检查，诊为慢性胆囊炎急性发作。予胆豆丸，连服15天症状消失，X线造影复查胆囊功能恢复正常。随访1年余未见复发。

引自：《四川中医》（1990年第11期）、《单方偏方精选》

一味药威灵仙煎服治胆囊炎效果佳

苏某，女，24岁。1972年11月6日初诊。主诉右上腹经常胀闷不适，持续钝痛1年，食欲差，伴有恶心，空腹时进油腻及蛋类饮食后症状明显加重，经用多种中西药物治疗，时好时坏。过去无肝炎病史。患者巩膜轻度黄染，肝肋下1厘米，脾未触及，胆囊点、腹上区及右侧峰部明显压痛，诊为慢性胆囊炎。经服威灵仙煎剂（每日取威灵仙30克，水煎分2次服，10日为一疗程）治疗后症状消失，迄今8个月未复发。

引自：《新中医》（1974年第5期）、《中医单药奇效真传》

胆结石

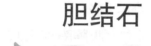

胆结石又称"胆石症"，是指发生在胆囊内的结石所引起的疾病。它是一种常见病，可以引起剧烈的腹痛、黄疸、发烧等症状。

山东马凤娟吃南瓜治愈了胆结石

山东菏泽地区商业局马凤娟，自1973年患胆囊炎，1995年冬突然感到胆区内疼痛难忍，做B超和CT检查，发现胆囊有些萎缩，内有一块1.5厘米×1.6厘米的结石，医生建议手术取石。正在此时，她听说滨州有几个患胆结石者吃南瓜治好了病，遂抱着试试看的心理，从1996年8月18日开始吃南瓜。吃法是：蒸南瓜吃，炒南瓜吃，喝南瓜粥，一日三餐必有南瓜。同时，每天继续服用"胆乐胶囊"3次。连续吃了40天，症状消失了。连续3个月做了3次B超，检查报告均证明胆囊正常，不见结石。

引自：1997年11月26日《辽宁老年报》

用消炎化石汤治胆结石效果佳

配方及用法：柴胡10克，黄芩10克，金钱草60克，茵陈30克，郁金10克，厚朴10克，枳壳10克，大黄6克，金银花15克，功劳叶15克，水煎服，每日1剂，连服60剂。

按语：方中柴胡、金钱草、茵陈、郁金化石排石利胆；厚朴、枳壳、大黄理气通便，促进排石；功劳叶、黄芩、金银花化石消炎，对胆囊及胆道感染有控制及消除作用。

我用上方加减治疗300例肝胆管结石及胆结石患者，均获得满意效果。

引自：《家用验方一佰二》

黄胡六金汤治胆结石效果很好

胆石症是指胆道系统（包括胆囊与胆管）发生结石的疾病，多发生于中老年人，40岁以上中年人发病率达24.7%，70岁以上的老年人发病率达70%左右，女性发病率为男性的2～4倍。

典型的胆石症主要症状是右上腹阵阵疼痛似刀绞，痛感放射至右背及肩部，恶心呕吐，皮肤或眼白发黄，严重患者大便灰白、发热、打寒战。

胆石症不仅给人们的肉体和精神造成痛苦，且易并发急性化脓性梗阻性胆管炎、感染性休克、肝功能衰竭和癌变等，严重危及生命。胆石症属祖国医学的胁痛、胆胀范畴。中医认为，精神因素、寒温不适、饮食不节、过油腻、虫积等，都可导致肝胆气血郁积、湿热淤积、滞而不通，久则煎熬胆汁而形成胆结石。我自拟"黄胡六金汤"治疗胆石症54例，治愈34例，治愈率63%；好转（症状明显改善，B超证实部分结石排出）18例，占33%；效果不明显的2例，占4%，总有效率96%。服药最少的18剂，最多的42剂，平均24剂。

配方及用法：大黄10克，柴胡、玄胡各15克，金银花、金钱草、海金沙各30克，鸡内金20克，金铃子、郁金、木香、五灵脂各15克，白芍20克，枳壳10克。每日1剂，水煎2次，早、晚分服。

荐方人：山东东平县梯门卫生院　梁兆松

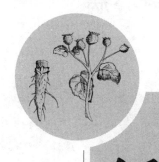

循环系统疾病

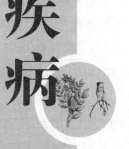

冠心病

冠心病是冠状动脉性心脏病的简称，是一种最常见的心脏病，是指因冠状动脉狭窄、供血不足而引起的心肌机能障碍和（或）器质性病变。本病临床分隐匿型、心绞痛型、心肌梗塞型、心衰和心律失常型、猝死型五种，以心前区疼痛、心悸、气短为特征。

吃萝卜醋豆治好了我的冠心病

我患有冠心病，表现气短，动则喘，不能弯腰，蹲着系鞋带一头汗，走上三层楼得停歇三次。

1993年春节期间，邀朋友吃饭，同席的一位老中医介绍，吃萝卜醋豆可有效地缓解和治疗冠心病（缺血性心脏病）。于是我便很快泡制出一罐子，一日三餐以它当菜。吃了3个月之后，奇迹出现了：能弯腰拎水、做饭、生炉子，上五层楼不用停歇，心律不齐也消失了，脸色红润，精力旺盛。

中医认为：萝卜味辛甘，有健脾消食、化痰定喘、清热顺气、消肿散瘀之功。近代医学发现萝卜含有木质素，能把人体内巨噬细胞的活力提高2~3倍，增强人体免疫能力。黄豆有宽中下气、治神经衰弱、降低胆固醇的功效，主治便秘、贫血和体虚。醋可助消化，增进食欲，消肿止痛，预防感冒，驱灭蛔虫等。

制作方法：按坛的容量，把红皮萝卜洗净，带皮切成手指头粗细的条。黄豆经过挑选，先煮至七成熟，再下萝卜，文火焖烂，以筷夹不溃、吃之软面为度。焖制的火候很重要，必须做到不煳、不干。熟烂后要留有少量原汤，趁热加盐（比咸菜淡）、加醋（米醋也可），味精适量。原汤和醋要把萝卜和黄豆淹没，然后用干净的纱布盖好口，7~10天后即可食用。萝卜、黄豆、醋的下料比例：以萝卜为主（约占60%），黄豆为辅（约占

常见病自我治疗小偏方

40%），醋量要按自己的口味习惯而定。夏季泡制剂量要少，以防霉变。
（王恩贵）

引自：1997年2月4日《老年报》

名医陈可冀用偏方治冠心病确有疗效

名医陈可冀经精心研究，研制出一偏方——冠心膏，其配方、用法如下：

主治：冠心病、心绞痛、心肌梗塞。

配方及用法：党参200克，红花90克，苁蓉120克，茯苓120克，黄芪150克，鹿角片150克，杜仲100克，瓜蒌120克，紫河车100克，山药100克，丹参120克，五味子20克，红枣70克，当归120克，仙灵脾30克，枸杞150克，炙甘草50克，合欢皮30克，黄柏100克，赤、白芍各100克，冬虫夏草60克。上药浓煎3次，浓缩后用真阿胶90克，炼蜜250克，冰糖250克收膏。收膏后可加入人参粉50克，三七30克。每次25克，每日3次。服药1个月做一次心电图。

百姓验证：龙某，男，北京某大学教授。10余年来患高血压病，常有心前区及左胸痛。半月前，因气候严寒，发生心前区疼痛，曾晕倒一次。心电图提示：冠状动脉供血不足。经治疗血压仍不稳定，自觉左胸痛甚，夜尿多，头闷憋气，纳差少食，走路不稳，便溏神疲，舌苔白腻，六脉虚而无力。中医辨证为气阴两虚。用陈氏偏方冠心膏，一日3次，每次30克。服10天后，自觉体力精神转佳，心前区疼痛大减。复查心电图ST—T段下降，有所好转。又服12天，患者已无不适症状，血压稳定。2个月后来信，言一切正常，仍服陈氏偏方冠心膏。

引自：《偏方治大病》

自制葡萄酒可预防冠心病和脑栓塞

葡萄酒含有黄酮类和多脂类有效物质成分，对血液中血小板凝集有抑制作用。一位美国科学家研究发现，每天饮一次陈酿葡萄酒（含葡萄汁20毫升），可以预防冠心病和脑栓塞的发生。

自制葡萄酒方法：准备一20升的罐坛，把洗净晾干的紫葡萄放在其

循环系统疾病

中，先放进白糖2500克，再放入2500毫升38度高粱酒，以泡过葡萄为度，然后放在凉爽处，塑料布封顶保存。南方地区放在地下土里保存最好。3个月后可以饮服。饮服时，勾兑2~3倍白开水，加白糖要甜度适宜。每次饮30~60毫升。此为防病、延年益寿的佳品。（陈永强）

引自：1997年10月30日《老年报》

脑动脉硬化

脑动脉硬化是指脑动脉管壁增厚失去弹性而致管壁僵硬。病变常发生在脑基底动脉及大脑中动脉，病变血管弯曲、变硬，管腔狭窄。患者由于脑组织供血不足易发生眩晕、头痛、健忘，甚至痴呆。

我用醋蛋液治好脑动脉硬化后遗症

我是左下肢神经伤残的残废军人，走路很不方便。有一年春天开始，拿物、走路颤抖，口唇偏斜，经医院检查确诊为脑动脉硬化。虽经服药、打针，效果不明显。服醋蛋液后，写字、走路都不颤抖了，就连习惯性便秘和失眠症也好了。我老伴有风湿性腰腿痛的毛病，自喝醋蛋液后，腰腿也不痛了。

荐方人：山东枣庄市离休干部　单尚竹

我用黑木耳炒葱蒜治好了脑动脉硬化

美国明尼苏大学医学院的汉英史教授在为一老人抽血时发现，老人的血液不像平常人血液那样容易凝块，经了解得知这位老人经常吃黑木耳和葱蒜。意外的发现，激起了汉英史教授的兴趣。经过反复试验，汉英史教授宣布，黑木耳加葱蒜做菜吃可以减少血小板凝聚，有利于动脉硬化症的治疗。

具体做法：黑木耳用温水泡洗，葱蒜洗净切段，先将葱蒜放入油锅内

翻炒，再加黑木耳，调以食盐少许，炒熟即可。（吴正荣）

百姓验证： 福建云霄县西园街工农路399号方文魁，男，71岁，退休教师。他来信说："我用本条方治好了脑动脉硬化症。"

高血压

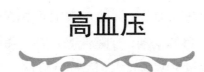

高血压是一种以动脉压升高为特征，可伴有心脏、血管、脑和肾脏等器官功能性或器质性改变的全身性疾病，会引起中风、心脏病、血管瘤、肾衰竭等疾病。

生食向日葵籽治高血压有效

我家有高血压家族史。我52岁那年，医生诊为高血压病。一位老病友告诉我，向日葵可治高血压病，急需时可用向日葵花盘（也可用葵秆中心的髓代替）煎汤服用。我想既然向日葵花盘和秆髓有降压作用，向日葵籽也应该有降压作用。此后，我便买了生向日葵籽食用。一般每餐后生食90~100粒，大约1个多月，就感到头昏等有所减轻。于是又连续吃了2千克，高血压症状基本消失，经医生检查血压接近正常，且比较稳定。

引自： 1997年5月20日《中国老年报》

用生绿豆治高血压效果好

绿豆味甘性凉，有清热解毒、清暑止渴、利水消肿之功。近来，用它治疗高血压症20例，效果显著。

方法： 取干燥绿色表皮的绿豆研成细末，装瓶内封存。每次15~20克，每日3次，于饭前温开水送服，随后再服白糖一汤匙，持续服2个月。如停药后观察一段时间血压仍高，则再按上法服1~2个月，血压即会正常。

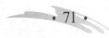

荐方人：江西上犹县寺下中心卫生院　钟久春

我的高血压是喝枸杞茶治好的

去年我的血压曾一度偏高，低压超过12.6千帕（95毫米汞柱），高压21.3千帕（160毫米汞柱）以上，且有发展趋势。一位老中医告诉我，不能掉以轻心，要注意预防高血压，并建议我喝枸杞茶治疗高血压。他说："枸杞是滋养肝肾、明目的良药，有降低高血压，降胆固醇，防治动脉硬化的作用。一般每日用量30克，泡水，饭后当茶饮。"照此法，我每天早、晚饭后服用，连服10天，有明显疗效。据大夫介绍，西藏、新疆和宁夏产的枸杞，疗效更佳。服用一段时间后，我血压恢复正常，食欲增加，睡眠良好。

荐方人：山东枣庄市薛城临山路29中　王式祥

用蚕沙枕头治好了我母亲20年的高血压

蚕沙枕头的制作方法：取干燥蚕沙（蚕屎）2千克左右装入长方形布袋中缝好，然后放入正常使用的枕头之中，但必须将蚕沙口袋放在枕头的内上方，便于接触患者头部。

疗效：我的80岁高龄老母，患高血压近20年之久，平时一直口服降压片，剂量逐步增大，最大量一次达规定剂量的4倍。尽管如此，也只能减轻症状，不能从根本上解决问题，整日头晕目眩，经常卧床不起。后来改用蚕沙枕头治疗，现在血压已稳定在正常范围内，还能做一般家务活。

此方无须花钱，操作简便，效果极佳，无副作用。

荐方人：江苏滨海县港务管理处　张锦栋

本洗脚法治高血压有特效

近年来，我在医疗实践中应用下述方法治疗高血压症50例，效果显著。

方法：取桑寄生、桑枝各30克，桑叶20克，加水4000毫升煮沸30分钟后将药液滤出，趁热浸洗双脚20~30分钟。每2~3日一次，连洗1~2

个月可获显效。

荐方人：江西上犹县寺下中心卫生院　钟久春

我用小苏打洗脚治疗高血压很见效

我以前患有高血压病，吃各类降压药治疗效果不大。后来一老者让我用小苏打洗脚，我洗了3次很见效。至今已有20年了，高血压一直未犯。

方法：把水烧开，放入两三小勺小苏打，等水温能放下脚时开始洗，每次洗20~30分钟。

百姓验证：陕西咸阳市干休所崔惟光，男，76岁，离休干部。他来信说："我患了高血压，医生让我吃药治疗，我没有照做，而是用本条方治疗，现在血压已恢复正常。"

用此方治顽固性高血压70例，有效率100%

顽固性高血压病，在临床中多见于原有高血压病史多年，并经多方治疗而难愈者。我在临床工作中常见病人血压收缩压持续25.3千帕（190毫米汞柱），舒张压持续17.3千帕（130毫米汞柱）。我经过多年临床研究，制出特效草药方，治疗70例，治愈68例，好转2例；3个月治愈者60例，5个月治愈者8例，5个月病情好转者2例。

配方及用法：复原草100克，陈醋1000毫升。将复原草放入陈醋瓶中，浸泡7天，而后饮陈醋。每日2次，每次20毫升，3个月为一疗程。

荐方人：新疆奎屯127团医院　何怀江

我用花生秧绿豆治好了高血压头晕

用干花生秧和绿豆熬水喝，可治高血压头晕。

方法：干花生秧一把（去根），绿豆一把，同放砂锅内添两碗水，用文火煎至绿豆熟滤出，趁温服用。每日2次，饭前服较好，连服数日就能见效。为了巩固效果，长期服用更佳。

我患高血压多年，头晕不止。后得此方，我照方连用5日，头晕停止。

（桑培孝）

引自：1997年3月5日《老人春秋》

循环系统疾病

用按摩法治高血压也有效

我曾用按摩法治好了低血压。最近，用按摩法治高血压同样有效，现介绍如下：

（1）五指并拢伸直，拇指分开，两手紧紧贴于面部，以鼻子为分界线，由下巴起，沿直线用力向上按摩。待手心按摩至头顶时，再沿着原直线用力向下按摩。这一上一下为一回，连续按摩10回。注意两肘间保持10厘米间隔。

（2）按原手法由下向上按摩，待两手心按摩至头顶时，两臂顺势向后张开，两手指尖相对，也就是两臂和两手同时向后转90度，再向头的后部按摩下去，接着再沿颈部向前按摩至气管部位为止。这个动作要连贯起来，中间勿停顿。连续按摩5回。

两个动作共按摩15回，此谓一次，要连续按摩4次，共计60回。每天早上按摩，时间掌握在2分钟左右，按摩完为宜。

荐方人：云南建水县离休干部　戚炳焕

按摩耳穴防治高血压效果较好

耳穴按摩防治高血压效果较好，现介绍如下：

1. 全耳按摩。双手掌心摩擦发热后，同时按摩耳郭腹背面，先将耳郭向后按摩腹面，再将耳郭向前按摩背面，来回反复按摩10次。然后双手轻握拳，先以劳宫穴对准耳郭腹部按摩，再以劳宫穴对准耳背按摩，正反转各20~26次。这一按摩过程以使整个耳郭达皮肤充血、发热为目的。

2. 耳郭穴位按摩。（见图3）

（1）双手拇指腹按摩耳背降压沟，从上到下缓慢进行，反复按摩15次。

（2）提掐耳尖穴。双手拇指掐住耳尖穴，轻轻向上、向外提拉15次。

（3）提拉耳垂，亦称双凤展翅法。双手拇、中、食指捏住耳垂向下、向外提拉，由轻到重，每次3~5分钟。

（4）点按肝穴。双手食指尖对准肝穴点压1~2分钟，压力由轻到重，以

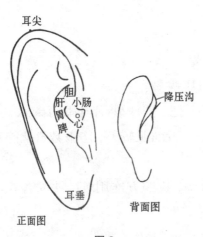

图3

局部有胀热感为宜。

（5）点压心穴。方法同上。

（6）点小肠穴。方法同上。

（7）最后双掌同时对准耳郭轻压1分钟，整个按摩过程结束。每日早、晚各1次，长期坚持，延年益寿。（翟纯花）

引自：1997年第7期《中国保健报》

桑叶降血压有奇效

方法：干桑叶100克加水1500毫升，煮沸后2分钟停火。取水当茶饮，不限次数，两三天后血压即下降。应随时测量血压，当血压降至正常时停止饮用。

荐方人：辽宁抚顺监狱　洪喜林

生芹菜拌大蒜治高血压效果很好

方法：将净芹菜31～62克切成细丝，再将两瓣新鲜大蒜切碎，加入少量食盐及醋，以微咸微酸为度，再放入芝麻油2毫升，味精少许，拌匀后即可食用。

芹菜含有高密度脂蛋白、胡萝卜素等，有降压、抗动脉硬化作用；大蒜含有高密度脂蛋白，可降血脂，降胆固醇，增强心肌收缩力；芝麻油含维生素E，有抗自由基氧化作用。

我曾连续食用3个月，对我的高血压、心动过速治疗效果很好，身上的老年斑也逐渐消失，起到了"血液清道夫"的功效，还无任何副作用。

荐方人：湖南永州二中教师　邓冰浦

引自：1997年第3期《健康指导》

红花泡酒治高血压也有效

段某，58岁，患高血压，用红花泡酒喝，治疗1个月，以后1年多未来复诊。后患者因咳嗽频繁，又来求治，询问其高血压病，他说："已经好了，自从用红花泡酒喝，1年来血压正常。"我为其测血压，果然如此。

引自：《中医单药奇效真传》、《来春茂医话》

循环系统疾病

各种心脏病

食蚂蚁粉治好了我的高血压和心脏病

我今年68岁，1986年因高血压引起了冠心病，属于房颤，每年住一两次医院。吃复方丹参片、降压灵、芦丁等药效果不大，一天到晚心慌，必须躺着，夜间还失眠。听说蚂蚁粉治疗各类疾病效果很好，便买了500克。于1992年9月26日开始服用蚁粉，刚吃了10天，便秘就好了，吃到3个月时我把其他药全停了，光吃蚁粉。吃完200克时，我感到气足了，心也不颤了，血压也不高了，气管炎也没犯。现在浑身有劲，也能睡觉，每天干家务活也不觉得累。原来打一套太极拳就累得气不够用，现在能一连打42式、24式太极拳，32式、42式太极剑，每天练一个半小时，也不觉得累。朋友们看我的病好了，也开始服用蚁粉，他们都反映效果很好。

荐方人：甘肃金川公司　陈英华

醋蛋液治心脏病确实有效

配制及用法：将3个鸡蛋（产蛋母鸡所在鸡群中要有公鸡）用清水洗净，放入500毫升醋中浸泡3天，然后将鸡蛋捞出，去掉硬壳，再放入醋中浸泡4天便可服用。服用时，用筷子将鸡蛋搅碎，每次喝3小勺（可用凉开水冲服），每日3次，喝完为止。一般用完500毫升醋即可显效。心脏病较重者，可连服几剂。

我曾走访了一位用此方治好心脏病的患者，该患者1978年患心脏病，严重时不能走远路，稍一快走心脏病就犯，经过服醋蛋液治愈。

荐方人：河南焦作　陈德玉　陈广泽

我以指压手心法治心脏病已收良效

手掌的正中心称为手心，又称"心包区"，这一区域和由中指出发的心包经相连。心包经是辅助心脏活动的经络，由于和心包区相通，才能使

"心脏跳动"，虽然毫不起眼，却是发挥重要作用的经络之一。如果心情紧张，指压掌心，则可得到缓解。

心包区也是预知心脏有异常的一大重要区域。如果指压心包区有压痛感，或出现比其他皮肤过硬、更柔、过冷、过热等现象，就要注意可能心脏已经有异常了。

虽然不能说是"未雨绸缪"，但是如果有上述现象时，就赶快按摩心包区，加上两手互相搓的刺激，用不了多长时间便可恢复正常。

另一个和心脏有关的区域是"精心区"，它位于无名指和小指之间的指根部位。精心区和运行于小指的心经相结合，同时控制心脏机能。其检查法、变化状况、治疗法等也都和心包区一样。（见图4）

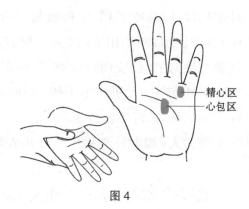
精心区
心包区

图4

百姓验证：甘肃秦安县北关槐村邓双喜，男，61岁，教师。他来信说："我老伴患有高血压、心脏病，经常胸闷、气短、心慌，用多种药物治疗不见效。后来用本条方治疗，获得了满意疗效，以上症状再未复发过。"

心绞痛

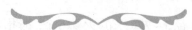

心绞痛是冠状动脉供血不足，心肌急剧暂时缺血与缺氧所引起的临床综合征。其特点为阵发性前胸压榨性疼痛感觉，可伴有其他症状，疼痛主要位于胸骨后部，可放射至心前区与左上肢，常发生于劳动或情绪激动时，持续数分钟，休息或用硝酸酯制剂后消失。

吃醋泡小黑豆神奇般地治好了我的心绞痛

我是黑龙江省红兴隆农管局所属江川农场的离休人员，叫刘农。

1992年5月得了心衰冠心病、心肌梗死，5月上旬曾抢救两次，后住院治疗近两年多，出院后回家服药疗养。当时身体情况是挂拐杖最多只能走百余米，还得歇两次，疗养一年多始终不见好转。

有一天，在《老年报》上见到"醋泡小黑豆治大病有神奇疗效"的报道，还介绍黑龙江省通河县老干部局杨枫同志乐意为同志们服务，代购、代邮小黑豆，我便请杨枫同志代购、代邮了2千克小黑豆。按规定在9度米醋里泡2个月后才能服用，我治病心切，泡到1个月时，就开始服用了。从4月吃到12月，共吃了3个疗程就显出奇效了：我不仅体质增强，走路时的拐杖在前几个月就不用了。过去一感冒就输液，现在吃点药就好了，多年的气管炎没有了，心绞痛也没有了，两条腿也不浮肿了，也很少酸软无力。每天睡眠也好了，大便也不干燥，口服药也基本上减掉了。现在，冬季也敢理发、洗澡，肠胃病也好了。

荐方人：黑龙江省桦川县江川农场离休干部　刘农

我以拔火罐法治心绞痛大见成效

心绞痛，是冠心病中最常见的一种症状，发作时服用硝酸甘油可以缓解，但有时不能持久。尤其是在发作频繁、症状加重、发作时间延长时，硝酸甘油往往不发挥作用。实践经验证明，当冠心病人发生心绞痛时，采用我国古老的民间疗法——拔火罐疗法，会使心绞痛很快减轻或消失，胸部憋闷也会相应地减轻或消失。每日1次，3～5日症状即可全部消失。

方法很简便，取直径5～7厘米的火罐6个，拇指大的酒精棉球或小纸团6个。先将应拔部位洗净擦干，取1个酒精棉球或小纸团，点燃后，立即投入火罐内，将罐很快扣在背部脊柱左边的大杼穴位上，罐子即被吸在上面。再用此法将第二、第三个火罐分别扣在背部脊柱左边的心俞和肝俞穴位上。然后，用同法将另三个罐子分别扣在背部脊柱右边的大杼、心俞和肝俞三个穴位上。过15分钟取下火罐后，扣罐口处的皮肤有的有点微痛，只要轻轻抚摸几下，痛觉即可消失。

拔火罐疗法，又叫瘀血疗法，其作用主要是刺激局部周围的神经及血管、肌肉等，使血管扩张，血流加快，新陈代谢旺盛，营养充足，脏器功能活跃，活血散瘀，消炎镇痛，促使炎症吸收和消散。因此，对由于供血不足造成的冠心病心绞痛有较好的疗效。

我曾对100多名心绞痛患者用此法进行治疗，显效率在90%以上。平时定期拔火罐，对心绞痛和心肌梗塞的发作有预防作用。如能结合练气功、太极拳和服用必要的药物，则效果会更佳。

在操作时应注意以下几点：

（1）棉球或纸团用火柴点燃后，必须在火苗不高之前扣上拔火罐，以防止烧伤。

（2）拔完取下火罐后，扣罐处的皮肤有时呈紫色或紫黑色，皮肤隆起，这是病情较重，血流不畅，瘀血严重的表现，不必害怕，过一段时间会自然消散。

（3）拔火罐时间应在15分钟左右。吸力强的罐子，时间可再短些，吸力弱的，时间可稍长些，但最长不能超过20分钟。

（4）所用三个穴位的位置如下：大杼，在后颈第一椎两旁，离脊柱各1.5寸；心俞，在第五椎左右各1.5寸处；肝俞，在第九椎左右各1.5寸处。因罐口较大，确定穴位较容易，可不必过分精确测量。

（5）起罐时，可用一个手指按压罐口的一处皮肤，另一手向上扳罐，使空气先有点进入罐内，这样容易取下。起罐时切忌硬拉和转动，以免擦伤皮肤。为防止局部擦伤，也可涂些凡士林。

（6）发高烧、全身痉挛、皮肤过敏、全身枯瘦、有出血倾向、浮肿者忌用此法。

百姓验证：辽宁凌海市防疫站刘艳伟，女，47岁，检验师。她来信说："我父亲患冠心病，并伴有心绞痛症状。去年春节在本县医院住院1个月，花去500多元钱，出院后每天仍疼痛不止。后来我用本条方为他治疗，很见效，心绞痛次数明显减少，疼痛症状减轻，有时一天也不痛。"

引自：1984年第4期《健康之友》

我自控心绞痛一绝招

我今年73岁，18年前得了冠心病。心绞痛时好时犯，犯时最多得含服20粒速效救心丸才能缓解。后来我在报上看到穴位治病的办法，又听人说中指连着心，于是就试着采用指甲按中指的办法。开始也很担心，把药预备在旁边，谁知过一两分钟心绞痛就缓解了。以后屡用屡验，后来又改按手心劳宫穴，结果也很管用。从此我基本上没有再用速效救心丸。

后来我又看到报刊上介绍穿紧身裤可以控制心绞痛，于是自己改制了一条既能把双腿和臀部全包住，又能活动自如的"紧身裤"，穿着这条紧身裤心绞痛就不犯。于是，在频繁发作时，我就白天穿晚上脱（穿着不易入睡）。大概穿了有五六回，每回穿两三天，心绞痛就不太发作了。现在已有半年多没犯心绞痛了。（李凯忱）

肺心病

肺心病是指由肺部胸廓或肺动脉的慢性病变引起的肺循环阻力增高，导致肺动脉高压和右心室肥大，伴或不伴有右心衰竭的一类心脏病。主要临床症状是长期咳嗽、咯痰及不同程度的呼吸困难，特别是活动后或在阴冷季节里症状更为明显。

用蛤蟆药蛋治好了我妹妹的肺原性心脏病

我妹妹1994年秋患慢性肺原性心脏病，气喘、咳嗽、多汗、呼吸困难、全身无力、饮食不振，入院治疗半个多月效果甚微。我自制蛤蟆药蛋给其服用，开始每天上午空腹服1个，服药蛋后第3天咳嗽、气喘、出汗有所减轻，继服到第7天时病情减半，后改为每2天服1个，服30个时症状全部消失。后又服药蛋30个，至今病未见复发。

配方及用法：取活大蛤蟆1只，新鲜鸡蛋1个，取地下深66厘米的无污染的黄泥1千克。先把黄泥用清水浸润，用手搓制作火砖胚的泥巴。把鲜鸡蛋洗净，再把活蛤蟆用小刀从腹部剖开，剖开的口径能放进鸡蛋即可。把蛤蟆内脏全部去掉。在去掉蛤蟆内脏时，动作要轻（注意：千万不要把蛤蟆胆弄破，蛤蟆胆有大毒，吃后会中毒）。然后把鸡蛋塞进蛤蟆腹内，

用棉线把腹口缝合,把蛤蟆双脚屈向腹皮,再用搓好的黄泥胚把蛤蟆全部包住,厚度3厘米左右,将其放在木炭火上烧烤,并不断地翻动以熟均匀,火力不要过猛。若发现有裂缝,当即用泥浆补好,防止蛤蟆体液外流影响药蛋的质量。当烧烤70~80分钟,黄泥表皮变红色,说明药蛋已熟透,即把药蛋取出去壳温服(忌冷服)。

开始服用药蛋时,每天上午空腹服1个,连续用7天;从第8天起至30天止,每2天服1个(即隔1天吃1个);从第30天起至70天止,每3天吃1个(即隔2天吃1个),可获痊愈。

禁忌:从服药蛋起数月内忌烟、酒,以及酸、辛辣有刺激性的食物。若汗水将衣服弄湿,要立即更换,防止感冒。

荐方人:广西昭平县昭平镇福城街39号　邱锦铨

脑出血及其后遗症

> 本病多发于高血压、动脉硬化患者,表现为一侧肢体瘫痪失用、麻木、肌肉萎缩、口角歪斜、流涎、失语或语言不利等。

单药水蛭治疗脑出血有效率很高

配方及用法:水蛭270克,研粉。每次口服3克,每日3次,30天为一疗程。

疗效:用本法共治疗脑出血颅内血肿患者48例,结果治愈16例,显效20例,好转8例,无效4例。有效率91.7%。

引自:《中医药学报》(1991年第4期)、《单味中药治病大全》

二仙芎归汤治中风后遗症有佳效

主治:中风后遗症。

配方及用法:仙茅15克,仙灵脾、巴戟天、川芎各12克,当归18克,知母15克，黄柏12克，牛膝24克。水煎服，每日1剂，日服3次。

加减： 气虚加黄芪、党参；小便多加益智仁；肢体疼痛加鸡血藤、赤芍；肿胀加苡仁、防己；拘挛加龟板、鳖甲、白芍；语言不利加天竹黄、石菖蒲；血压增高加夏枯草、钩藤、石决明，或复方罗布麻片；舌苔变黄腻加竹茹，重用黄柏。

疗效： 治疗48例，基本治愈（症状消失，肌力正常，并能生活自理）21例，好转（症状基本消失，肌力未完全正常）19例，无效8例，总有效率达83%。

方解： 方中仙茅、仙灵脾、巴戟天温而不燥，滋而不腻，阴阳双补，填补精血，为温柔之品，可使精血得充、肝肾得养，则肢体不酸；当归养血补血，配活血行气药川芎，以上行头目，下行血海；牛膝补肝肾，引血下行，与川芎一升一降，调和气机；知母、黄柏既可润燥滋阴，又可防止过温，补中有泻，泻寓于补。诸药配伍，共奏补肾和血之功。

来源： 汤宗明编著的《中国中医秘方大全》

引自：《秘方求真》

预防脑出血与治疗中风病简方 8 则

（1）白鸭血

中风复发有生命危险时，饮服白鸭生血，隔4～5日服一次，每次服1只鸭血（每只鸭可取150克血），连服2个月左右可康复。

（2）生附子和米醋

患中风，出现发高烧、昏迷、语言障碍、两腿发凉等症状时，捣烂生附子，与米醋调和贴敷脚掌涌泉穴。敷盐附子亦有效。

（3）白矾和香油

中风不语时，将白矾40克研末，同120克香油调匀，灌入患者口中，过几分钟，可吐出痰，便能说出话来。

（4）蚯蚓粉

中风不语时，取大蚯蚓（头部呈白色的蚯蚓）3～4条，焙干研末，用水冲服。一次不见效，连服数次。患中风眼斜、口歪时，取蚯蚓血，涂于对侧口角上，有较好疗效。

（5）白矾和蜂蜜

中风痰多时，取白矾40克，加1碗水煎至一半时，加20克蜂蜜煎片刻饮服。服药后呕吐即愈，如不呕吐再次服用。

（6）白矾粉和生姜汁

患中风、痰鸣、不省人事时，取白矾粉8克，用生姜汁调和，慢慢灌入患者口中，可使患者苏醒。

（7）维生素C

脑出血，是因脑血管破裂所致。平时多摄取维生素C，增强血管弹性是预防脑出血的主要途径。维生素C在体内不能合成，只能从食物或合成维生素中摄取。高血压患者或有家族高血压病史的人，平时多吃含维生素C的食物，或经常服用合成维生素C（服用量因人而异，一般每日1～8克，但个别人需用10克左右）可预防出血。

（8）芥子饼

等量芥子和面粉，用热水调和，制成3毫米厚的饼子，用宣纸包上贴敷于小腹、两大腿和小腿，贴敷10分钟，可使头部血流至下身。

引自：《妙药奇方》

脑血栓及其后遗症

脑血栓是指在颅内外供应脑部的动脉血管壁发生病理性改变的基础上，在血流缓慢、血液成分改变或血黏度增加等情况下形成血栓，致使血管闭塞。临床上以偏瘫为主要后遗症。多发生于50岁以后，男性略多于女性。

大蒜泡酒治好一位脑血栓偏瘫患者

一位七旬老人因患脑血栓瘫痪，导致不能说话，右手右脚萎缩弯曲，不能站立行走，大小便不能自理。然而2年以后，他不但气色很好，自己已经能够慢慢地翻身起床，可用左手吃饭，大小便基本自理。究其原因，主要是用大蒜泡酒喝。

方法：将1000克大蒜头浸泡于2000毫升粮食白酒中，2周后服用。每日早晚服，每次1杯（30毫升左右）。浸泡后的蒜可以不吃。不分疗程，可常年连续服。

注：蒜瓣剥皮，不用捣碎，浸泡于白酒中即可；粮食白酒为40～60度。

（何林）

补阳还五汤治脑血栓后遗症效果甚佳

配方及用法：黄芪120克，当归、川芎、丹参、赤芍各20克，桃仁、红花各15克，地龙、牛膝各15克，水煎服，每日1剂，连服1个月。剩余药渣加水煎熬后还可以烫洗患侧肢体，每日2次，每次20分钟。方中黄芪补气，当归、川芎、丹参、赤芍活血补血行血，桃仁、红花破血散瘀，地龙、牛膝疏通经络，强筋健骨。诸药合用，组成一剂气血双补、疏通经络的良方，对脑血栓引起的偏瘫、痴呆等后遗症效果甚佳。

荐方人：山东省东平县梯门卫生院　王淑云

益气活血治瘫汤治好 50 例因脑血栓而引起的偏瘫

配方及用法：生黄芪80克，当归10克，丹参30克，红花10克，鸡血藤30克，地龙10克，草决明15克，龙胆草6克，钩藤15克，全蝎5克，乌梢蛇6克。上药水煎服，每日1剂。

加减：出现昏迷者，加石菖蒲、郁金各10克，以开窍；痰多不利者，加清半夏、胆南星、天竺黄、竹沥水各10克，以化痰；肝阳上亢，出现头晕、耳鸣、肢麻者，加天麻10克，珍珠母15克，木耳15克，以熄风治晕；肢体瘫软无力者，加木瓜、桑寄生各15克，以补肾壮筋骨；有火者，加生石膏30克，以清泻火热。

我用上方加减治疗50例脑血栓形成所致的半身不遂，有80%患者恢复工作，未留后遗症。

注意：恢复后要不间断服药，预防复发。方中黄芪用量为60～120克才有较满意的效果。若患者有热象，加生石膏30克，知母20克，控制其热邪，有益气之功。

引自：《家用验方一佰二》

中风偏瘫

中风偏瘫又叫半身不遂，是指一侧上下肢、面肌和舌肌下部的运动障碍，它是急性脑血管病的一个常见症状。轻度偏瘫病人虽然尚能活动，但走起路来，往往上肢屈曲，下肢伸直，瘫痪的下肢走一步划半个圈，这种特殊的走路姿势，叫作偏瘫步态。严重者常卧床不起，丧失生活能力。

龟尿点患舌下治中风失语疗效满意

方法：取龟尿，用猪鬃或松叶刺龟鼻，尿即出，急用干净棉球取之；或取龟置干净盆中，以镜照之，龟见其影，则淫发失尿，急取之。用龟尿点患者舌下，并配合鼻闻。

疗效：本方广泛应用于中风。用于各种脑炎、脑膜炎后遗症、颅脑出血等所致的失语等，皆取得了满意疗效。

备注：本法古籍有载，《医宗金鉴·卷三十九》曰："龟尿舌下点难言。"

引自：《四川中医》（1989 年第 10 期）、《单味中药治病大全》

长期服醋蛋液治中风偏瘫有奇效

湖南汽车制造厂有位职工，其母亲82岁，因高血压中风偏瘫2年有余，其84岁的父亲也患有高血压等多种病症。其儿女抱着"不妨试试醋蛋液，替老人解除一点病情"的希望，停用了其他药物，坚持服用醋蛋液。1个月后，果然出现了奇迹，其母说话变得清楚，由不能站立变为可以一手撑拐棍，一手由人搀扶移步出门"观光"了；在床上可以滚翻身子，爬起，穿衣了；原来唾液流个不停，现在一滴也不流了。其父血压恢复了正常，消除了原来浓痰不断的苦恼。两位老人精神有所好转，饭量增大，大小便也很正常了。

醋蛋液的制作：将180毫升纯米醋（酸度要求9度）倒入敞口玻璃瓶中，把洗干净的新鲜鸡蛋1个放入浸泡，36小时后蛋壳变软，用筷子挑破蛋壳，使之均匀，即为醋蛋液。每早舀取10～15毫升，加3倍冷开水，加入适量蜂蜜，搅和后空腹服下。一个醋蛋液将要服完的前2天，再泡另一个。如此坚持，必有奇效。

引自：《农林新技术》

治好大文豪郭沫若肢体活动不便（偏瘫）的桑枝酒偏方

1959年，郭沫若患右侧肢体活动不便，影响正常工作。有人向他介绍著名医学家郑卓人。郑卓人老先生用桑枝酒为郭沫若治愈了右侧肢体活动不便。

配方及用法：炒桑枝100克，当归、菊花、五加皮各60克，苍术、地龙各30克，丝瓜络15克，炮附子10克，川牛膝25克，夜交藤30克，宣木瓜12克，木通10克。上药配黄酒2500毫升，密封于罐内10天后把黄酒分出。将药焙干，取药研末，装入胶囊，每粒0.3克。每日3次，每次服3粒，2个月为一疗程。每次用酒15～20毫升送服，以微醉为度。上半身瘫痪饭后服，下半身瘫痪饭前服。（刘志斌）

引自：1997年7月10日《健康之友》

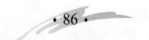

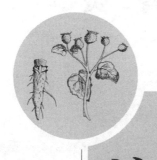

泌尿系统疾病

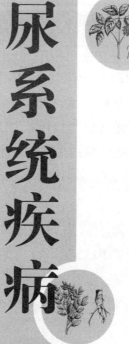

肾　炎

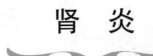

　　肾炎是两侧肾脏非化脓性的炎性病变，肾因肾小体受到损害出现浮肿、高血压、蛋白尿等现象，是肾脏疾病中最常见的一种。肾炎种类很多，如急性（肾小球）肾炎、慢性（肾小球）肾炎、肾盂肾炎、隐匿性肾炎、过敏性紫癜肾炎（紫癜性肾炎）、红斑狼疮肾炎（狼疮性肾炎）等。

用刘寄奴水煎使多年肾盂肾炎消失

　　陈某，女，51岁。患肾盂肾炎多年，虽经中西药多方调治，但仍反复发作。近10余日腰痛，尿频、尿急、尿痛，并时有血尿。舌尖红，苔黄腻，脉沉数。尿检：白细胞"+++"，红细胞"+"，脓细胞"+"。证属热淋，治宜清利。投以刘寄奴100克煎服，每日1剂。连进7剂后，腰痛减轻，尿频、尿急、尿痛消失，唯尿检仍见少量白细胞、脓细胞。再进5剂，诸症消失。

　　引自：《浙江中医杂志》（1989年第6期）、《中医单药奇效真传》

单味野鸭肉炒食治肾盂肾炎效果好

　　配方及用法：野鸭肉适量。炒食野鸭肉，量不限，3天一次，6天为一疗程。

　　疗效：此方治疗慢性肾盂肾炎14例，其中临床症状消失9例，好转5例。

　　百姓验证：陈某，女，28岁。腰痛，小腹胀，尿频、尿急，尿道口灼痛。经检查诊为慢性肾盂肾炎，用中西药治疗6年。用药期间症状稍缓，停药后复病如故。以本方治疗，食1次，灼痛除，进食6次，诸症消除，随访未复发。

　　引自：《浙江中医杂志》（1987年第12期）、《单方偏方精选》

用猪胃大蒜治愈 23 位肾炎患者

配方及用法： 猪胃1个，紫皮独头大蒜7头。将猪胃洗净，紫皮独头大蒜剥皮后放猪胃内，然后将猪胃放锅中煮至烂熟，吃肉蒜，喝汤，一次或多次吃完均可。

疗效： 我将此方介绍给23位患者，用后均灵验。轻者服1个猪胃即愈，重者最多服用4个猪胃即愈。

荐方人： 安徽蒙城县坛城镇邓桥卫生室　　王影

引自： 广西科技情报研究所《老病号治病绝招》

我以蜈蚣鸡蛋治急、慢性肾炎 36 例痊愈 35 例

配方及用法： 蜈蚣1条，生鸡蛋1个。将蜈蚣去头、足焙干为末，纳入鸡蛋（先打一个小洞）内搅匀，然后用湿纸及黄土包裹鸡蛋煨熟，剥取鸡蛋吃。每天吃1个，7天为一疗程。如病不愈，再服一至数疗程（两疗程之间相隔3天）。

疗效： 治疗36例，治愈35例，其中服2个疗程治愈者18例，3个疗程治愈者12例，4～6个疗程治愈者5例，无效1例。

百姓验证： 湖北团风县溢流河乡郭永延患慢性肾炎病长达21年之久，曾住院花费近万元，效果不佳。前年一位部队战友寄来本条方，他按方治疗，花药费不足50元，病就痊愈了。

引自： 1979年第8期《中医杂志》、1981年广西中医学院《广西中医药》增刊

我用医学大师岳美中的治慢性肾炎方很有效

配方及用法： 玉米须60克，煎汤代茶饮，连服6个月。

玉米须为禾本科玉蜀黍的花柱和花头，因花柱呈丝状而称"玉米须"，性味甘、淡、平，具利尿通淋之功，用于肾炎水肿、热淋、石淋等。

此药在秋季很容易大量收到，晒干后备用，病家可自己采备，经济而实惠。

岳老积多年之经验，深感唯经济困难者，才能坚持服此方达到治

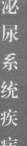

泌尿系统疾病

愈。因为经济富裕和公费医疗者，就医买药不难，不能长期守服，数日更一医，找一方，难怪治而不愈。慢性肾炎，若长期不愈可伤正气，应调护正气，使其伤损渐复。假如中途易辙，培补不终，甚至操之过急，继以损伐，其结果不但延长病期，甚至导致恶化，所以须嘱患者用玉米须必持久守方不替，才能治愈。

百姓验证：王某，女，10岁。因患慢性肾炎反复迁延一年余而来就诊，证见：面色苍白无华，眼睑微肿，舌淡苔白腻，指纹浅淡，纳呆便溏，神疲，脉虚数，尿蛋白"++"。诊断为慢性肾炎，属脾肾两虚型。嘱用玉米须10千克，每日60克煎汤代茶，渴则饮之，不拘次数，逐日坚持，切勿间断。饮至3个月时，尿蛋白"+"。又服3个月，无临床症状，尿蛋白"-"，食增体胖，面色红润，精力旺盛，又继续去上学。

引自：《偏方治大病》

青蛙巴豆治急、慢性肾炎 7 例均治愈

配方及用法：青蛙1只，巴豆（去皮）3粒。将巴豆塞入青蛙肛门内，倒挂屋内通风处，待阴干后（一般需7天左右）以瓦焙青蛙至酥脆，研成面即可。每只青蛙经炮制后，成人可服20次，小儿用量酌减。每日2次，白开水送服。

疗效：共治急、慢性肾炎7例，均治愈。

引自：1977年第6期《辽宁医药》、1981年广西中医学院《广西中医药》增刊

猫须草是治疗肾炎的独特良药

民间有一种叫"猫须草"（又名"老虎须"）的植物，是治肾病的特效良药。此草原产印尼等地，后引入我国。猫须草味甘、微苦，性凉，有清热祛湿、排石利尿之功效。

主治：急慢性肾炎、膀胱炎、尿道结石、胆结石及结石引起的尿频、腰痛。

配方及用法：可用开水泡服或水煎服，每天2~3次，每次15~20克。急性患者服1天即可显效；慢性患者可加大药量，每次25~30克，3~5天即可

显效。治愈率96%以上。（张佩登）

引自：1996年7月30日《老人报》

刺梨根、丝瓜根治急性肾小球肾炎 10 例均痊愈

配方及用法： 刺梨根鲜品200克（干品100克），丝瓜根（干鲜均可，如无根，用丝瓜叶和丝瓜络代替）4根，红糖30克，鲜瘦猪肉100克。先将丝瓜根、刺梨根放入砂锅内煎30分钟，再将红糖、瘦猪肉放入，煎30分钟后取出，喝汤吃肉。每日1剂，连服3剂为一疗程。

疗效： 治疗10例，均临床治愈。其中，1个疗程痊愈者7例，2个疗程痊愈者3例。治愈后随访2年未见复发。

荐方人： 四川宜宾市省建四公司三分公司卫生科　杨从军

引自：《当代中医师灵验奇方真传》

黑塔子根治急性肾小球肾炎很有效

王某，女，17岁。1987年3月11日就诊。咽痛半月，出现颜面浮肿6天。诊时发热、恶寒，眼睑、颜面浮肿，双下肢水肿过膝，胫前压之深陷没指，尿少而黄，咽红，舌淡红，苔腻微黄，脉弦数，证属风水。西医诊断：急性肾小球肾炎。即以黑塔子根100克水煎300毫升，早、晚服，每日1剂。服2剂后，尿量增多，肿减，发热恶寒消失；治疗10天水肿尽退，咽痛消失；45天后检查，病愈。随访半年未复发。

注意： 黑塔子根为柿科植物福州柿的根，分布于四川、福建等地。苦涩，微寒，有清热利水的作用。

引自：《四川中医》（1990年第2期）、《中医单药奇效真传》

桑白皮汤治肾小球肾炎治愈率很高

配方及用法： 桑白皮20克，赤小豆30克，白茅根18克，银花15克，连翘、黄芩各10克。每天1剂，水煎服。恢复期以六味地黄丸巩固疗效。

疗效： 此方治疗急性肾小球肾炎45例，痊愈43例，2例转为慢性肾炎。

百姓验证： 王某，男，14岁。面及双下肢浮肿5天，咳嗽，咽红、咽

痛，腰痛，下肢浮肿，眼睑、面部浮肿，体温37.5℃，血压20／13千帕（150／100毫米汞柱），呼吸音粗，左肺可闻及湿性啰音，两肾区叩痛；血象白细胞$9.6×10^9$／L；尿常规检查蛋白"++"，脓细胞"++"，红细胞少许，透明管型少许；胸透示左上肺有片状阴影。西医诊为急性肾炎、左肺肺炎，中医诊为风水。用桑白皮汤加减煎服，1剂后尿常规检查正常，血压正常。无不适，以六味地黄丸巩固疗效。随访多年未见复发。

引自：《陕西中医》（1992年第3期）、《单方偏方精选》

乳糜尿（白浊尿）

> 乳糜尿是指乳糜或淋巴液进入尿中，使尿液呈乳白色或米汤样的一种病症。若乳糜尿中含有血液，使尿液呈酱油色，则称为乳糜血尿。长期反复发作的乳糜尿可丢失大量的蛋白，从而导致营养不良和肝功能改变。

我妻患乳糜尿巧食银杏桂圆治愈

1993年我妻患了乳糜尿，小便呈豆浆状，用多种方法治疗不见效，发展为乳糜血尿，尿中红细胞"++++"，医生建议用手术方法疏通肾周围被阻塞的淋巴管。虽然我听说手术效果不确定，但仍准备作最后一拼：一方面四处筹款，另一方面想点子给她补身子。我每天早晨剥五六个银杏果、五六个桂圆，再加约15克枸杞子，约15克冰糖共煮后给她空腹吃下。吃20多天，妻子突然发现她的小便变清了。我很惊喜，又给她连着吃了20天左右。至今已过了一年半，妻子的乳糜尿未复发过。

我怀着好奇心查找有关资料，得知银杏可补心养气，益肾润肺；桂圆可补心养气，开胃健脾；枸杞子能滋肾润肺，治肝肾亏。上述诸味并用，相得益彰。（益民）

引自：1996年11月5日《老年报》

射干煎服治乳糜尿87例，痊愈74例

配方及用法：射干适量。病程长及体质壮实者，用射干20～25克；病程短及体弱者，用射干12～15克，煎水适量，每日分3次服。病程长者，酌加川芎9克，赤芍12克；乳糜血尿者，酌加生地15克，仙鹤草15克。

疗效：治疗87例，临床治愈74例。

按语：用射干治疗乳糜尿，古今本草书籍虽未载，但民间有此单方。用法是射干约10克，切细，与鸡蛋一个搅匀，再加糯米酒一杯（约50毫升），久蒸。日服3次，连服7天。疗效亦肯定。

引自：《中医杂志》（1986年第11期）、《单味中药治病大全》

单药穿山甲研末黄酒冲服治乳糜尿有效

一位姓贺的男士，54岁，患乳糜尿15年，有时为乳糜血尿，多方就医，皆诊断为"丝虫病"，曾服海群生3个疗程及中药多剂，无改善。于1985年秋用穿山甲治疗。

方法：将穿山甲甲片或整个穿山甲（去内脏）置瓦片上焙焦干，研末，每次10～12克，每日3次，黄酒冲服。共服药10天，用整个穿山甲2只，乳糜尿消失。随访1年无复发。

引自：《中医杂志》（1987年第3期）、《中医单药奇效真传》

用向日葵秆心治乳糜尿很有效

一位姓于的男士，28岁。主诉：小便呈米汤色，时有白色凝块排出，已4月余，取尿做乙醚试验阳性。后取向日葵秆心10克，加水2000毫升，煎成150毫升，分两次早晚空腹服。服用4天后，小便即变清，乙醚试验阴性。又服2天巩固疗效，随访3个月未复发。

引自：《中医杂志》（1962年第8期）、《中医单药奇效真传》

泌尿系统疾病

尿 血

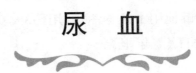

　　正常的尿液含有极少量的红细胞，未经离心的尿液在显微镜下每个高倍视野可有红细胞0~2个，如果超过此范围，即为尿血。尿血之症，多因热扰血分，热蓄肾与膀胱，损伤脉络，致营血妄行，血从尿出而致尿血，发病部位在肾和膀胱，但与心、小肠、肝、脾有密切联系，并有虚实之别。

生地龙汁治尿血有特效

　　配方及用法：活地龙（即从地里刚刨出来的活蚯蚓）40条，生大蓟150克，白糖150克。把活地龙洗去泥土，置清水内加入3~5滴食用油，让其吐出腹中泥土，如此反复两次，至腹中黑线消失呈透明状为止，然后将地龙放于干净钵子内，撒上白糖，不久地龙即化成糖汁。另取生大蓟150克，加水煮沸10~15分钟，趁滚沸时倒入活地龙化成的糖汁即成，备用。让病人空腹服，趁热尽量多饮。

　　百姓验证：阎某，男，48岁，山西临汾地区二建干部。于1983年6月4日就诊，自述无痛性尿中带血，有时全部尿血，尿化验蛋白"+"，脓细胞少许，血压不高，无浮肿，肾盂造影正常，腰椎及骨盆拍片正常，未发现结石及结核，形体消瘦，食欲不振，每次解小便后盆中有血块，当尿出血块后尿血停止。某医院考虑为肾炎，在太原某医院用显微镜观察细胞，也无明显改变，一时确诊不了。由于体瘦纳差，只好靠输血、输液维持。我诊后予偏方生地龙汁内服，并停用其他中西药。第一天饮了一杯半地龙汁，尿血减少；在晚上又饮了一杯，尿中血色已不鲜红，晨起尿液变成淡红；第二天又连服了2次，每次一杯，尿液变黄，但化验尿中仍有红细胞；第三天又服一杯，肉眼看尿液正常。随访观察1年，再无尿血。

按语： 此方治尿血有特效，临证用之，越用越灵，并观察到对肾炎和肾结核尿血也有一定的效果，对不明原因的尿血效果更佳。方中大蓟甘凉，能凉血、活血、补血；白糖甘甜，健脾补肝，对脾统血、肝藏血起到促进作用。地龙和白糖作用变化成水解蛋白和一种特有效的止尿血因子，所以本方对因热、因虚、因瘀而产生的出血的伤面有修复作用，提高了凝血机制的作用，因而止血作用很强。

引自：《偏方治大病》

尿 痛

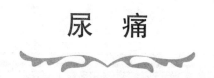

> 尿痛是指排尿时感到尿道、膀胱和会阴部疼痛。其疼痛程度有轻有重，常呈烧灼样，重者痛如刀割。尿痛常见于尿道炎、前列腺炎、前列腺增生、精囊炎、膀胱炎、尿路结石、膀胱结核、肾盂肾炎等。

生山楂煎服治尿痛3剂可愈

一位姓李的妇女，32岁。1991年3月26日诊，尿频、尿急、尿痛3日，伴发热、恶寒，腰痛、头痛，口苦口干，乏力，舌红、苔黄腻，脉弦，体温38℃。尿检：白细胞满视野，红细胞3～5，蛋白"+"。血检：白细胞$11×10^9$/L，淋巴91%。诊为急性泌尿系感染，证属湿热淋证。予生山楂90克，水煎服。1剂热退证减，3剂痊愈。

引自：《浙江中医杂志》（1992年第5期）、《中医单药奇效真传》

鲜金钱草取汁服治尿道刺痛很有效

主治： 利水通淋，解毒消肿，治疗热淋证，小腹拘急疼痛，小便频数，尿道刺痛（泌尿道感染）。

配方及用法： 鲜金钱草150克。将鲜金钱草洗净，绞汁服用，每日2次。

按语： 金钱草以其颜色金黄，形似铜钱而得名，有清热利尿，消肿解毒之效用。据元朝《巴东志》记载，王村一老妇患了热淋证，小腹拘急疼痛，小便次数增多，尿道刺痛。有一民间草医，用新鲜金钱草一把绞汁，让老妇服下，每日2次，3天即愈，人们皆谓其神药。后人也经常应用，确有效验。

引自：《小偏方妙用》

尿路感染

　　本病是指病原体在尿路中生长繁殖，并侵犯泌尿道黏膜或组织而引起的炎症，是细菌感染中最常见的一种感染。尿路感染分为上尿路感染和下尿路感染，上尿路感染指的是肾盂肾炎，下尿路感染包括尿道炎和膀胱炎。

坚持手脚穴位按摩可治愈尿路感染

　　泌尿路感染是因细菌通过血液、淋巴、泌尿道逆行而引起的感染，以急性膀胱炎，急、慢性肾盂肾炎为多发。主要症状是尿频、尿急、尿痛、腰痛。

　　脚部选穴： 22，23，24，33，40，41，51。（见图5）

　　按摩方法： 22，23，24三穴要连按，用按摩棒大头从22斜推按至24穴，双脚取穴，每脚每三穴分别按摩5～10分钟。33穴用按摩棒大头点按，左脚取穴，每次按摩3分钟，手法要采取"轻—重—轻"点按。41穴用拇指推按，双脚取穴，每次每脚每穴推按5分钟。40，51两穴均分别用食指关节角推按，双脚取穴，每次每脚每穴推按5分钟。每日按摩2次。

　　手部选穴： 69，70，71，4，75。（见图6）

　　按摩方法： 69，70，71三穴宜用食指关节角连按，双手取穴，每次每三穴推按3分钟。4，75两穴宜分别用单根牙签刺激后加艾灸，每次每手每穴刺激2分钟，灸2分钟。

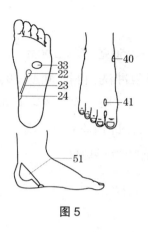

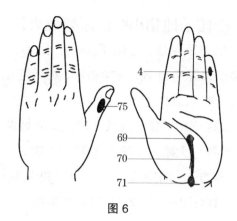

图5

图6

尿失禁　尿频

猪膀胱治小便失禁疗效显著

配方及用法： 将新鲜猪膀胱洗净，不加盐煮熟，每日吃3次，每次吃15～30克。连续食用10天至半个月，此症便可明显好转或痊愈。如若患病较重，可再多吃三五日，其疗效十分显著。（高云阁）

引自： 1996年7月20日《老年报》

我用杜仲药酒治好了尿频

我退休后患尿急、尿频，曾用玉米须煮汤饮服，效果很好。但到冬天无玉米须，我就用500毫升白酒，30克杜仲，浸泡24小时以上，每次服药酒30毫升，效果也很好。《本草纲目》介绍："杜仲为补肾壮腰脊之药物，可补中益气，治腰膝疼及小便余沥。"故杜仲药酒对此病有效。

百姓验证： 广西宾阳县新桥镇民范村王世和，男，54岁，农民。他来信说："我侄儿王启1998年去广东汕头打工患了尿频症，每天上厕所至少20次，在当地医院花100多元治疗稍有缓解。后来，我按本条方花3元钱买药让他服用，刚服三分之一，尿频症就完全好了。"

荐方人： 北京一中退休教师　张济川

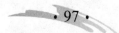

金樱子炖猪小肚治尿频效果佳

配方及用法：金樱子300克，猪小肚1个，糯米250克，黄豆100克。首先将金樱子果除去外刺，洗净备用，然后把猪小肚反复冲洗，再把淘洗过的糯米和黄豆装入肚内，缝好切口，在肚上按需要缠成两三节，再在猪肚上弄些小眼，放在锅内，用水淹及小肚，文火炖两三个小时，即可吃糯米、喝汤，每天早、晚各一大碗。金樱子连熬三五次，用上3个猪肚效果更佳。

荐方人：四川隆昌县二中　　肖堂宽

引自：1997年12月11日《老年报》

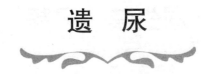

遗　尿

> 凡小便不能随意控制而自行排出者，称为遗尿。临床上有两种类型：一为小便频数，滴沥不断，虽知而不能自行控制，这种情况称为"小便失禁"，多见于老年人；一为夜间熟睡中不自觉地小便，醒后方知，称为"遗尿"，多见于儿童。两者均与肾气虚弱，膀胱约束失控有关。

我用川萆薢煎服治好了一位少年的遗尿症

黄某，男，14岁。遗尿10余年，每夜尿床，尿腥臊、恶臭。家长代诉：曾给孩子大量服用桑螵蛸、菟丝子、覆盆子及八味丸、补中益气丸、尿崩灵等，全然无效。1984年改用川萆薢30克水煎，夜卧时顿服第一煎，次日晨服第二煎。患者连服3日，尿腥臊味大减，又连服3日病告愈。随访至今未见复发。

引自：《北方医话》、《中医单药奇效真传》

单药鹿角霜治疗遗尿也有较好效果

杜某，女，14岁，1973年夏诊。不足月产，身体瘦弱，易感时病，食量不大，腰酸腿软，尿床多年，舌质沉，脉细弱。诊为肾气不足，"膀胱虚冷，不能约于水"，以致遗尿。投鹿角霜250克，研细末，每夜淡盐开水服下6克。

服半月，休息1周，续服半个月后随诊，遗尿即止。

引自：《龚志贤临床经验集》、《中医单药奇效真传》

尿闭（癃闭）

> 癃闭是以排尿困难，甚则小便闭塞不通为主症的疾患。其中又以小便不利，点滴而短少，病势较缓者称为"癃"；以小便闭塞，点滴不通，病势较急者称为"闭"，临床一般合称"癃闭"。多因湿热蕴结、尿路阻塞、肾阳亏虚等致使膀胱气化失常而成。

用生大蒜与生猪油捣烂敷脐治老年尿闭立即见效

小便困难是老年人的一种常见疾病，是因为年老体弱、气血双亏，或膀胱发炎所致。小便时，膀胱胀痛，欲尿无尿，心急难忍。

我在多年临床中，用生大蒜和生猪油治疗老年尿闭，屡获奇效。

配方及用法：取生大蒜1瓣（剥去衣皮）和生猪油少许捣烂，用纱布（或消毒布片）包扎，敷在肚脐上。敷贴当天，小便即通畅。

如果小便通后，尿流频频，即取金樱子（根）25克，用水煎服，小便就会正常。

荐方人：浙江省淳安县汾口镇交界村老年协会医务室　金昌礼

宣化汤治癃闭有神奇疗效

主治：癃闭。

配方及用法：炙枇杷叶（布包）、豆豉、郁金各12克，车前子（布包）、紫苑各15克，川通草、上官桂各5克。上药水煎，每日1剂，早、晚各1次。

疗效：治疗50例，治愈（用药1~2剂，临床症状消失，小便畅通）46例，好转（用药3~5剂，临床症状消失，小便通畅）4例。

荐方人：江苏省高邮市周山卫生院中医师　薛其祚

引自:《当代中医师灵验奇方真传》

大蒜蝼蛄贴脐治癃闭 6 例均愈

主治: 小便闭塞,小腹部胀满疼痛。

配方及用法: 大蒜2瓣,蝼蛄7个。将上二味捣烂如泥,贴脐中,约半小时,小便即通。

按语: 小便不通可谓急重之症。农村均有蝼蛄,方法简便易行,患者乐意接受。有报道用此方治疗6例,皆治愈。

引自:《小偏方妙用》

用葱白治产后尿潴留 10 例见良效

配方及用法: 葱白250克。将葱白切碎炒热,用纱布包好,在脐部及其周围热熨至患者自觉有热气入腹内。

疗效: 治疗产后尿潴留和妊娠合并尿潴留共10例,均治愈。一般热熨2~3次,小便可通。

引自:1978年第1期《广西玉林医药》、1981年广西中医学院《广西中医药》增刊

田螺薤白敷脐治小便不利有特效

主治: 腹部胀满,小便不利等症。

配方及用法: 大田螺3个,薤白1枚。将上二味捣烂如泥,敷于患者肚脐部,不效,如法再敷。

按语: 田螺味甘咸,性寒,入膀胱、大肠、胃经,有清热利水之功,能治热结小便不利、水肿等症。

相传,明代中叶,大才子唐伯虎应邀到好友祝允明家饮酒。酒至三巡,闻后院小儿啼哭不止,唐伯虎惊问主人祝允明:"贤侄为何如此哭声?"祝允明不由长叹一声道:"唉!实不相瞒,三天前,小儿腹胀如鼓,小便不利,连请几位医生治疗均未见效,故其啼哭不已。不知唐兄有何高见?"唐伯虎略一沉思,说道:"我有一方,不妨一试。"急让人取来纸笔,开了一张药方,交给祝允明,并嘱咐道:"速将此物三大个,同一枚薤白捣烂,敷于小儿

脐部，不几天就会好的。"祝允明接过药方一看，只见上面题一首诗谜：尖顶宝塔五六层，和尚出门慢步行，一把团扇半遮面，听见人来就关门。祝允明看了微微一笑，提笔在诗的下角注上田螺两字，叫家人找来，按照唐的嘱咐治疗。果然，不到一天，腹胀除而小便通，饮食如常，病遂痊愈。

引自：《小偏方妙用》

泌尿结石

> 泌尿结石是泌尿系的常见病。结石可见于肾、膀胱、输尿管和尿道的任何部位，但以肾与输尿管结石为常见。临床表现因结石所在部位不同而有差异。

我用核桃仁治尿路结石特别见效

配方及用法：核桃仁、冰糖、香油各等量。将核桃仁用香油炸酥，研碎，与冰糖、香油混合，制成乳剂，每4小时服2匙（约20毫升）。一般2～4天内排出结石。

按语：核桃仁能治石淋，医籍早有记载。据临床报道，有如下治疗尿路结石方：核桃仁120克，用香油炸酥，加冰糖适量混合研磨，制成乳剂或膏状。于1～2天内分次服完（儿童酌减）。连续服药至结石排出，症状消失为止。对于泌尿系各部之结石，一般在服药后数天即可一次或多次排石，且较服药前缩小、变软，或分解于尿液中而使尿液呈乳白色。

百姓验证：河北黄骅市师范学校刘玉玺，男，48岁，干部。他来信说："我用本条方治好了本市滕庄子乡刘海的结石病。"

引自：《小偏方妙用》

岳老的排石方曾治愈印尼前总统苏加诺的泌尿结石症

医师岳美中教授，年幼时行医冀东、冀西一带，在唐山市有"神医"

之称，担任过唐山卫生局的中医顾问。1954年调中国中医研究院工作，曾被选为全国人民代表大会常务委员会委员、中华全国中医学会副理事长，在国内外有很高的声望。

岳老曾出国赴印度尼西亚为苏加诺总统治疗泌尿结石，荣获苏加诺总统金质奖章。

岳老年幼时就通读了《内经》《伤寒论》等书，熟记中药方剂，虽年逾古稀，仍可一口气背诵三四百个中药方剂。他体会到，读书通是精的基础，百通为了一精，精才能解决疑难杂症。

在冀东彭村，有位出名的医生，对治疗肾结石、膀胱结石有诀窍，岳老亲眼看到患者服药后尿出大小不等的结石。为了寻求这个偏方，他做了一系列的试验研究，把病人买到的排石方药一味一味地挑选出来，发现该方由11味中药组成；把整个方药煎成汤剂，又把排出的结石放入煎剂，发现金钱草、石苇、鸡内金和海金沙煎液有溶石作用。

溶石不等于排石，体外能溶石，不等于在体内有同样作用，况且中药机制是整个反应的效果，不是机械的而是辩证的。后来岳老在此偏方的基础上，结合中医辨证施治，对治疗泌尿系结石探索出一条新路子。

岳老讲，结石由肾而生，由肾到肾盂肾小盏又排到输尿管，再进入膀胱，最后由尿道排出体外。这条排尿的道路曲折、狭窄，结石的排出需要几个回合，可以归纳为"化"、"移"、"冲"、"排"四个步骤。"化"就是使结石的棱角化圆，由锐变钝，从大化小；"移"就是指诱导结石从静变动，左右摆动，从上移下；"冲"是增加冲击的力量在一瞬间，可以用增加尿量来解决输尿管的狭窄和痉挛，达到通利的效果；"排"是在化、移、冲的条件下把结石排出体外。

岳美中教授的排石方：金钱草210克，海金沙30克，决滑石12克，甘草3克，川牛膝10克，石苇60克，车前子12克，云苓20克，泽泻12克，鸡内金12克。

此方验证20余年，效果确切，具有清热利湿、促进排石的功效。方中鸡内金、金钱草有化石、溶石的作用，车前子、滑石清热利尿，云苓、泽泻渗湿利尿。诸药合用可迅速加大尿量。川牛膝引导结石下移，石苇扩张输尿管和尿道，利于结石在自然狭窄处通过排出。在临床实践中运用，此方排石率在70%以上。

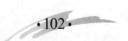

百姓验证： 1982年6月，有位患者因腰痛、尿血，经拍片诊断为右肾盂结石，于8月12日右下腹部急剧疼痛，出现血尿，检查结果右肾盂积水，透视可见结石大小约1.1厘米×0.5厘米。因结石偏大，排石难度大，大夫动员病人手术取石，但患者及家属惧怕手术，遂转中医科服中药治疗，投以岳美中教授的排石方。每日1剂，连服40余剂后，患者出现时有绞痛，腰背酸痛，活动后缓解的症状。至1982年12月6日，排尿疼痛，尿线时有暂停，阵发性疼痛、尿频、尿浊。一次排尿时听到有石头落地声，取出洗净，大小为1.2厘米×0.8厘米，以后又相继排出大小不等的3块结石而愈。

引自：《偏方治大病》

我用四金汤验方治泌尿系结石效果很好

配方及用法： 郁金30～60克，金钱草30克，石苇15克，滑石15克，海金沙15克，生鸡内金15克，生地12克，萹蓄12克，瞿麦12克，车前子12克，冬葵子12克，川牛膝10克。每天1剂，水煎服。

疗效： 此方治疗泌尿系结石30例，服药后结石全部排出者18例，结石裂为小块或部分排出者8例，结石位置下移者4例。

百姓验证： 有位姓程的中年男士，30岁，1周前因劳累，突然尿急、尿频、血尿，伴有小腹拘急疼痛。某医院以急性泌尿系感染对症治疗无效。尿常规检查白细胞"+"，红细胞"+++"；X线片示耻骨联合正中上约1厘米处，有一1.5厘米×0.5厘米大小的结石。诊为膀胱结石，患者拒绝手术。在四金排石汤基础上加金银花30克，白茅根30克，黄柏10克，服药3剂，血尿停止；继服3剂，自觉症状消失，尿常规检查"－"。上方去白茅根、黄柏，将郁金加至50克，又用3剂，即排出0.8厘米×0.3厘米与0.5厘米×0.3厘米两块结石而痊愈。

引自：《陕西中医》（1986年第6期）、《单方偏方精选》

单用鲜地锦草治泌尿结石 30 例，结石消失率 100%

配方及用法： 鲜地锦草100～200克，洗净捣烂，置一大碗中，煮沸糯米酒250～300毫升，覆盖待其温热适当时服用（闷10分钟以上，服时不要将碗盖揭开），每天服1~2次，7~10天为一疗程。

疗效：治疗23例，服药1个疗程临床症状全部消失，尿检正常，排出结石16例。

百姓验证：肖某，男，30岁，1982年3月突发右侧腰腹部疼痛，经X线摄片检查未见结石阴影，发热，尿频、尿急、尿痛、血尿，白细胞增高。取上药，服用5剂后，排出米粒大小结石1粒。后随访2年多，未复发。

备注：本药最好用鲜品，尤以7~9月的鲜地锦草更适宜。用药量不宜少于100克，否则疗效不显。

引自：《新中医》（1984年第12期）、《单味中药治病大全》

我邻居患尿路结石用本条方治愈了

配方及用法：取金钱草、海沙藤各60克，鸡内金15克，每天1~2剂，加水煎汤代茶频饮，可大增尿量和稀释尿液，能加强对结石的冲刷力，使结石缩小排出体外。本方适合治疗不需手术的输尿管、膀胱等尿路结石。（潘彦清）

百姓验证：北京市延庆区延庆镇李淑秀，女，46岁。她来信说："邻居穆庆贵患尿路结石症，在医院治疗，花药费600多元没见效。后来用本条方治疗痊愈，现在已有1年多没复发。"

引自：1997年7月1日《家庭保健报》

我巧食核桃肉治好了10多年前患的膀胱结石症

我今年74岁了，10多年前患膀胱结石症，结石块为1.4厘米×0.6厘米。后经人推荐服用核桃肉加白糖的偏方后，第九天即见尿液中或多或少有乳白色的液体排出。连续服用270天，感到症状消失，已基本痊愈。

配方及用法：核桃肉（又名核桃仁、山核桃、家核桃）60克，用豆油炸酥，加适当白糖，混合捣成乳剂或膏剂。每天分2次吃完。连续服用，对于泌尿系统结石均可奏效。分期排出，直至症状消失。

荐方人：黑龙江克山县涌泉乡勤劳村 王明玉

引自：1997年9月18日《老年报》

鹅不食草治膀胱结石1周能见效

一位姓张的男士，41岁，患膀胱结石7月余，X线片示结石2粒，约0.25～0.3厘米大小。曾服排石药无效。嘱其取鹅不食草200克（鲜品）洗净，捣烂取汁，加白糖、白酒少许，一次服完。每日1剂，服3剂，小便通畅。连服1周，小便多次排出泥沙样物。X线片复查，结石消失。随访至今未见复发。

引自：《广西中药》（1984年第4期）、《中医单药奇效真传》

此方治膀胱结石很有效

配方及用法：两头尖30粒，牛膝、炮山甲、归尾各6克，川楝9克，赤苓12克，大麦秆（切碎）60克。用急流水煎服，头煎服后3～4小时如未排出尿石时，要将原药再煎一次服。如仍无效，再服至排出尿石为止。一般每日服1～2剂，每隔4～8小时服一次。三四岁以上儿童可照此量给服，病儿过于羸弱可酌减。

疗效：最快只服药一次，最多服药5剂10次。排石最快为4小时，最慢72小时。

荐方人：福建莆田市　陈大夫

引自：广西医学情报研究所《医学文选》

肾结石

肾结石是指发生于肾盏、肾盂及肾盂与输尿管连接部的结石。肾是泌尿系形成结石的主要部位，其他任何部位的结石都可以原发于肾脏，输尿管结石几乎均来自肾脏，而且肾结石比其他任何部位的结石更易直接损伤肾脏，因此早期诊断和治疗非常重要。

我的肾结石是用芦根治好的

有一次，我突然肾绞痛发作，大汗淋漓，疼痛难忍。就在我痛苦至极之时，一位朋友向我推荐了"芦根治疗肾结石"的方法。

方法：采挖新鲜芦根上的白色嫩牙3～4根洗净，嚼细咽下。吃后4小时，用木通30克，煎水500毫升，分2次服，6小时后即可排出结石。如未排出结石，再按相同方法继续服用，每日1次，连服3～5天即可排出结石。

我照以上方法，仅治疗三四天，就从尿中排出了细小的结石，肾绞痛症状消失，迄今已10余年未再复发。以后我又将此方介绍给几位朋友，均获奇效。（蒋贵瑜）

百姓验证：广西玉林柴油机总厂龙盛祺，男，65岁，退休。他来信说："本厂职工赖贞崇患有肾结石，我用本条方为她治疗，仅服2剂药就痊愈了。以后又用本条方为另一位患肾结石的亲属治疗，同样取得了好效果，结石消除。"

引自：1996年12月2日《家庭医生报》

单药芒硝治疗肾结石立竿见影

有位姓倪的青年，农民。2个月前夜间突然发生剧烈腰痛，辗转不安，大汗淋漓。经医院用普鲁卡因肾区封闭后疼痛减轻，住院治疗7天疼痛止。出院后10天疼痛再次发作，弯腰抱腹，难以忍受。在某医院拍片诊断为"肾结石"。中医治疗20天后效果不明显，1982年5月3日来诊，当晚9时用芒硝20克加水300毫升一次服完导泻，凌晨2时始觉腰腹疼痛，晨间5时连续小便2次，第二次在小便中解出豌豆大小结石1粒。5月4日拍片未见结石。1周后门诊随访，小便中再未排出结石，腰痛消失。

引自：《四川中医》（1985年第2期）、《中医单药奇效真传》

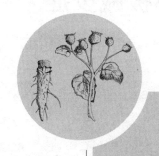

血液系统疾病

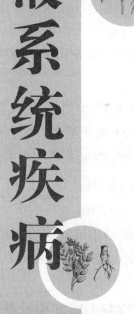

血小板减少症

血小板减少症是指血小板数低于正常范围所引起的病症。可能源于血小板产生不足，脾脏对血小板的阻留，血小板破坏或利用增加以及被稀释。无论何种原因所致的严重血小板减少，都可引起典型的出血。

赵氏复方益血散治血小板减少性紫癜治愈率很高

主治： 血小板减少性紫癜及诸种贫血症。

配方及用法： 还阳参20克，大叶庸含草50克，紫丹参20克。将上药洗净、晒干共为末。每日服1次，每次服10克。用鲜猪瘦肉（或猪肝）30克左右，剁细后与上药拌匀，加水100克，蜂蜜20克左右，放入锅中蒸熟后即可。服10包为一疗程。

疗效： 治疗血小板减少性紫癜及各种贫血症1070例，治愈（用药2~11个疗程不等，临床症状消失，血小板及血色素均升到正常计数，1年以上未见反复）676例，有效（用药在5个疗程以上，自觉症状改善，临床症状消失，但停药1~3个月后，往往症状又反复）365例，无效（用药在5个疗程以上，无明显进步）29例。

荐方人： 云南省曲靖市环城医院院长　赵宏遒

引自：《当代中医师灵验奇方真传》

黑芝麻鸡蛋治疗血小板减少性紫癜有较好效果

配方及用法： 黑芝麻30克（捣碎），鸡蛋2个（去壳），加适量白糖或少许食盐，一同煮熟，分2次服。每日1剂，连服10天。

百姓验证： 黄某，男，6岁。半年前发现四肢及躯干有四五处紫色瘀斑，某医院诊断为血小板减少性紫癜。服本方12剂，紫癜全部消失。后用健脾益气之剂以固疗效，2个月后血小板增多。随访4年未复发。

引自：1978年第4期《广西中医药》、1981年广西中医学院《广西中医药》增刊

过敏性紫癜

　　过敏性紫癜是一种侵犯皮肤和其他器官细小动脉和毛细血管的过敏性血管炎，常伴腹痛、关节痛和肾损害，但血小板不减少。好发于儿童及青少年，开始可有发热、头痛、关节痛、全身不适等。皮损表现为针头至黄豆大小瘀点、瘀斑或荨麻疹样皮疹，严重者可发生水疱、血疱，甚至溃疡。

用茜草汤治过敏性紫癜40例均痊愈

　　山东东平县老湖镇庄科村青年孙峰，1992年3月来院求医。8天前开始感觉周身不适，轻度发热。7天来皮肤上反复出现血点，大小不等，多为针尖大小，略高出皮面，压之不退色，以两肢为最。近3天又感小腹隐痛，脐周压痛，有时呕吐，大便呈血性。检查体温37.4℃，脉搏每分钟84次，血压15/9千帕（110/70毫米汞柱），舌质红、苔黄，脉数，诊断为过敏性紫癜。

　　此病当前尚无特效疗法，我给予自拟的茜草汤治疗，却获得了满意疗效。

　　配方及用法：茜草根30克，生地15克，元参12克，丹皮、防风、阿胶、白芍、黄芩各1.0克，甘草6克。小儿酌减。水煎服，每日1剂，连服3剂即见紫癜消退，腹痛和便血均减轻，再服3剂痊愈。

　　疗效：我运用茜草汤先后治疗过敏性紫癜患者40例，疗程短者5天，最长者15天，均全部治愈。

血液系统疾病

荐方人: 山东东平县梯门卫生院　梁兆松

我利用生甘草治过敏性紫癜有独特效果

过敏性紫癜为毛细血管变态反应性疾病,临床特点为皮肤出现瘀点、瘀斑和黏膜出血,检查血小板计数和凝血功能无异常。本病单用甘草治疗有独特效果。

配方及用法: 生甘草30克,水煎,分2次服,连服5~10日。

一般用药3~6日症状消失,停药后无复发。现代药理表明,甘草水解后的有效成分为甘草次酸,对免疫反应的许多环节都有抑制作用。

百姓验证: 河北尚义县安宁街858号刘宣麟,女,48岁,医生。她来信说:"安宁街小学学生郭鹏患过敏性紫癜,我用本条方为他治愈。"

引自: 1993年12月3日《民族医药报》

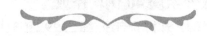

再生障碍性贫血

再生障碍性贫血简称再障,是一组由多种病因所致的骨髓造血功能障碍。以骨髓造血细胞增生减低和外周血全血细胞减少为特征,临床以贫血、出血和感染为主要表现。确切病因尚未明确,可能与化学药物、放射线、病毒感染及遗传因素有关。主要见于青壮年,男性发病率略高于女性。

鼢鼠散治再生障碍性贫血疗效很好

主治: 再生障碍性贫血。

配方及用法: 活鼢鼠1只,笼盛之,勿与食,待3日其粪排尽后杀之。剖其皮不用,将整具去皮后的鼢鼠清洗,置新瓦上,以桑木或麦秆为燃料烧火焙至焦黄,研末。每次服3克,每日3次,温开水冲服。不发热者,亦可用黄酒冲服,则疗效更佳。

疗效: 17例患者中,单用此方1年内治愈者11人,配合其他药物治疗1年内获痊愈者4人,效果不明显者2人。

荐方人: 河南省方城县中医院副院长　郭德玉

引自:《当代中医师灵验奇方真传》

缺铁性贫血

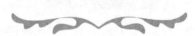

> 缺铁性贫血是体内铁的储存不能满足正常红细胞生成的需要而发生的贫血,是由于铁摄入量不足、吸收量减少、需要量增加、铁利用障碍或丢失过多所致。缺铁性贫血不是一种疾病,而是疾病的症状,症状与贫血程度和起病的缓急相关。

我患缺铁性贫血服用阿胶鸡蛋而痊愈

配方及用法: 阿胶10克捣成细末,将鸡蛋1个打碎后,同阿胶末置小碗内,加黄酒、红糖适量,搅拌。加水少许,隔水蒸成蛋糊,每日服1次(经期或大便溏薄时停服),连续服用30天后,自觉症状明显好转。再服30天,血色素升高至102g/L,脸色红润,体重增加,症状消失。

按语: 贫血因阴血不足,月经过多引起,应用滋阴活血补血之法治疗。《中国药典》(1985年版)记载:阿胶能补血、滋阴、润燥、止血。故以阿胶为主,辅以黄酒,能通血脉,活血祛寒,佐以红糖、鸡蛋,能增加人体热量与营养,四物互相配合,共奏活血补血、滋阴润燥之功,所以能取得较好疗效。

阿胶调鸡蛋,方法简单方便,能治贫血,并适合妇女冬季进补,故作介绍,不妨一试。

荐方人: 浙江省温岭市第一人民医院　金安萍

白细胞减少症

白细胞减少症是由于原因不明和继发于其他疾病之后而引起的疾病，分为原发性和继发性两大类。原发性者原因不明；继发性者可由急性感染，物理、化学因素，血液系统疾病，伴脾肿大的疾病，结缔组织疾病，过敏性疾病，遗传性疾病等引起。大多数患者起病缓慢，可出现头晕、乏力、心悸、低热、失眠、咽喉炎及黏膜溃疡等。

鸡血藤汤治白细胞减少症 36 例均愈

配方及用法： 鸡血藤30克，大熟地24克，杭芍18克，当归12克，枸杞子24克，山萸肉24克，炙黄芪30克，锁阳9克，巴戟天12克，补骨脂12克。水煎服，每日1剂。脾虚者加山药30克，生麦芽30克，生白术30克；肾虚者加女贞子24克，旱莲草30克。

疗效： 治疗36例均愈，最少者服药8剂，最多者服药27剂。

注意： 服本方期间，停服其他任何药物。

引自：《山东中医杂志》（1985年第4期）、《实用专病专方临床大全》

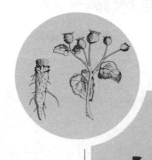

内分泌及营养代谢疾病

糖尿病

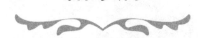

糖尿病是由遗传和环境因素相互作用而引起的常见病。临床以高血糖为主要标志，常见症状有多饮、多尿、多食以及消瘦等。糖尿病可引起身体多系统的损害。I型糖尿病多发生于青少年，依赖外源性胰岛素补充以维持生命；II型糖尿病多见于中、老年人，表现为机体对胰岛素不够敏感，即胰岛素抵抗。

用蚂蚁降糖散治疗糖尿病很有效

配方及用法： 蚂蚁50%，人参10%，黄芪10%，天花粉20%，丹皮5%，玄参5%。上药烘干粉碎后，成人每日3次，每次5克，病情重者可加倍用，3个月为一疗程。

百姓验证： 王某，男，56岁，1994年7月2日就诊。主诉：口渴多饮、多食、善饥，多尿、尿浊、消瘦、腰膝酸软、周身乏力3个月，经当地医院确诊为II型糖尿病，经服降糖药无明显好转。以蚂蚁降糖散主治，服3个月后，症状与体征消退，血糖测定6.0mmol／L，尿糖转阴，血压17／11千帕（120／90毫米汞柱），糖尿病痊愈。

荐方人： 江苏南京金陵蚂蚁研究治疗中心　　吴志成

南瓜与"营养杂粉"对治疗糖尿病很有效

1992年，我患了隐性糖尿病。当时，浙医二院的医生叮嘱我必须严格控制饮食，尤其是米饭。

一次，一个偶然的机会，获悉南瓜能预防糖尿病，玉米、小米、麦麸等维生素B_1、维生素B_2含量高，对糖尿病有明显的抑制作用。从此以后，我成了不食米饭的"怪人"。早餐为豆浆、杂粉糊（把大豆、玉米、小米、小麦等混合粉碎为"营养杂粉"）加一个鸡蛋，午餐晚餐也是杂粉糊加南瓜、黄鳝，生拌黄瓜、白菜、番茄等。

这样一年坚持下来，化验复查，糖尿病已基本痊愈。（刘铭）

引自： 1996年8月6日《老年报》

我用核桃鸡蛋木耳方治愈了7年的糖尿病

我患糖尿病已7年，药疗、食疗及控制饮食都用过，但效果不大理想，血糖很不稳定。后来，我在《安徽老年报》上看见一个治糖尿病土方：用核桃、木耳炖红皮鸡蛋空腹吃，不放作料，2个月即可痊愈。方中介绍每次放2片大木耳，2个核桃仁敲碎以后放在稍加水的2个鸡蛋里调好炖熟。我觉得大木耳、大核桃的"大"字不好掌握，干脆两样都磕碎各放在一个大口瓶里，每天早上用汤匙各舀一匙。三样东西（木耳、核桃仁、鸡蛋）都是有营养的，估计放多了也没副作用。

我按此法服27天后去化验，血糖下降到6.3mmol／L，基本正常。我很高兴，准备继续服到第二个月底再去化验。从目前的感觉来看，情况是良好的，脸色比过去好，小便次数也减少了。

这个土方的三样东西都买得到，又不难吃，患糖尿病的病友们不妨试一试。

百姓验证： 贵州平坝县204信箱刘鸣菊，女，工人。她来信说："我父亲患糖尿病，在本厂医院住院治疗半个月，花700多元未治愈。用本条方治疗20多天，病情大有好转。至现在已2年多，血糖一直没有升高，而且脸色红润，也不用服其他的药了。"

荐方人： 云南个旧市新沙甸小学教师　王鹏飞

吃醋豆治糖尿病真有效

我自1987年患糖尿病以来，降糖药未少服，但效果均不明显。今年3月我在报上看到莱阳市中心医院姜占先大夫推荐的"醋豆可治糖尿病"的偏方后，即给姜大夫去信，不久收到回信，详细解答了我的咨询。

4月28日我开始服用醋豆，5月10日化验餐后两小时血糖15.6mmol／L（正常值8~9），尿糖"－"。5月17日又化验空腹血糖5.54mmol／L（正常值3.9~6.2），尿糖"－"。17日到现在我每天三次自验尿糖均"－"。

内分泌及营养代谢疾病

我打算长期服用醋豆并将我泡制的醋豆赠给了三位病友。感谢姜大夫解除了我多年的病痛。

荐方人：江苏无锡市丽新路三弄87号　徐德兴

用马齿苋水煎服可使血糖降至正常

一位姓胡的女士，34岁，因多饮、多食、多尿和全身疲乏无力，前来就诊，查尿糖四个"+"，血糖220mg/dl，确诊为糖尿病。曾用益气养阴之品，无明显效果。后改用干马齿苋100克，水煎两汁，早、晚分服，每日1剂，停服其他药物。7天后，尿糖"-"，血糖下降；再服1个月，血糖至正常。

引自：《浙江中医杂志》（1990年第11期）、《中医单药奇效真传》

用"盐水滚蛋"治糖尿病确有奇效

我从1991年得糖尿病后，各种中西药物及民间秘方用过许多，但效果都不显著。今年春我听说吃"盐水滚蛋"能够治好糖尿病后，马上试用，服后确有奇效。

配方及用法：取鲜鸡蛋3个，清水一碗，食盐适量，先将食盐水煮沸，然后打开鸡蛋入锅煮熟，即可食用。

降糖饮治糖尿病38例都有效验

配方及用法：生黄芪、生地各30~50克，葛根15~25克，玄参、生牡蛎各15~30克，麦冬10~15克，苍术、党参各15克，五味子12克，云茯苓10克。每天1剂，水煎服。

注意：用药期间应配合精神疗法和节食疗法，并应节制性生活。

疗效：此方加减治疗糖尿病38例，痊愈21例，好转17例，均未出现其他不适反应。

百姓验证：刘某，女，50岁。患糖尿病3年余，口渴多饮，多食而善饥，小便频数、清长，大便干燥、不通畅，形体日渐消瘦，面色无华，心烦失眠，腰酸脚软，两目干涩，视力减退。经多家医院诊断为糖尿病，服药后效果不显。近日来症状加重，并出现多处疖肿，用抗生素治疗效微。舌红、苔微黄，少津，脉滑数；查空腹血糖17.92mmol/L，尿糖"++++"。证属热损肺卫，气阴两伤，治疗宜养阴清热，益气生津。随症加减服本方16剂后，睡眠转佳，渴饮、尿频、善饥等现象大有好转。又服10剂诸症基本消失，唯口稍干。查空腹尿"－"，餐后2小时尿糖"－"，空腹血糖6.27mmol／L。再予原方10剂以巩固疗效，翌年11月6日随访，定期尿检从未有阳性出现。

引自：《陕西中医》（1992年第6期）、《单方偏方精选》

宋淑仙用本方治糖尿病疗效明显

天津市麻纺织厂退休职工宋淑仙患糖尿病长达10年之久，应用一种治糖尿病的偏方，医治不到半年，她的糖尿病大有好转。

配方及用法： 糖尿病患者每天空腹服用优降糖2片、降糖灵1片。另用鸡蛋2个与黄豆7粒，黑豆7粒，花生仁7粒，红枣7个，核桃仁2个，共六样32粒（个）放在一起，用砂锅熬煮，当鸡蛋熟后，用勺捞出，去皮吃掉。锅内余下的五样东西多煮会儿，待烂熟后吃完。煮熬时切忌使用铁、铝、搪瓷等类锅，以免降低治疗效果。此方没有副作用，长期服用疗效明显。（孙凤兰）

引自：1997年5月15日《老年报》

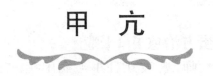

甲　亢

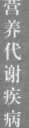

内分泌及营养代谢疾病

甲亢是甲状腺功能亢进的简称，是由多种原因引起的甲状腺激素分泌过多所致的一组常见内分泌疾病。临床上甲亢患者主要表现为心慌、心动过速、怕热、多汗、食欲亢进、消瘦、体重下降、疲乏无力及情绪易激动、性情急躁、失眠、思想不集中、眼球突出、手舌颤抖、甲状腺肿大，女性可有月经失调甚至闭经，男性可有阳痿或乳房发育等。

服醋蛋液使我的甲亢病症状明显好转

我今年60岁，13年前得了甲亢病，不到一年时间，体重由78千克降到

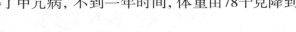

50千克。另外,心率过速、心绞痛及纤颤很严重。后经天津第一中心医院同位素科治疗,病情虽有好转,但全身颤抖症状一直没治好。

后来,我用山西陈醋泡鸡蛋服用,一直坚持服用至今,效果很好。我确信,醋蛋液是多种疑难病症的克星。如今我不仅心脏病好了,全身不颤抖了,而且体重增加到62千克。更令人称奇的是,我的头发现在从根部由白往黑变,莫非要返老还童了?我现在浑身有劲,精力充沛,家里家外的活都能干。

荐方人:天津市宁河区离休干部 肖井忠

口干症

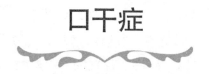

口干症在临床上并不少见,尤其是老年人发病率更高。由于唾液分泌减少,患者感到口腔干燥,有异物感、烧灼感,在咀嚼食物,特别是较干燥的食物时,不能形成食团而影响吞咽。唾液分泌量少,对牙齿和口腔黏膜的冲刷作用也小,使口腔自洁作用变差。

我用枸杞蒸鸡蛋方治愈了口干症

我是一位退休教师,曾被几种小毛病困扰,后来都被我用偏方治愈了。

我晚上睡觉醒后,经常感到口干舌燥,很多时候,就连牙缝和喉咙里都是干的,常深夜起床喝水漱口,多次服药都无效,十分苦恼。后听人说用枸杞蒸鸡蛋吃(每早服用10克左右)能治口干症,于是按此法做了,后来真的见效了,不到1个月口渴减轻了许多,2个月后,基本痊愈。

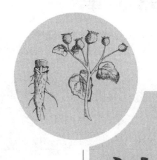

神经与精神系统疾病

眩　晕

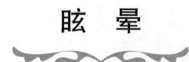

> 　　眩晕是指患者感觉周围物体或自身在旋转、升降和倾斜的运动幻觉。眩晕发作时的特征是常常会感到天旋地转，甚至恶心、呕吐、冒冷汗等自律神经失调的症状。需要注意的是，眩晕通常反映出前庭部位的病变，它是一种症状，并不是疾病。

我用独活鸡蛋方治眩晕有特效

　　浙江一带用独活鸡蛋治疗眩晕，效果显著，治后多不复发。

　　配方及用法： 独活30克，鸡蛋6个，加水适量一起烧煮，待蛋熟后敲碎蛋壳再煮15分钟，使药液渗入蛋内，然后去汤与药渣，单吃鸡蛋。每日1次，每次吃2个，3天为一疗程，连续服用2~3个疗程。

　　百姓验证： 辽宁盘锦市辽河油田运输公司吴顺希，男，63岁。他来信说："我本人1987年患眩晕症，到卫生所买了西药治愈后，过一段时间又复发。用本条方治疗，吃完药就好了，而且到现在也没有复发过。"

补中益气汤治眩晕症 102 例均愈

　　配方及用法： 黄芪30克，党参30克，白术10克，陈皮6克，归身10克，柴胡3克，升麻3克，炙甘草6克。每日1剂，水煎服，分2次温服。呕吐频繁者分多次服。呕吐重者加半夏10克，生姜10克，赭石25克；眩晕严重者党参改用红参10克或高丽参6克，加用天麻10克；心悸、恐惧者加枣仁2克，柏子仁10克；头痛加川芎、蔓荆子各10克。

　　疗效： 共治疗102例，均治愈。疗程最短者2天，最长者21天，治愈率100%。

　　引自：《云南中医杂志》（1986年第9期）、《实用专病专方临床大全》

我用单药仙鹤草治好了自己的眩晕症

配方及用法： 仙鹤草100克，水煎，每日1剂，分2次服。

疗效： 所治42例均痊愈（临床症状消失，追踪观察3年未复发），治愈时间为1~6日。

百姓验证： 江西武宁县罗溪乡坪港叶礼忠，男，48岁，教师。他来信说："我患眩晕症已有1年多，服过多种药，但都收效甚微。后来用本条方治疗，仅服药6天，便获痊愈。"

引自：《中西医结合杂志》（1986年6月第8期）、《单味中药治病大全》

揉按中渚穴治眩晕立即见效

按摩方法： 手背的第四掌骨上方有个叫中渚的穴位，在离小拇指和无名指指根约2厘米处，用另一只手的大拇指和食指上下用力揉按此穴，先吸一口气，然后慢慢呼出，按压5~7秒。做完后，换另一只手，按同样程序再做一遍。每只手做5次，可以治疗眩晕症。

一般情况下，如站起身来即有眩晕感，马上揉按此穴，可立即见效。

荐方人： 河南洛阳一拖工程机械厂检查科　鲁晓阳

引自： 1997年第4期《老人春秋》

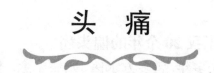

头 痛

头痛是临床常见的症状，通常将局限于头颅上半部，包括眉弓、耳轮上缘和枕外隆突连线以上部位的疼痛统称头痛。头痛病因繁多，神经痛、颅内感染、颅内占位病变、脑血管疾病、颅外头面部疾病，以及全身疾病如急性感染、中毒等均可导致头痛。

我用蛋配诸药治头痛病大显奇效

我到王庙村搞调查，认识了一位郎中，他告诉我一个治老年人头痛的单方，我给母亲、岳母和乡敬老院的两位老人试用后均见奇效。

配方及用法： 鲜鸡蛋2个，白菊花、白芷、川芎各30克，防风15克。用针将鸡蛋扎数十个小孔，同药放入沸水中煎煮，待蛋熟后，去蛋壳和药渣，吃蛋喝汤，一般2天就可痊愈。

百姓验证： 辽宁凌海市卫生防疫站刘艳伟，女，50岁，检验师。她来信说："朋友张毅之妻生小孩时落下头痛病，夜间头痛得厉害，需用人按摩。后来经我用本条方治疗，头3天服药后疼痛消失，5天后头未再疼。"

荐方人： 四川富顺县新雨乡技校　高术财

蚂蚁胶囊治神经性头痛 106 例，有效率 100%

主治： 血管神经性头痛，各种偏正头痛。

配方及用法： 取黑多刺蚁、僵蚕、紫河车适量。拟黑多刺蚁82%，僵蚕10%，紫河车8%比例配制。上药共为末装胶囊，每粒重0.3克，每日服3次，每次4粒，饭后开水送服。20日为一疗程。

疗效： 治疗屡发不愈患者106例，1个疗程痊愈52例，2～3个疗程痊愈26例，显效23例，有效5例，有效率100%。

荐方人： 福建省古田县凤埔卫生院院长　林映青

引自：《当代中医师灵验奇方真传》

洋铁叶子治好了我 20 余年的偏头痛

我患偏头疼病20多年，曾多方求医，始终未愈，非常痛苦。1990年一位朋友告诉我用洋铁叶子（即土大黄）治疗此症效果很好。我抱着试试看的态度，当年治疗一次，效果真的很好。为巩固疗效，第二年又治疗一次，结果偏头痛至今一次未犯。

配方及用法： 最好是在5月末或6月初，将洋铁叶子根挖出，洗净，切碎，捣成蒜泥状敷在疼处，用纱布包好，将汁液浸在头皮上（切勿使汁液淌入眼睛），连续敷3天，每天1次。敷后出现不同程度的红肿、水疱并伴有瘙痒，几天后会自行消失。

荐方人： 黑龙江省齐齐哈尔市富拉尔基区嫩江农科所　任秀珍

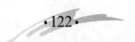

萝卜冰片塞鼻治剧烈偏头痛效果较好

配方及用法： 红皮白心萝卜一个，削如手指大小。用竹针在萝卜上端刺一小孔，孔内放冰片末少许。右侧头痛塞右鼻孔，左侧头痛塞左鼻孔，吸气3分钟。

疗效： 立即见效。

荐方人： 黑龙江哈尔滨　王长春

引自： 广西医学情报研究所《医学文选》

我利用芎脑芷汤治顽固性头痛大显奇效

配方及用法： 羊脑1个，川芎6克，白芷10克。将羊脑用热水烫一下，使脑质变硬，挑净其中的筋血，放入砂锅内，然后加500毫升水，放入川芎和白芷盖上盖煎煮，1小时后除去药渣，吃脑喝汤。每天服1剂，服两三剂为宜。有时1剂就可治好年久不愈的顽固性头痛。

百姓验证： 贺某，女，56岁，山西省大宁安古村人。1972年5月初诊，自述患阵发性头痛，反复发作10余年。起初怕寒，迎风则头痛剧烈，故常年戴帽子而防头痛发作。十几年来，帽子越戴越大，就诊时她戴的帽子如做饭的大铁锅，直径有一尺五，一共九层。她戴上大帽子，在大宁城内赶集，人们认为她是"精神病"，围着一圈人看她。她曾到临汾、太原等地看过病，有的医生还真的按精神病给她治过。她的病西医诊断为神经性头痛，曾服过健脑汁、谷维素、卡马西平等，未能见效。有位名中医按阴虚阳亢、气血俱虚辨证，以滋阴潜阳、养血补血治疗，头痛仍不减轻。来诊时已是夏天，还穿棉背心，自述头顶怕风，不戴帽子不行，诊见畏寒怕冷，两足不温，舌淡，苔薄白，脉弦沉缓，按脾肾阳虚辨证施治，投以吴茱萸汤加减：吴茱萸10克，党参12克，干姜15克，川乌10克，升麻12克，川芎40克，白芷20克。服药10剂，头痛有减，但仍感脑海空虚，怕寒、怕风。改用芎脑芷汤（见"配方及用法"），每天1剂，3天后头痛大减，把棉帽子换成夹帽子，也不觉头痛得厉害。最后大胆地把帽子给摘了，也没有什么感觉。她的头痛病治好了，一传十，十传百，方圆几十里地的亲友都来祝贺，都说偏方治了大病。

百姓验证： 四川冕宁县泸沽镇五一村余兴华，男，37岁，农民。他来信说："我爱人患头晕头痛症，我用本条方为她治愈。"

引自：《偏方治大病》

生白川粉敷脐治偏头痛收效迅速

配方及用法： 生石膏1克，白芷、川芎各0.5克。上药研末，置于神阙穴（肚脐），再以伤湿止痛膏封闭。

疗效： 此方治疗偏头痛56例，收效迅速。

百姓验证： 黄某，女，56岁。患偏头痛3年，尤以夜间为甚，服用颅痛定、安定等治疗无效而来诊。用本方治疗，当晚痛减大半，次日头痛消失。

引自：《浙江中医杂志》（1990年第5期）、《单方偏方精选》

我以脑灵康方治神经性头痛效果显著

配方及用法： 醋龟板30克，龙骨30克，莲子心15克，茯神3克，麦冬12克，炒枣仁12克，川芎15克，熟地24克。将上药洗净、切碎、晒干，研制细粉灭菌，过100目筛装囊备用。每次服4粒，每日服4次。

按语： 脑灵康在芮城的黄河岸一带民间流传，此方可煎汤，也可做成丸药，也可做成胶囊。此方有清脑益智的作用，对无明显原因的神经性头痛有效，并能增强青少年记忆。在芮城的一个村子里，每年都要让孩子们吃几剂脑灵康。代代相传，有人统计他们考上大学的人多，出的高才生多。

引自：《偏方治大病》

盘龙汤治疗头痛有神奇疗效

主治： 头晕目眩等症。

配方及用法： 盘龙草30克，蝉蜕7个，大枣5个，蜂蜜1匙，菊花1株。将以上诸药加水适量，煎煮10~15分钟，分2次温服。

按语： 盘龙草即夏天用的旧草帽条，旧草帽条有汗渍精气，以脑之精而补脑。相传傅山先生就有用脑油治绝症的奇妙方法。

在《谭瀛》一书中记载了这样一则病案：傅山的一个同乡，旅居京都，一日突然头部剧痛，经过众多医生诊治疗效不佳。听说太医院某太医医术很高，因而特意前往请求治疗。太医诊脉后对患者说："你的病不轻，已无药可治，怕在一月之内有生命危险，请速回家去吧！"患者闻言，郁郁不乐回到寓所，急忙打点行装，启程回家。在路上遇到傅山，为其诊脉，结果与太医所言极符，于是叹了口气说："这位太医真是国手，他的诊断一点不错。"患者哭求救其一命。傅山想了一会儿，告诉患者说："你的病有一方或许可治，且试试吧！"嘱其寻找青壮年戴旧了的毡帽十余顶，水煎浓汤过滤成膏，早、晚各服1次。"患者照法服用，经过月余，病果然好了。原来，患者所得的是脑髓亏损症，傅氏借用少壮人戴旧了的毡帽，是因为少壮之人，脑髓丰满，长期顶戴，脑髓之精气溢蒸帽上，故服之而愈。

引自：《小偏方妙用》

坐骨神经痛

> 坐骨神经痛是指沿坐骨神经分布区域，以臀部、大腿后侧、小腿后外侧、足背外侧为主的放射性疼痛。坐骨神经痛多见于中老年男子，以单侧较多，起病急骤。

我服醋蛋液彻底治好了坐骨神经痛

我患有肺气肿、动脉硬化、轻度关节炎、坐骨神经痛、哮喘、头晕、耳鸣等症，无论冬夏，手脚都是凉的，尤其冬天四肢冰冷更突出。1987年10月，我开始服用醋蛋液，服服停停维持了100多天，结果奇迹出现了：手脚发凉的毛病明显好转，头晕的毛病一次也没复发，坐骨神经及右膝关节疼痛完全消失。醋蛋液使我焕发了青春，情绪也更加乐观。

百姓验证：福建福清市融城镇吴鹏飞，男，70岁，退休干部。他来信说："我和老伴都患有坐骨神经痛，患病10余年，多方治疗均不见效。后来按本条方只服了10个醋蛋液，我俩的病就有了明显好转，现仍在继续服用。"

荐方人：新疆铁力农场离休干部　李九韶

我用生姜蘸烧酒治好了坐骨神经痛

近年来，我的左腿膝盖时感疼痛，走路、上下楼梯很困难，上厕所时蹲下去就很难站起来。去年9月的一天，大女儿告诉我用生姜蘸烧酒可治愈坐骨神经痛，我就每天2次用生姜蘸烧酒按擦我的左腿膝盖疼痛处。没想到，只用了5天时间，疼痛就开始逐渐减轻，连续按擦10多天病痛就完全消失了。

百姓验证：广东广州市五羊新城寺右新马路105号彭宗堂，男，35岁，保安员。他来信说："我的同事坐骨神经痛很严重，到医院针灸、吃药，一次花费300多元未见好转。后来，我用本条方为他治疗20多分钟，让他躺在床上休息几个小时，再起床时一点也不痛了，并能下床走动了。真是一次治愈，达到神效。"

荐方人：云南思茅行署计委　尹建强

乌头地龙酒治坐骨神经痛 42 例全部有效

配方及用法：生川乌、生草乌、红花各15克，地龙、寻骨风、伸筋草各30克，生黄芪、全当归各60克。将上药浸入1000克白酒中，封闭1周后即成。每天早、晚饭后各服1次，每次10~20毫升，服完为一疗程。一般可连服1~2个疗程。治疗期间注意避风防寒。

疗效：此方治疗坐骨神经痛42例，痊愈35例，好转7例。

百姓验证：李某，男，46岁。3天前睡觉醒来觉左臀及下肢呈放射性牵引疼痛，3天后不能行走，疼痛剧烈，诊为坐骨神经痛。予消炎镇痛和维生素治疗，疼痛减轻不明显。改服乌头地龙酒剂，一疗程后疼痛明显好转，已能下床行走。服完两疗程后疼痛完全消失，活动自如。随访6个月未复发。

引自：《四川中医》（1990年第3期）、《单方偏方精选》

我用三乌一草酒治坐骨神经痛疗效甚好

配方及用法：制川乌、乌梢蛇、乌梅、紫草各12克，用白酒750毫升泡7天后，每天早晚各服15毫升。

疗效： 治疗坐骨神经痛500余例，均收到满意疗效。一般服3～6天痊愈。

百姓验证： 广东吴川市黄坡卫生站林顺余，男，62岁，乡医。他来信说："我用本条方治好坐骨神经痛2例。第一例：本村郑惠琼，经吴川市人民医院确诊为坐骨神经痛，服用骨刺丹、灭湿痛未见好转，花费300余元。第二例：吴川市振文镇黄来福之妻，患坐骨神经痛3年，时好时坏，花了很多钱治疗也不见好转。我用本条方配制药酒，为她们治疗1个月痊愈，随访半年未见复发。"

引自：《山东中医杂志》（1989年第4期）、《单方偏方精选》

桂枝酒治坐骨神经痛 52 例均获痊愈

配方及用法： 桂枝、当归、防风、白芷、苍术、牛膝、赤芍、苍耳子、穿山甲各12克，杜仲、川乌、草乌、木香、广三七各6克，骨碎补、金毛狗脊、黄精、黄芪各15克，自然铜30克。上药浸酒服，男用白酒，女用黄酒，每天服15～20毫升，分3次服，20天为一疗程。

疗效： 此方治疗坐骨神经痛52例，均获痊愈。

百姓验证： 一位姓杜的男士，70岁。患坐骨神经痛，呈痛苦面容，腰腿部压痛明显，舌淡、苔白腻，脉沉涩。服桂枝酒1剂痊愈，随访9年未复发。

引自：《陕西中医》（1991年第2期）、《单方偏方精选》

各部位麻木

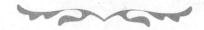

> 麻木是指肌肤、肢体发麻，甚则全然不知痛痒的一类疾患。多因气虚失运，血虚不荣及风湿痹阻，痰瘀阻滞所致，是临床上常见的一种症状。

我用本法治手脚麻木无不灵验

手指、足趾麻木，多为气血亏虚，经络不通，微循环不良所致。此病多发于冬春寒冷季节及年老体弱者。我年过花甲，去年春天，突感手指、足趾麻木，且有向四肢发展的趋势，恐日久瘫痪，立即服用改善微循环的西药和调补气血的中药，但效果不佳。后改用针灸针刺手指端十宣穴及足趾尖端气端穴，以疏通经络。

后来，我想了一法，即将双手十指尖端撑在66厘米高的桌子上，双足十趾尖端也踏在地上（冬天可不脱鞋），取45度作俯卧撑姿势，双足用足趾来回踏地，上身也稍做左右摇摆，使左右手指及足趾来回受力，每次做1~2分钟或数100下。做完后，手指尖端十宣穴处因受压变得扁平了。此时，用右手大拇指和食指将左手每个指头轻揉使其恢复原状，再用左手大拇指和食指轻揉右手每个指头使其恢复原状。与此同时双脚来回踏步片刻，使足趾气端穴受压部位也恢复原状。这样做以后，即等于手指、足趾在很短时间内，得到了一次较重的按摩，一般在10天以内即可见效。以后只要每天坚持锻炼，可保此病不发，我曾将此法告诉患手足麻木者多人，无不灵验。（盛玄明）

引自：1996年3月4日《家庭医生报》

姜葱醋可以治好手脚麻木症

我患有手脚麻木症，特别是两臂两手，只要一着凉就麻胀得难受。到医院治过多次，均无法根治。后来试着用下面的偏方治疗，没想到治好了。

配方及用法： 取生姜、葱白根、陈醋各15克，倒入锅中，加约一中型铝锅的水，煮沸10分钟，捞出葱姜，倒入盆中趁热先薰后洗麻木部位，连续洗几次即可见效。（苑玉明）

我以木耳蜂蜜糖治愈了亲属的手足麻木症

配方及用法： 黑木耳50克，蜂蜜50克，红糖25克。上药均分为3份，每日用1份。用时将木耳洗净放在碗内，把蜂蜜、红糖拌于木耳内，放入锅内蒸熟食用。以上剂量，3日食完。

百姓验证： 福建云霄县西园街西北路27号方文魁，男，71岁，退休。他来信说："亲属张德欣患手足麻木症，我用本条方为他治疗，现在已基本痊愈了。"

引自：《实用民间土单验秘方一千首》

半身不遂

半身不遂又叫偏瘫，是指一侧上下肢、面肌和舌肌下部的运动障碍，它是急性脑血管病的一个常见症状。轻度偏瘫病人虽然尚能活动，但走起路来往往上肢屈曲，下肢伸直，瘫痪的下肢走一步划半个圈，这种特殊的走路姿势称为"偏瘫步态"。严重者常卧床不起，丧失生活能力。

我应用三味草药治半身不遂显奇效

配方及用法：广木瓜、麻黄、川牛膝各12克，用纱布包好，放入五脏挖空的鸡肚内煎煮（男性用大母鸡，女性用大公鸡，水没过鸡），吃鸡肉，喝鸡汤，不吃药。最后，把鸡骨头炒黄，研成细末，用黄酒冲服发汗。吃后如有效，可多吃几只，治好为止。

此方适用于偏瘫、语言不清、口歪眼斜。用药期间忌食生冷、辛辣、酸性食物。

百姓验证：安徽太和县安泰化工有限公司李旭，男，59岁，工人。他来信说："我堂叔72岁，于2002年3月患中风，经医院检查确诊为半身不遂，卧床不起，每日只能进食流质食物，两便失禁，语言不清，住院治疗花费近3万元，仍未见好转。后来我用本条方配合醋蛋液疗法为其治疗3个月，身体逐渐好转，手扶拐杖或别人扶着可以行走了。"

荐方人：山东牟平区　宫本梅

用桑枝酒治疗肢体活动不便病效果较好

配方及用法：炒桑枝100克，当归60克，菊花60克，五加皮60克，苍术30克，地龙30克，丝瓜络15克，炮附子10克，川牛膝25克，夜交藤30克，宣木瓜12克，木通10克。上药配黄酒2500毫升，密封于罐内，10天后将黄酒

神经与精神系统疾病

分出,将药焙干,取药研末,装入胶囊,每粒0.3克。每日3次,每次服3粒,2个月为一疗程。每次用酒15~20毫升送服,以微醉为度。上半身瘫痪者饭后服,下半身瘫痪者饭前服。

引自:《偏方治大病》

面 瘫

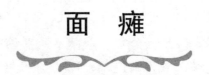

面瘫是以面部表情肌群运动功能障碍为主要特征的一种疾病。它是一种常见病、多发病,发病不受年龄限制,患者面部往往连最基本的抬眉、闭眼、鼓嘴等动作都无法完成,一般症状是口眼歪斜。

鹅不食草治面神经麻痹 40 例全部有效

配方及用法: 鹅不食草(干品)9克,研为细末,加凡士林调成软膏,涂在纱布上。再用鲜品15克捣烂如泥,铺在软膏上。患者左侧歪斜贴右边,反之则贴在左面。2天换药1次,2~3次即可痊愈。

疗效: 治疗40例,39例痊愈,1例好转。在治疗过程中,面部有痒感或虫爬感或出现小疱疹,2~3天可自行消退。

百姓验证: 隋某,女,19岁。患面神经麻痹已8个月,并伴有半身瘫痪,经某医院治疗月余未愈。经用上方外敷4次痊愈。

引自: 1974年第2期《中草药通讯》、1981年广西中医学院《广西中医药》增刊

用滴有鳝鱼血的棉纸治口眼歪斜见效快

配方及用法: 将鳝鱼头割去,使血滴于棉纸上,收存备用。使用时,用温水稍浸,贴于健侧。次日晨就会发现稍有复正,3日后复原而愈。

引自: 《偏方奇效闻见录》、《中医单药奇效真传》

我以蓖麻籽仁贴患处治面瘫人人见效

方法：①蓖麻籽仁30克捣烂，摊在布上贴患侧，效果显著，轻者2次，重者3~5次即可痊愈。②将蓖麻籽去外壳捣碎，做成饼贴患处。

荐方人：河南光山县　王爱至

石膏糊点眼治面瘫有奇效

配方及用法：煅石膏30克，蜂蜜适量。将煅石膏研为极细末，装瓶高压消毒后备用。用时取少许加蜂蜜调成糊状，以清洁牙签蘸药点眼（点内外眦），口角右歪点左眼，左歪点右眼，每日2~3次，直到病愈。

疗效：病程在1月以内者，一般5~10天可愈。病程长者，点治时间亦须较长。曾治疗周围性面神经麻痹30例，均获良效。

荐方人：福建福州市台江环卫处　林家凤

引自：《当代中医师灵验奇方真传》

用炕灰焦油独头蒜治面瘫有特效

主治：面神经麻痹（尤适用于新得病患者）。

配方及用法：灰焦油（系农村土坯火炕内层焦痂油垢部分，含土质）10克，独头蒜1枚。将磨好的糊膏均匀涂在纱布或纸片上，病人患侧皮肤贴上2层纱布，然后将药膏贴上。令患者平卧，微汗。医者立一旁观察，见前门牙中缝与鼻唇沟对齐后立即将药膏取下。不可过度牵拉。一般1次即见功效。

注意：应用前患侧需清洁，药膏不可直接与皮肤接触，以免灼伤。若不慎起水疱者，可用灭菌针头刺破，预防局部感染。

疗效：新病人1次用药疗效达100%，老病人疗效50%左右。

荐方人：山东潍坊市人民医院　韩学忠

引自：《亲献中药外治偏方秘方》

用雄蝉治疗口眼歪斜效果颇佳

配方及用法：将能鸣叫的雄蝉用线绑住，吊在太阳下晒死晾干，然后放在瓦上焙成黄色，研成细末。每次3克，用黄酒一次服下。服药后盖被，睡一觉使身体发汗，汗出可愈。如不发汗，按照以上方法再服一次。

疗效： 经临床验证，一般服2次即可获愈。（宇峰）

引自： 1996年12月24日《老年报》

我用二角公鸽粪曾治好多例面瘫病

配方及用法： 皂角7个，辣椒角7个，公鸽粪7块。将皂角、辣椒角捣烂，同鸽粪掺在一起，添1500毫升清水熬，熬至500毫升左右时，捞出配料，单熬药水，熬至滴水成珠时即可。将药汁摊在新白布上，往歪嘴的对侧贴，即往左面歪贴右面，往右面歪贴左面，每次贴3天，连贴3次即愈。

百姓验证： 李友，3年前患歪嘴病，多方医治无效。后经乡下一老人介绍此方，贴一次即愈。后来他又介绍给几位患者，效果均佳。

荐方人： 河南襄城县人武部　李耀东

肉桂膏贴患处治嘴歪有良效

军粮城李家台汪某，嘴角歪斜，吃饭喝水时从嘴角往外流，遂用本方。肉桂研末，撒于普通膏药上，贴治1个月，逐渐矫正，饮食不再从嘴角外溢。

引自： 《中医验方汇选》、《中医单药奇效真传》

外敷天南星姜蜈蚣治面神经麻痹有很好疗效

配方及用法： 鲜天南星（辽宁宽甸产）50克，生姜50克，蜈蚣1条，合为1剂。上药捣碎，外敷患处或牵正穴周围，每日1~2次，每次40分钟。药干后下次加冷水调和再用，每剂用3~5日。敷药时避免药液流入眼内，否则刺激眼结膜。一旦入眼，迅速用冷水冲洗后，点可的松眼药水。

禁忌： 忌食鱼、鳖、虾、蟹1周，忌食豆类、豆腐、小米饭4天，否则影响疗效。

荐方人： 辽宁沈阳铁西大药房　刘臣斌

引自： 1997年9月15日《辽宁老年报》

皂角膏治面神经炎38例均痊愈

配方及用法： 大皂角6克，醋30克。将皂角去皮研末，过200目筛，置铜锅或铜勺（忌铁器）中微火炒至焦黄色，再加醋30毫升搅匀成膏。用时将药膏平摊于敷料上，厚度3毫米左右，贴于口角处，左歪贴右，右歪贴左。贴药时稍向患侧牵拉固定，每天1次，2天后改为隔天1次。若用药后局部出现皮疹，可暂停敷药，待皮疹愈后再用药。

疗效： 此方治疗面神经炎38例，全部治愈。

百姓验证： 李某，男，57岁。晨起突感左侧颜面麻痹，口角向左歪斜，不能做闭目、鼓颊等动作，进食时食物滞留齿间，喝水时水自左口角外流，诊为面神经炎。经服中西药物及针刺治疗10余天病情没有改善。改用本方治疗，外敷5次后，症状明显好转。但敷处皮疹渐起，停用药膏，用红霉素软膏涂患处，3天后皮疹全消。后继续外敷本方2次后痊愈。随访3年无异常。

引自：《浙江中医杂志》（1989年第6期）、《单方偏方精选》

失　眠

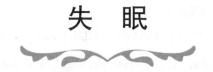

失眠是指入睡困难、睡眠中间易醒及早醒、睡眠质量低下、睡眠时间明显减少，严重的患者还彻夜不眠。长期失眠易引起心烦意乱、疲乏无力，甚至头痛、多梦、多汗、记忆力减退，还可引起一系列临床症状，并诱发一些心身性疾病。

我老伴用花生叶子治失眠症真灵

我老伴今年67岁，两年前开始每晚靠服安定才能睡一两个小时。后来她又加服静安定片，结果不但没增加睡眠时间，反而出现很大副作用。

一次偶然机会，我得知花生叶子治顽固性失眠的偏方，就给她弄了一些花生叶子，服了半个月，效果非常明显。

配方及用法： 花生叶子（干、鲜均可）数量不拘多少，水煎服或开水浸泡当茶喝，早、晚各1次，每次喝200毫升。

我老伴照方喝了半个多月，不服用有关药物，现在每晚能睡四五个小时。

荐方人：辽宁营口化纤厂离休干部　孙健男

酸枣根皮治失眠有特效

配方及用法：酸枣根皮焙干研细末18克，丹参焙干研细末3克。二药调均匀，分成等份10小包。成人每晚睡前15分钟，用温开水送服一小包。

疗效：10天为一疗程，1~3个疗程皆有特效。若配合热水浸足20分钟或按揉点压神门、足三里、三阴交等穴位，效果更佳。

荐方人：河南焦作市　王在英

杓兰根治失眠也很有效

配方及用法：通氏杓兰根不拘数量，采挖之后晒干研粉，越细越好，临睡前用糖水冲服1~2茶匙。

此方最大特点是不存在抗药性，不同于西药安眠片、速眠灵等药，是非常理想的天然催眠剂，几乎不用花钱，既经济又无副作用。

荐方人：辽宁省清原县湾甸子镇二道沟村　王安才

我用朱砂敷涌泉穴治顽固性失眠效果好

配方及用法：朱砂3~5克，研细粉，用干净白布一块，涂糨糊少许，将朱砂均匀粘在上面，然后外敷双侧涌泉穴，以胶布固定。用前先用热水把脚洗净，睡时贴敷，每日1次。

此方简便易行，具有安神定惊之功效，对老年人及顽固性失眠患者均有良好的治疗效果。一般贴敷1次即可见效，1周可愈。

百姓验证：四川蒋康健，男，27岁，农民。他来信说："我爱人工作三班倒，刚上班半年就患上了失眠症，常常是半夜入睡，不到2小时就醒。后来我用本条方为她治疗，2周就治好了，仅花5.5元钱。现在她一觉就能睡上8小时。"

荐方人：辽宁台安县医院　张化南

单服灵芝可使数年不能熟寐者安然入睡

一女性病人，言已数年不得熟寐，处以安神镇静法，嘱服灵芝（灵芝粉在各大药房均有出售，可按使用说明书服用）。1周后患者来谢，鞠躬致礼，谓"是生平未有之好睡也"，其狂躁之气悉平。

引自：《长江医话》、《中医单药奇效真传》

嗜睡症

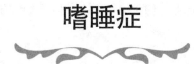

> 嗜睡症是指白天睡眠过多，这种睡眠过多并非由于睡眠不足，或者酒精、药物、躯体疾病所致，也不是某种精神障碍（如抑郁症）所致。目前病因不清，但常与心理因素有关。

单味甘蓝籽粉治顽固性嗜睡有特效

配方及用法：甘蓝籽30~50克。上药放砂锅中炒香，然后研为细末，装瓶备用。早上和中午吃饭时随饭菜各服一汤匙（2~3克），午后及夜间忌服。

疗效：本方治疗嗜睡症，一般连用7~10天即可见效。见效后须继续服用2周左右，以巩固疗效。

百姓验证：苏某，男，58岁，因右侧偏瘫，言语不利入院。1周来一直嗜睡，呼唤可醒，但转眼又入睡，有时唤醒喂食，尚未咽下，又打瞌睡。二便有时失控，经中西药治疗无效。取甘蓝籽50克如法服用，3天后白天嗜睡见好转，二便已能自控，1周后精神振，嗜睡消除，夜寐安稳。

注：甘蓝又名卷心菜、包心菜。

引自：《浙江中医杂志》（1986年第10期）、《单方偏方精选》

复方陈皮治脑炎后嗜睡症 12 例均痊愈

配方及用法：陈皮、半夏、茯苓、郁金、石菖蒲各15克，甘草10克。每天

1剂，水煎至200毫升，早、晚分服。

疗效：本方治疗发作性嗜睡病12例，均痊愈。

百姓验证：一位姓陈的男孩，15岁。因4年前患脑炎后经常嗜睡，每次犯病时嗜睡1周左右，每年发作3~5次，多处求医不效。刻诊：两天来除吃饭外皆在睡眠中，头沉乏力，精神萎靡，面色萎黄，舌淡、苔白腻，脉沉细。投清醒汤3剂后精神大振，自觉体力大增。又继服6剂，以巩固疗效，随访1年未复发。

引自：《辽宁中医杂志》（1990年第11期）、《单方偏方精选》

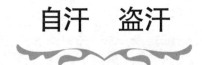

自汗　盗汗

　　自汗是指醒时汗出，动则加剧，常伴有面色少华、精神倦怠、少气懒言、食少便溏、形寒肢冷等。治自汗宜益气固表。

　　盗汗是指睡着就汗出，有时汗出如雨，醒后则止，常伴有形体消瘦、面部潮热、口干舌燥、腰酸耳鸣等。治盗汗宜滋阴降火。

五金膏贴乳可治顽固性自汗症

配方及用法：五倍子30克，郁金10克。上药共研细末，贮瓶备用。取上药15克，用蜂蜜调成药膏，贴在两乳头上，用纱布固定，每日换药1次。

按语：中医认为汗出的多少，是由肝气调节的。当肝调节功能失调时，汗液就失去控制。方中郁金可疏肝解郁，而五倍子可收敛止汗，虽然药味简单而收敛止汗之功甚著。

百姓验证：一位姓郑的男士，干部，因糖尿病而住院。经过服中药消渴丸、金津玉液汤及654药240mg/dl静脉点滴，血糖由280mg/dl降至140mg/dl，尿糖"±"，经治疗月余后出院。此次就诊系因全身汗出严重，夜间汗流浃背，每当醒后被单及褥单可拧出水滴，每夜总得换一次方可再寐。精神疲倦、心慌、失眠、多梦、腰酸无力，尤其是精神紧张时汗出更多，纳食尚可，二便调和，舌质淡，有齿痕，苔薄，脉沉细弦。开始我认为是糖尿病日久导致气虚，用玉屏风散加牡蛎50克，连服3剂，依然汗多如浴。重温历代医象论著，自汗多为卫阳不固，营卫不和，复用调和营卫的桂枝汤和龙牡、浮小麦治之，服后亦只是睡眠好转，汗出依然如故。细心揣摩，补虚不灵，调和营卫无效，而且血糖上升至180mg/dl。追问病史，因病后免职，心情不畅而汗出加重，其汗多不止乃为肝失调节、开合失司之故。速配五金膏敷贴乳头3个夜晚，并服用山萸肉茶5剂，汗出大减，血糖恢复正常，诸症悉除。

引自：《偏方治大病》

用养心汤治手汗淋漓非常有效

配方及用法：柏子仁30克，炒枣仁30克，荔枝仁15克，首乌30克，黄芪60克，茯苓30克，龙牡30克。每日1剂，水煎2次分服。

百姓验证：一位姓熊的男士，42岁，1976年4月因受惊过度而两手汗出不止。曾以中医、西医、中西医结合多方治疗，用中药100余剂，内服西药，并采用封闭、外搽、输液等办法，皆告无效。患者既往有高血压、肝炎等病史。现形体消瘦，面色无华，两掌红热，大小鱼际有红瘀斑，两掌心潮红，汗流如雨，淋漓不断，手掌粗裂。平素心悸、怔忡、失眠多梦、舌淡、舌尖红、苔薄白、脉细数弦。投以偏方养心汤，每日1剂，水煎2次分服。前后共服18剂，掌汗过多之症获愈，再未复发。

按语：掌汗过多一症在中医门诊并非少见，但如此严重者实属不多，历代医家认为汗大出为气虚不固或阴虚阳亢而迫津外泄。局限性大汗出却与经络气血有关，汗主心液，掌心系心经所行之处，为心经所养，故益心阴养掌心而止汗，偏方养心汤中首乌、枣仁益心阴养心神，柏子仁养心敛汗，龙牡潜阳宁心敛汗，黄芪补心止汗，茯苓健心脾，利水祛汗，故为治手汗之妙方。

引自：《偏方治大病》

龙牡汤治头汗症有效

配方及用法：龙骨30克，牡蛎30克，黄芪15克，白术15克，防风10克，

神经与精神系统疾病

浮小麦20克。上药水煎，每日2次分服。

百姓验证：一位姓皇甫的中年男士，32岁，干部。1976年2月15日就诊。缘于1975年4月患感冒后开始头汗出，尤其上额汗出如洗浴，每遇讲话时汗出更多，若遇急事简直大汗淋漓，白天较黑夜为重。怕冷，精神疲乏，大小便正常，舌淡，苔薄白，两脉细缓，属阳虚出汗。头为诸阳之会，用益气温阳、固气止汗的偏方龙牡汤则愈。

引自：《偏方治大病》

我的手脚麻木盗汗症是服霜后桑叶治愈的

我今年55岁。一年前患了肥胖症，体重达90千克。身体每况愈下，经常手脚麻木，浑身无力，自汗盗汗，四处求医，收效甚微。

一个偶然的机会，我得到一个民间偏方，说是霜后桑叶可治盗汗。我按照要求，请住在农村的亲戚采集秋桑叶。每晚用一杯冷开水浸泡5克左右的干桑叶，第二天早晨空腹服下，然后再用冷开水浸泡桑叶。天天如此，一个冬春，我果然不再盗汗了，体重也有所减轻。坚持饮桑叶茶到今天，体重减轻16千克，人也感到神情清爽，手脚不再麻木。

桑叶治好了我的病，我对桑叶也产生了兴趣，多方收集了有关资料。《本草纲目》称霜打的桑叶为"神仙草"，可治寒热、出汗，能解除脚气、水肿，利大小肠，可治盗汗。中国农业科学院蚕桑研究所对浙江桐乡青桑树品种的桑叶进行了测定分析，桑叶内含有多种氨基酸。其中粗蛋白质和粗碳水化合物具有消除水肿、盗汗、脚气的功能，且有减肥之效。（健生）

我爱人患盗汗症是用五倍子粉治愈的

盗汗的经历，可能每个人都有过，现在教给你一种治疗盗汗的方法。配方极简单，到中药店购买五倍子粉与龙骨粉各30克，置于锅内同炒，千万不可炒焦，然后加入少量水，拌成糊状，趁热用纱布包起，呈圆形贴在肚脐中心。如是小孩，1次即见效，大人则要连续2~3次。此法能将严重的盗汗治愈，其神奇效果甚至连患者本人都不敢相信。

百姓验证：黑龙江肇东市人民医院燕崇英，女，68岁。她来信说："我爱人患有盗汗症，按本条方连续敷脐3次，盗汗的现象基本消失了，至今未复发。"

引自：山西人民出版社《补肾回春万金方》

癫 痫

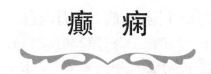

> 癫痫俗称"羊角风"或"羊癫风"，是大脑神经元突发性异常放电，导致短暂的大脑功能障碍的一种慢性疾病。由于异常放电的起始部位和传递方式的不同，癫痫发作的临床表现复杂多样，可表现为发作性运动、感觉、自主神经、意识及精神障碍。

我应用酒烧鸡蛋治癫痫效果确实好

配方及用法：鲜鸡蛋3个，60度以上白酒90毫升。把酒和鸡蛋放在铁勺内，点燃酒，边烧边用筷子翻动鸡蛋，至七八成熟时，用筷子敲开蛋壳，继续烧至火灭蛋熟即可。趁热于每天早晨空腹一次吃完，连续吃100天不间断。如不好，可间隔15~30天，按此法开始第二疗程。

说明：酒烧鸡蛋的适应证为内因性癫痫病。因肿瘤或血管病变所致此病，并非本法所治。

百姓验证：陈某，女，42岁。患癫痫20余年，每月发作一两次，经常服用苯妥因钠等药，造成精神呆滞。随后改服中药100多剂，症状虽有改善，但未能根治。后来以民间单方"酒烧鸡蛋"治疗获愈。患者连服月余，效果理想，癫痫停止发作，精神转好，现已能正常工作。

螳螂子治癫痫30例，痊愈25例

配方及用法：花椒树上的螳螂子30个，鲜桃树根白皮10克，槟榔、枳实各50克。螳螂子30个用剪子剪的时候，两头带花椒枝各2厘米长，再将桃树根白皮、螳螂子共放锅内，沙土炒黄，再加槟榔、枳实，共为细末。上药末共分100包，每次服1包，日服1次，连服3~4个月。

疗效： 共治疗30例，痊愈25例。

注意： 忌食羊肉3年。须长期服用，方可巩固。

引自：《实用民间土单验秘方一千首》

牵牛子散治癫痫 868 例，一般 2 个月治愈

配方及用法： 牵牛子250克，石菖蒲250克，枯矾120克，龙骨、地龙适量。以上药物加工成粉末备用，或把药装入空心胶丸备用。每日3次，每次3克，开水吞服。

疗效： 治疗患者868例，治愈率80.2%，总有效率98.2%。用药10天为1个疗程，一般3~6个疗程治愈。

荐方人： 湖南省凤凰县民族中医院癫痫病研究所所长　张继德

引自：《当代中医师灵验奇方真传》

蜥蝎粉治癫痫 12 例皆痊愈

配方及用法： 活蜥蝎60条，放入瓦罐内，盖压后在罐外用明火烤，至蜥蝎死后停火。取出蜥蝎，放在瓦片上焙干，研成细末。每3条为1包，每服1包，日服1次，20天为一疗程。不愈可再服第二疗程，一般均在一疗程内获效。

疗效： 所治12例皆获愈。

引自：《吉林中医药》、《单味中药治病大全》

本方治羊癫风 1 剂见效

人如果猝然而倒地，口里还作羊马鸣叫之声，痰如泉涌（即口吐白沫），四肢颤抖，乃羊癫风之类的病症。其病因乃是因寒而成，并感寒而发。此时可用人参9克，白术31克，茯苓16克，山药9克，苡仁16克，肉桂3克，附子3克，半夏9克，合在一起煎之。1剂服下便不再复发。

引自： 陕西人民教育出版社《中国秘术大观》

苘麻根煮荷包蛋可治愈抽鸡爪风病

配方及用法： 苘麻根适量，三月三鸡蛋21个。所用的苘麻根，

即从苘麻根部扒下的皮；21个鸡蛋配1剂药，必须是三月三的新鲜鸡蛋。

把苘麻根皮放在药锅内用水煎开，然后用7个鸡蛋做荷包蛋，熟后捞出一次吃下。不能用任何佐料，只干吃鸡蛋，每天7个，3天吃完1剂药，晚饭前吃。一般1剂药即可痊愈。为确保治愈，来年可再吃1剂。所用苘麻根皮及水不换，1剂药总用这一回水。

百姓验证：王海英的母亲患此病达10年之久，吃2剂药即痊愈。

荐方人：内蒙古开鲁县幸福乡幸福村　王海英

连服4具胎盘可治愈癫痫

配方及用法：取健康人胎盘用冷水浸泡2小时，然后用手搓洗干净、焙干、研末，过100目筛，装入空心胶囊备用。每次3粒，每日服2次，空腹服。

疗效：此剂连服4具即愈。

按语：胎盘（即紫河车）乃血肉有情之品，禀受精血孕结之余液，得母之气血居多，故具有养血益气，填精益脑，补五脏，调阴阳，反本还元之功。用治癫痫有效。服药期间避免精神刺激，忌食生冷辛辣之物。感冒发热时停服。

荐方人：河北省青龙县医院主管药师　王丞满

引自：《当代中医师灵验奇方真传》

用全蝎蛋治数十例癫痫病皆效

配方及用法：全蝎3个，鲜鸡蛋3个。先将活全蝎在盐水中浸6～8小时，再用盐水煮死阴干即可。取鲜鸡蛋破一缺口，放入全蝎，用厚湿草纸包裹4～5层，埋入木炭火中烧熟，去蛋壳连同全蝎食用，每天早、中、晚饭前各服药鸡蛋1个，连服30天为1个疗程，2个疗程间停服3～5天。

疗效：此方治疗癫痫数十例皆效。

引自：《山东中医杂志》（1989年第1期）、《单方偏方精选》

精神分裂症

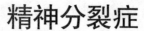

精神分裂症是一组病因未明的重性精神病,多在青壮年缓慢或亚急性起病。临床上往往表现为症状各异的综合征,涉及感知觉、思维、情感和行为等多方面的障碍以及精神活动的不协调。患者一般意识清楚,智能基本正常,但部分患者在疾病过程中会出现认知功能的损害。病程一般迁延,呈反复发作、加重或恶化。

我以喝地龙液的方法治精神病能很快恢复正常

配方及用法: 从土中挖取活地龙(蚯蚓)7条洗净,放入100克白糖中,地龙吸食白糖渐溶化而死,扔地龙,取剩余液体冲水喝,一天内服完。隔1日再服一料,服2~5料治愈不复发。

百姓验证: 江苏泗阳医院季选洪,男,71岁,离休干部。他来信说:"我内弟刘军,68岁,患精神异常20多年,语言错乱,整天废话连篇,又无规律,到处求医问药,花费上千元始终无效。1998年4月我用本条方为他治疗,3剂见效,至今未复发,目前此人精神愉快,身体健康,面色红润。"

单味水牛角粉治愈一名患病 3 年的精神病人

某男,37岁,患者已自语独笑4个月,于1976年7月27日第二次住院。患者1974年4月因调资未达目的而逐渐出现精神失常,如乱走、独笑、多疑、妄语,1975年7月22日首次住院。经用氯丙嗪、马桑等治疗,住院60天,明显好转出院,诊断为精神分裂症妄想型。出院后因未坚持服药而再次复发。本次入院后内科及神经科检查未见异常。精神检查:意识清楚,有明显的幻觉及内感性不适,情感淡漠,自知力缺失。中医检查:失眠多梦,小便黄,大便干燥,舌红无苔,脉细数。辨证为血热扰神。给以水牛角粉单独治疗,日量21克,分3次服。经治疗1周后,情绪好转,1月后精神症状消失,自知力恢复，舌质转淡红，小便清，大便正常，脉平。为了巩固疗效，出院后给以小量水牛角粉维持治疗约1个月，随访至今，已9年未见异常，仍能胜任原营业员工作。

引自：《四川成都中医学院学报》（1984年第2期）、《中医单药奇效真传》

朴硝混菜中服治癫狂病月余可痊愈

一少年女子，得疯疾癫狂甚剧，屡次用药皆未能灌下。后为设方，单用朴硝当盐，加于蔬菜中服之，病人不知，月余痊愈。

引自：《医学衷中参西录》、《中医单药奇效真传》

重剂大黄汤治50例精神病全部有效

主治：反应性精神病、躁狂忧郁性精神病、精神分裂症、癔病。

配方及用法：生大黄30～150克，生地30克，黄连5克，橘红20克，天竺黄10克，菖蒲30克，生龙骨30克，生牡蛎30克。水煎服，每日1剂，重症病例日服2剂。

疗效：治50例均获治愈（精神及躯体症状完全消失，体力恢复，不留精神缺陷，观察2～3个月后无复发迹象）。躁狂症状停止发作时间，最短1天，最长14天。总有效率100％。

注意：

（1）大黄用量视患者身体状况及耐受程度而定。或先用20～50克，据病情增加其量，一般不超过150克。

（2）大黄需与它药同煎。大黄入药同煎，其泻下作用不及后下，而清热泻火之力未减。

（3）用药后以保持大便每日4～6次为宜。若次数太多，则需大黄先煎或方中应用黄连5～15克。

（4）终病即止，不可重剂久服。

引自：《黑龙江中医药》（1993年第1期）、《实用专病专方临床大全》

我应用癫狂梦醒汤加味治精神分裂症疗效特好

主治：痰气郁结、气血凝滞所致的癫狂症（以哭笑不休，谩骂歌唱，不避亲疏，舌有瘀斑，脉弦为辨证依据）。

配方及用法：桃仁、香附（制）、青皮各9克，柴胡、半夏（制）、陈皮各12克，木通6克，大腹皮（洗）、赤芍、桑白皮、苏子（炒）、甘草各9克。每日1剂，水煎分3次服。小儿酌情减少剂量，增加服药次数。

疗效：治疗精神分裂症100例，痊愈（临床症状消失）80例，显著好转10例，好转8例，无效2例。

百姓验证：黑龙江依兰发电厂周文春，男，79岁，退休。他来信说："我女儿周玉兰1984年患精神病，在佳木斯精神病医院治疗3个月，花医药费5000多元，未有明显效果。后来，我用本条方为她治愈。"

荐方人：安徽省六安市木厂镇　鲍敏

引自：《中医师灵验奇方真传》

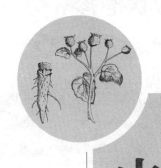

皮肤外科疾病

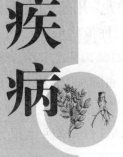

带状疱疹

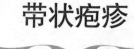

带状疱疹是由水痘-带状疱疹病毒引起的急性感染性皮肤病。皮疹一般有单侧性和按神经节段分布的特点，有集簇性的疱疹组成，并伴有疼痛；年龄愈大，神经痛愈重。本病好发于成人，春秋季节多见。发病率随年龄增大而呈显著上升趋势。

用侧柏糊治蛇盘疮有奇效

蛇盘疮又称带状疱疹，系病毒感染。

方法： 取侧柏叶适量，捣烂，加鸡蛋清调成糊状，敷于患处，外用敷料固定。每日更换一次。一般只需2次，即能结痂痊愈。

此方经济简便，疗程短，大大减少了患者的病痛，优于其他方法。我用此方治愈多人，效果都不错。

荐方人： 山东省莱阳市莱阳中心医院　姜占先

我母亲患"缠腰龙"用蚯蚓粪调油涂不久治愈

"缠腰龙"医学上称带状疱疹。5年前，我母亲得了此病，病痛使她彻夜难眠。我为此忧心如焚，四处求医，终于得到一位老者赐方：取蚯蚓粪若干，砂锅焙干，与香油调和，涂患处。此方既简单又省钱，我母亲用了，很快就止住了痒痛，不久便痊愈。（王坤英）

引自： 1996年1月15日《家庭医生报》

用酒精浸布敷盖患处治带状疱疹5天可愈

配方及用法： 备75%酒精。根据带状疱疹皮损大小，取纱布一块，用75%酒精浸湿（以不滴药液为度）敷盖在皮损上，外加塑料薄膜，用胶布固定，每日2次。一般3天见效，5天即可痊愈。疼痛厉害者可适当服用去痛片。

疗效: 有效率100%。

引自:《实用西医验方》

我用韭菜汁搽洗治带状疱疹多数可痊愈

方法: 将刚刚割下的鲜韭菜（其量不限，可根据病变面积大小而定）用双手揉搓，取其汁备用。先将患处用凉开水洗净擦干，然后马上用韭菜汁反复搽洗，一次见效。病重者不超过3次痊愈。

百姓验证: 江苏宜兴市南新镇河北83号余连生，男，77岁，教师，他来信说:"姜琴，女，74岁。背部痛痒多年，每晚痒得不能入睡。1998年夏天，突然在腰部脊椎处生了10多个带状疱疹，在医院打针吃药，花去100多元仍未治愈。后来我用本条方为其治疗，当即痛止痒除，连续治疗5天就基本痊愈。"

荐方人: 黑龙江友谊农场　刘为

用鲜无花果叶捣烂敷患处治带状疱疹2天可愈

配方及用法: 新鲜无花果叶数片，洗净擦干，切碎捣烂，置瓷碗中，加适量食醋调匀成稀泥状，敷于患处，待药干后更换。

疗效: 治疗21例，均于1~2天痊愈。

引自:《江苏中医杂志》（1982年第3期）、《单味中药治病大全》

湿　疹

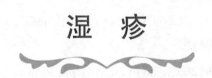

> 湿疹是一种常见的由多种内外因素引起的表皮及真皮浅层的炎症性皮肤病。其特点为自觉剧烈瘙痒，皮损多形性、对称分布，有渗出倾向，慢性病程，易反复发作。

我弟的腿部湿疹用涂法5次痊愈

腿部湿疹又称臁疮腿，是一种非常顽固难治的疾病。我弟曾患此病，小腿部烂了一大片，时痛时痒，流黄水不止，痛苦难耐。曾到医院多方求治，花钱数千，经年不愈，令人发愁。正在一筹莫展之时，我村一老者告诉我一个小偏方——用黑豆油治疗此病。取得黑豆油后，只用了5次即痊愈。

方法：黑豆500～1500克（视容器大小而定），装入一瓷罐里（必须是小口），用软木塞封严罐口，然后取一笔管粗的竹管穿透软木，插入罐里，将罐倒置，在罐周围用火烧烤，待烧到一定程度，油即从竹管流出。这时将油接入瓶中备用。用时，先将患部用温开水洗净，将油涂上，再用桑木烧烤，烧时止痛止痒，非常舒适。如此，每天1次，5次即可痊愈。（薛振华）

引自：1996年第5期《老人天地》

核桃液涂抹阴部除湿疹

取尚未成熟的青核桃数个，洗净，然后用干净的小刀将核桃的青皮削下一块，此时刀口处会流出许多汁液，即用棉球蘸取核桃液往患处涂擦。边涂抹边摩擦，每日涂2～3次，2天后患处周围皮肤出现结痂，可以将其揭掉，继续涂擦患处。如此反复治疗3～5日即愈。

引自：1996年6月24日《老年报》

用青蒲散治湿疹有效率100%

主治：急慢性湿疹、脓疱疮、水痘、带状疱疹、口腔溃疡、口疮、舌胀肿痛，亦可抑制尖锐湿疣。

配方及用法：青黛20克，蒲黄20克，滑石30克，共研细末备用。患处渗液者，干粉外扑；无渗液者，麻油调搽。

疗效：采用上方治疗上述各病症，30多年治愈万余例，有效率100%。

按语：青黛外用可消炎、消肿、杀菌、止血、抗病毒，蒲黄可收涩止血，滑石清热止痒吸收水湿。本方用药简单，诊治方便，药价低廉，外搽或内服均可收到立竿见影之效。

荐方人：湖南省常德市第一中医院皮肤科主任　曹泰康

引自：《当代中医师灵验奇方真传》

本方治湿疹疮癣均有效

主治：燥湿杀虫，治疗疹、癣、湿疮、皮炎、湿疹等症。

配方及用法：蛇床子15克，苦参10克，地肤子10克。将上药加水适量，煎煮20分钟左右，撇药汁，候温洗患处。

按语：蛇床子有祛风燥湿、杀虫的功效。关于蛇床子，有个有趣的故事。相传秦朝年间，在浙江南部的一个地方突然流行起一种怪病，患这种病的人全身皮肤上生出一粒粒小疹子，奇痒难忍。请来了很多医生，都说此病无药可治。最后请来了一位医生，他说治这种怪病的药倒是有，但它长在东海的一个小岛上，岛上遍布毒蛇，而药又被毒蛇压在身下，实在无法采到。曾有几位青年先后去蛇岛采，均葬身蛇腹。

有位智勇双全的青年为解除乡亲的痛苦，历尽艰辛，终于采回了草药。让病人用这种草煮的水进行沐浴，轻者三四次，重者六七次便痊愈了。因这种药长在蛇身底下，就取名蛇床子。

引自：《小偏方妙用》

老年斑

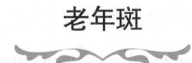

我的老年黑斑都是用按摩法消除的

几年来，我通过用自我按摩的方法消除了脸上的黑斑。

方法：以拇指和食指捏紧患部（用力以不捏破表皮为适宜）往相反的方向拉放。经过一拉一放使黑斑周围有充血状况或紫红色为止。之后则

皮肤外科疾病

每天用手指轻轻按摩多次（次数不限），使皮下微细血管经过按摩得到复活疏通，黑斑得以逐渐减轻或消除。

引自：1994年10月19日《老年报》

鸡蛋清可除老年寿斑

方法：把鸡蛋壳中剩余蛋清涂在寿斑上，每天涂2次，四五天后斑痕完全不见了。长过寿斑的地方，与周围皮肤无异。（曾圣仙）

引自：1995年11月18日《老年报》

皮肤瘙痒

皮肤瘙痒系指临床上无原发损害且以瘙痒为主的感觉功能异常性皮肤病。在发生时由于搔抓可出现继发性皮肤损害，如抓痕、血痂等。根据皮肤瘙痒的范围及部位，一般分为全身性和局限性两大类。

我老伴患皮肤瘙痒数年用黄蒿擦得到了根治

我老伴患皮肤瘙痒症数年，有时胸前或背后痒，有时胳膊或腿痒。痒得严重时，不思饭食，夜难睡眠。不知吃了多少药，花了多少钱，也没有把痒病治好。

去年冬天，一位老太太介绍一方，用黄蒿擦可根治皮肤痒。在荒草地里剪了一些黄蒿，一擦效果很好，10多次就痊愈了。

黄蒿各地均有，主要生长在荒草地里。青黄蒿剪回后就能擦，若是霜打干了的黄蒿，在热水里浸泡一二分钟再擦同样有效。

荐方人：河南临颍县粮食局　周彦亭

引自：1997年第7期《老人春秋》

用牛唾液治皮肤痒真灵

有一次我脸上发痒，越抓越痒，无奈中，我家的黄牛在那里倒沫，我就用牛的唾液抹在脸上，结果真灵，立刻止痒。

我的儿媳手背经常发痒，发作的时候很难受，别人说是癣，我让她抹牛唾液试试，也很灵验，手痒很快消失。现将此法介绍出来，皮肤痒者不妨一试。

荐方人：河南孟津县白鹤镇贾村　贾西森

引自：1997年第4期《老人春秋》

我和老伴用本方治好了皮肤瘙痒病

配方及用法：金银花藤或根，加少许食盐水煎，待凉后洗患处（全身痒可用其洗澡），每日3次，见效很快。

去年5月，我和老伴用本方治皮肤瘙痒，2天见效。之后，农村不少人向我求此方。

荐方人：安徽枞阳县　陶莜亚

我用花椒、蒜秆、艾蒿水治好了皮肤病

去年夏天，我患了皮肤病，大腿内侧至小腹，几乎都布满了红疙瘩，如同豆粒大，痒得很厉害，一些经常外用的药膏我差不多全用了，但仍解决不了问题。后来，经别人推荐，我用花椒、蒜秆、艾蒿水试着洗了2天，身上的红疙瘩很快就消失了。

具体方法：花椒一小把，大蒜秆（大蒜瓣）一根剪成3～4截，与端午节时的艾蒿3～4棵同放在锅里熬水。用熬好的水擦洗患处，早、中、晚各洗1次。熬一次水可用1天，下次用时再烧开，洗法同上。

百姓验证：辽宁锦州市凌河区榴花南里166号刘凤岭，女，69岁，退休。她来信说："我今年5月份突然感到脖子刺痒，像针扎般难受，尤其在脖子出汗潮湿时，痒得更厉害。到医院检查确诊为神经性过敏性皮炎，当时医生给开了50多元钱的药，并说拿一次药不一定能治好。我回家后，就按本条方治疗，一天3次，洗3天后，红色不规则突起的斑点就消退了，而且针刺感也没有了。但还是有点痒，我又加服醋蛋液，4天后基本痊愈，至今已2个月没有复发。"

荐方人：山东邹城市　李平树

银屑病（牛皮癣）

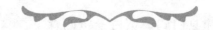

银屑病俗称"牛皮癣"，是一种常见的易于复发的慢性炎症性皮肤病，特征性损害为红色丘疹或斑块上覆有多层银白色鳞屑。青壮年发病最多，男性发病多于女性，北方多于南方，春冬季易发或加重，夏秋季多缓解。病因和发病机理未完全明确。研究发现，本病的发病与遗传因素、感染链球菌、免疫功能异常、代谢障碍及内分泌变化等有关。

用断肠草50余天就治好了我身患20多年的牛皮癣

我身患牛皮癣（银屑病）已经20多年，患处终日渗水、结痂、掉屑，经多年医治效果不佳，时愈时犯。偶得"断肠草治牛皮癣"一方，现已用50多天，患处基本痊愈。

配方及用法：将断肠草根（鲜品）买或采挖回来后，用清水洗净，去掉老皮，晾干，切片（带浆汁）放在玻璃瓶内，用50度白酒浸泡（酒浸过药即可）1周后，可直接用浸泡的药片往患处涂抹（涂药前将患处洗净晾干），每日涂抹2~3次。如发现患处红肿，可停用一段时间后再用，直至痊愈。应继续涂药巩固一段时间，以防复发。

荐方人：辽宁省铁岭市银州区退休干部　霍汉章

我用仙人掌贴敷半个月牛皮癣痊愈

我患牛皮癣一年多，曾使用多种药物治疗，均不见明显效果。后见《老年报》刊文《仙人掌有消炎止痛之功能》，于是就选用老嫩适中的仙人掌，将一面用刀剥皮贴敷患处试用，经过半个月治疗，效果奇佳，牛皮癣竟然痊愈了。

荐方人：黑龙江哈尔滨市王岗农机学校　王荫林

我同学患牛皮癣多年，后用3个硫花蛋治愈

配方及用法： 硫黄10克，花椒10克，鸡蛋1个。将鸡蛋外壳一端打开，去蛋白液留蛋黄。把另两味药装入鸡蛋内，用小棍搅拌混匀，温火焙干，再连同蛋壳一起研成细末。用植物油调和细末，敷在患处，每日数次。

百姓验证： 我的一位同学患牛皮癣多年，服药、涂达克宁霜等药膏虽有效，但停药后就复发，时轻时重。在一位老中医处得到此方，抱着试试看的心理，如法炮制。用3个硫花蛋之后，顽疾祛除，2年未发。

荐方人： 河南汝州市杨楼镇　李胜涛

我用活血祛斑汤治牛皮癣效果很好

我经过6年的探索研究配制成一种治疗牛皮癣的秘方——活血祛斑汤，通过对35位患者的临床治疗，治愈率达85%，愈后不留任何痕迹，不复发，没有副作用。

配方及用法： 菊花、蝉蜕、苦参、桑叶各10克，赤芍、丹皮各15克，茯苓30克，防风19克，白藓皮20克，牛子11克，加水750毫升，然后慢火煮至250毫升，分早晚2次服下。一般服30~50剂即可痊愈。

荐方人： 山东牟平区　沙建普

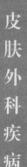

青山核桃捣碎治牛皮癣10天可痊愈

方法： 采集新鲜青山核桃，将其捣碎，用核桃汁和残渣，根据牛皮癣面积大小敷于患处，然后用纱布包好。待1小时左右，患处会起疱、出水，此时勿担心，大约10天左右脱皮，可治愈。

荐方人： 黑龙江阿城市龙涤集团有限公司老干部　王振德

我以蒜糖泥敷治牛皮癣收效显著

重庆合川食品厂孙光华患牛皮癣，经多处治疗不愈。1992年初用老蒜（去皮）一头，白糖适量，共捣烂包敷患处，每天换1次，3天即治愈。至今3年没复发。

又用此方给该厂赵金安和南津街办事处职工李霞等6位患者治疗，也收到同样效果。

百姓验证：陕西宝鸡市北方照明电器集团股份有限公司田万春，男，57岁，工人。他来信说："今年3月我发现左手合谷穴处有六七个小红点，并发痒，当时我没在意，几天后出现一片硬币大的癣，奇痒难忍。我用本条方自治，晚上敷药，第二天早上就不痒了，1周后即痊愈。至今已3个月没有复发。"

引自：1995年11月23日《科技兴农报》

白癜风

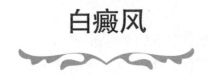

> 白癜风是一种常见的后天性局限性或泛发性皮肤色素脱失病，由于皮肤的黑素细胞功能消失引起，但机制还不清楚。本病在全身各部位均可发生，常见于指背、腕、前臂、颜面、颈项及生殖器周围等。

我用本方治白癜风效果极佳

配方及用法：熟地、女贞子、墨旱莲、菟丝子各25克，制首乌35克，补骨脂40克。将上药放入瓶中，用60度白酒500毫升浸泡2周后，去渣用汁外擦，每天1~2次。

说明：20世纪50年代初，我在陕西师大（原名西安师范学院）求学期间，身患白癜风，校中医主任医师吕韶光大夫为我开此药方，效果极好。根据我的经验，此方治露于体外（即头面部和手上）的白癜风效果极佳。

引自：《陕西老年报》

用活血化瘀法治白癜风数千例疗效确切

中医认为白癜风是由于七情内伤、肝气郁结、气机不畅复感风邪搏于肌肤，致气血失和而发病。我在深圳市传统医疗中心爱华门诊皮肤科与原上海皮肤病防治研究所侯镇文教授合作，探索中医中药治疗白癜风的有效方药。经过10余年的潜心钻研和临床实践，选用自然铜、何首乌、鸡血藤各30克，红花、川芎、陈皮、防风、威灵仙、降香各15克，胡麻仁、八月札、补骨脂各20克，制成"活血止白片"，为全国各地及国外的数千名白癜风患者治疗，取得了确切疗效；充分证明了中医药能够治好白癜风，而且还具有无副作用，愈后复发少的优点。（周耀明）

引自：1996年3月1日《健康时报》

本方治白癜风 34 例全部有效

配方及用法：白芷、白附子各16克，密陀僧10克，雄黄3.5克。上药研细后筛去粗末，用切为平面的黄瓜尾（趁液汁未干）蘸药末用力擦患处，每天擦2次。

疗效：此方治疗白癜风34例，痊愈29例，好转5例。

引自：《山东中医杂志》（1985年第3期）、《单方偏方精选》

消斑丸和白驳散治白癜风 380 例，仅 3 例无效

配方及用法：①消斑丸：白蒺藜250克，桑葚子300克，旱莲草200克，丹参150克，白附子90克，甘草80克，蜂蜜适量，按中药蜜丸制剂法制备。每次服9克，早、晚各服1次，儿童酌减。本方适用于白癜风之风燥型患者；湿热型去白附子，加女贞子15克，苦参100克；寒滞型去桑葚子，加何首乌250克。②白驳散：蛇床子、蜜陀僧、雄黄、白芷、石硫黄、土茯苓、轻粉各适量，按中药外用散制法制备。以黄醋调成稀糊状，置瓶内密封5天后，取药糊用棉签涂患处，每日2～3次。

疗效：经对380例白癜风患者进行疗效观察，痊愈146例，显效180例，好转51例，无效3例（全身泛发大斑块患者，经治3个月无改善，自停药）。

荐方人：湖南省怀化市第一人民医院　舒友艺

引自：《当代中医师灵验奇方真传》

艾条灸治白癜风很有效

李某，男，52岁，左前额有两块直径约4厘米大的白斑，已3～4年。曾被几家医院诊断为白癜风，经多次用中西药治疗未见好转。用艾条温和灸治疗28次而获痊愈，随访半年未见复发。

纪某，女，26岁，左侧耳后下方有2厘米×2.3厘米大白斑一块，病程已5年。曾服中药配合艾条温和灸1个月，白斑略变红润，但未达到正常肤色。后停诊3个月，白斑又恢复原状。再次求诊时，改用梅花针叩刺加艾条回旋灸，共治疗10次，用时约1个月，皮肤白斑呈深红色，并逐渐变为正常肤色，与周围皮肤无异。至今观察6年未见复发。

花斑癣（汗癣　汗斑）

> 花斑癣是由马拉色菌感染表皮角质层引起的一种浅表真菌病。本病呈慢性，有轻度的炎症，通常无自觉症状。损害特征为散在或融合的色素减退或色素沉着斑，上有糠秕状的脱屑，好发于胸部、背部、上臂、腋下，有时也波及面部。

我患汗斑 20 年用黄瓜硼砂治愈

我是一位有20余年病史的汗斑患者。我在继承前人用黄瓜治疗本病的基础上加以改进治疗汗斑，达到满意的效果。

配方及用法： 新鲜黄瓜200克，硼砂100克。先将黄瓜洗净切成片装入容器，再将硼砂放入黄瓜内，稍搅拌后，放置3～4小时，取出黄瓜装入瓶内，放到冰箱里或阴凉处备用。清洗皮肤后，用消毒纱布块浸黄瓜液涂擦患处，每日3～4次。一般7～10天痒感及鳞屑斑消失，皮肤恢复正常。

本人用此法治愈20余名汗斑患者，均达到满意效果。无任何副作用，并有美容、润肤效果。（王全义）

陀硫粉敷患处治汗斑 253 例，治愈率 100%

配方及用法： 密陀僧50克，硫黄40克，轻粉10克。上药共研细末，过120目筛，装瓶备用。先用食醋擦洗患处，再取鲜生姜1块，切成斜面，以斜面沾药末，用劲在患处擦至有灼热感为度。每天2次。

擦药后患处渐转变为褐色，继而脱屑痊愈，不损害皮肤，亦无不良反应。复发时再按此方治疗有效。

疗效：此方治疗汗斑253例，均痊愈，治愈率100%。

引自：《湖北中医杂志》（1989年第1期）、《单方偏方精选》

用本方治花斑癣32例全部治愈

配方及用法：50%丙二醇溶液（丙二醇50毫升，加蒸馏水至100毫升），每日搽患处2次。

疗效：武汉市第十医院皮肤科陈飚等治疗32例，1~2周痊愈者22例，2周以上痊愈者10例，平均治疗天数14.2天。

引自：《实用西医验方》

风 疹

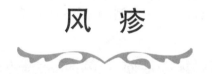

风疹是由风疹病毒引起的急性呼吸道传染病，包括先天性感染和后天获得性感染。临床上以前驱期短、低热、皮疹和耳后、枕部淋巴结肿大为特征。一般病情较轻，病程短，预后良好。但风疹极易引起暴发传染，一年四季均可发生，以冬春季发病为多，易感年龄以1~5岁为主，故流行多见于学龄前儿童。

我用酒精泡桃叶涂治风疹次次见效

配方及用法：鲜桃叶150~200克，泡入适量75%的酒精内，约3天后用酒精抹患处，每日3~4次。一般7天可治愈。

百姓验证：辽宁凌源市沟门子镇杨永利用此方治好了本村任宗宝一家三口人的风疹症。

荐方人：河南商丘市　葛尚武

各部位癣症

癣症也叫浅部真菌症，是指由一组皮肤癣菌，主要是毛发癣菌属、小孢子菌属和表皮癣菌属引起的毛发、皮肤及指甲感染。常见的癣症有手癣、足癣、体癣、股癣、花斑癣、头癣等。

用紫皮独头蒜汁治头皮白癣45例全部有效

配方及用法：紫皮独头大蒜若干。洗净大蒜并去皮，捣烂成浆，压榨取汁。患者剃去头发后，用温水肥皂洗头，揩干，从癣区的四周向内涂搽大蒜汁，每天早晚各1次，15天为一疗程。

疗效：此方治疗头皮白癣45例，痊愈39例，有效6例。一般7~10天见效，40天内痊愈。

引自：《浙江中医杂志》（1986年第2期）、《单方偏方精选》

用巴豆油涂治头皮黄癣效果颇佳

配方及用法：巴豆1枚。将巴豆去壳，倒菜油适量于碗底，用手紧捏巴豆在碗底碾磨尽备用。用前将头发全部剃光，用棉签蘸药油涂于患处，再用油纸覆盖并固定，7天后揭去油纸，待痂壳自行脱落。涂药后的3天内，患处可出现轻度肿痛，数天后会自行消失，无须处理。本药不宜重复使用及涂抹太多。

疗效：此方治疗头皮黄癣效果颇佳，一般涂1次即可痊愈。

百姓验证：文某，男，4岁，患头皮黄癣3个月。用上方治疗，1次痊愈。随访半年，疗效巩固，头发生长良好。

引自：《四川中医》（1983年第4期）、《单方偏方精选》

我用酒精浸泡鲜榆钱治癣80例全部有效

配方及用法：新鲜榆钱100克，75%酒精500毫升。将鲜榆钱浸泡于酒

常见病自我治疗小偏方

精中，密封64小时，压榨去渣备用。用前洗净患处，涂擦该药液，每天3~5次。若是干品，先用开水泡涨，再浸泡于酒精中。

疗效： 此方治疗手足癣及体癣共80例，痊愈71例，好转9例。

百姓验证： 宋某，女，21岁。患手癣及体癣4年有余，每年初春、深秋时节加重，经多方治疗，时轻时重，始终未能根治。指间有多处水疱，甚痒，搔破后流黄水；两股内侧有6个方寸大炎性脱屑损害，先痒后痛，搔抓浸血方止，皮肤粗糙，边界清楚。经用本方治疗痊愈，随访1年未复发。

引自：《陕西中医》（1989年第10期）、《单方偏方精选》

我患桃花癣多年，只用两种软膏治1周即愈

我患桃花癣（又叫风癣）多年。一次偶然机会，我得到一偏方，抱着试试看的心情用药。不久，奇迹出现了，我的皮肤病全好了，心里万分高兴。

方法： 去西药店买来醋酸肤轻松软膏、醋酸去炎松–尿素软膏各1盒，将患部洗净，白天擦前一种药，晚上擦后一种药。用药约1周即可痊愈，不再复发。

荐方人： 湖北省蕲春县　汪义军

引自：广西科技情报研究所《老病号治病绝招》

用鲜松针熏法治鹅掌风（手癣）效果好

配方及用法： 鲜松针（松毛）2000克，先取500克放在炉火上烧着，待烟起，把患掌置于烟上，约距火10厘米处熏（遇热难忍时可提高些）。松针烧透后再陆续增加烧着熏疗。每日早晚各熏1次，每次约2小时，连续熏1周。

疗效： 一般熏4~5次可愈，不复发。此方曾治愈数百人。

注意： 患掌熏后，在2小时内不宜洗手，以后洗手需用温水。

百姓验证： 辽宁清原县湾甸子镇二道湾村王安才，男，53岁，农民。他用本条方治好本村赵国宇的手癣。

荐方人： 福建省　翁充辉

采用艾条悬灸法治手癣数日可痊愈

乔某，男，54岁。左手有手癣，经用中西药治疗无效。改用艾灸劳宫、少府、四缝穴，每日灸3～4次，灸至局部微热，皮肤红润为度。数日后指掌疼痛消失，皮肤粗糙亦转为红润，屈伸运动如常。

灸法：用药艾条在皮损处进行悬起灸，每次15～30分钟，每日灸1～2次。7～10次为一疗程。

百姓验证：福建福清市南门深巷65号李金祥，男，63岁，教师。他来信说："我的学生黄世娇在理发店做洗头工，有一天她来找我，说手背长了很多豆样小粒，很像疥疮，非常痒，要我为她治疗。我将本条方介绍给她，让她自己按方治疗，4天后她打来电话说，病已经好了，不痒了，小粒也消失了。"

我生脚癣几十年用韭菜汁泡脚治愈

我生脚癣，已有几十年的历史，用过多种癣药水，吃过灰黄霉素，都解决不了问题。特别是夏天，瘙痒难忍。

有一次，偶然在报端见到一治脚癣偏方，我便按方试治：用一小把韭菜，捶烂，放在盆里，倒入开水，洗脚时泡脚（手有癣可同时泡）30分钟。如此泡2次，果然见效，生癣处脱皮，脚不痒了。小偏方治大病，解除了我几十年的痛苦。

百姓验证：广西玉林市东门路274号丘家旭，男，59岁，公务员。他来信说："我儿媳脚面感染，生有一铜钱大的癣，又痒又出脓液，用过多种药效果都不理想。我见冬天快到了，不治好会更难受，就用本条方为她试治，没想到治了几次就好了，效果极佳。"

荐方人：贵州黔东南州地方志办公室　坚实

一男青年患足癣多年用杏仁陈醋涂5天痊愈

张某，男，28岁，患足病多年，奇痒难忍，搔破流水。经用本方治疗5天痊愈，1年后随访未见复发。

配方及用法：取苦杏仁100克，陈醋300毫升，入搪瓷容器内煎沸，然后用文火续煮15～20分钟（使药液浓缩至150毫升为宜），冷却后装瓶密封备用。用时先将患处用温开水洗净晾干，再涂药液即可，每天3次。

引自：《广西中医药》（1986年第5期）、《中医单药奇效真传》

灰指甲

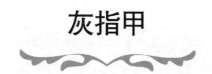

> 灰指甲（甲癣）是皮肤癣菌侵犯甲板所致的病变，是一种发生于指甲及甲下的真菌性皮肤病。真菌感染导致指甲结构改变、颜色改变，指甲变形、增厚，容易脱落、分离，常因一个指甲感染致多个指甲被传染。

我老伴用醋精治好20年的灰指甲

老伴患灰指甲已20年，多方医治无效，便试着用醋精治疗，没想到竟获痊愈。

方法： 修好指甲，将醋精涂抹在灰指甲表面和蜂窝孔内，每日数次，直到长出新甲为止。

百姓验证： 福建屏南县果园新村二巷115号曾灼书，男，71岁，离休。他来信说："我右手指患灰指甲已2年多了，经县医院治疗不见效。后来用本条方治疗1个多月，现已长出新指甲。"

荐方人： 辽宁沈阳市大东区东北大马路21号　刘伟杰

紫皮蒜治灰指甲很有效

配方及用法： 将紫皮大蒜切片，贴在指甲上，几日后如稍有疼的现象，指甲可长出，病可除之。

百姓验证： 四川崇庆市廖家镇中心卫生院医师黄自强来信说："我用此方为本院的护士治疗双手灰指甲，用药没几天，就长出满意的新指甲来了。"

皮肤外科疾病

甲沟炎

指甲的生长部称甲基质或甲根，被皮肤覆盖，指甲的两侧与皮肤皱褶相接，形成甲沟。甲沟炎是指甲板两侧与皮肤皱褶结合部的化脓性感染，是临床常见的指（趾）部感染性疾病之一。致病菌为皮肤表面的金黄葡萄球菌，可发生于各种轻伤后。

用烟叶治疗甲沟炎也有效

配方及用法：取鲜烟叶（大而厚者佳）1块，去净泥沙，加食盐少许同捣烂即成。用前先将患处用生理盐水冲洗，如有脓必须把脓排出，冲洗干净，再敷上捣制好的烟叶，用纱布包好。早晚各换药1次。

疗效：轻者2~3天痊愈，较重者5~6天即愈。

荐方人：福建尤溪县城区医院主治医师　王周法

引自：《当代中医师灵验奇方真传》

大黄栀子酒治 200 余例甲沟炎均有效

配方及用法：大黄、栀子各30克，红花10克。大黄碎为豆粒大，栀子捣烂，与红花一起浸入75%的酒精1000毫升中，1周后（冬季15天）滤渣装瓶备用。

疗效：此方治疗甲沟炎（未溃或甲下有少量脓液者）200余例，初起者一般2天即消，有少量脓液者用药后可自行吸收，免开刀之苦。

百姓验证：一位姓梅的中年妇女，34岁，右手拇指红肿胀痛2天，经服抗生素及外涂碘酒无效。检查右手拇指红肿，指甲下有一绿豆大白点，舌红、苔黄，脉弦数，诊为甲沟炎。用大黄栀子酒100毫升浸泡患指，每天不少于10小时，翌日热痛大减，第3天红肿及甲下白点消失。为巩固疗效，继用1天，第4天患指恢复功能而痊愈。

引自：《四川中医》（1990年第5期）、《单方偏方精选》

用无名异外敷治甲沟炎见效快

主治： 消炎止痛，治疗脓肿外伤以及甲沟炎（指甲旁化脓性炎症）。

配方及用法： 无名异适量磨成细末，加菜油或醋调成糊状，敷包患处，每日换1次。一般1日止痛，2~3日自行排脓，4~5日消肿收口。

按语： 无名异是一种软锰矿矿石，它的主要成分是二氧化锰，还有铁、钴、铬等成分，外敷伤口有止血、消炎止痛的作用，为此运用本方有见效快，疗效好，省钱方便的特点。

据说有位诗人因患右手拇指甲旁脓肿，日夜剧痛，曾经外科切开排脓，应用大量抗生素，始终不能彻底根治，为此不能写作，在风景区休养。一个外国医生说，应该做拔除指甲术。诗人不愿接受，转请一位农村中医，敷了一包药粉，当夜就不痛了，第二天便自动出脓，第三天消肿，第四天就愈合了，并可以写作了。这包药粉就是无名异粉。他高兴地写了一首诗来赞颂，诗是这样写的："天涯何处无芳草，信有单方胜太医；异石无名人不说，山鸡佳话合刊碑。"

引自：《小偏方妙用》

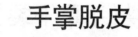

手掌脱皮

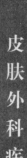
皮肤外科疾病

> 手掌脱皮多是因单纯性汗疱所致。本病是一种湿疹样反应，精神紧张、情绪激动可能是诱发因素。

用侧柏叶熏洗手掌治脱皮疗效显著

配方及用法： 侧柏叶250克，蕲艾60克，桐油适量。先将侧柏叶及蕲艾加水约3000毫升，熬数沸候用。再将桐油搽患处，然后用纸蘸桐油点火熏烤患处，熏烤片刻后将患手置于侧柏叶、蕲艾汤上先熏，待温度稍低，即将患手置于汤中浸洗，一般洗至药凉即可。

疗效： 轻者1次即愈，重者3~5次可愈。愈后半个月内忌用碱水洗手及

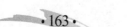

接触腐蚀性物品。

引自：1996年11月《家庭医生》

用野地黄叶揉搓治手掌脱皮有效

配方及用法： 野地黄叶（用鲜叶）适量，以手掌揉搓，每天3～5次，每次搓3～5分钟。一般3天左右即愈。

百姓验证： 董同志用此方治愈10例患者。

荐方人： 河南博爱县卫校　董维礼

手掌脱皮用大蒜擦涂几日可愈

手掌患有脱皮症时，可将新鲜大蒜捣烂成泥，用纱布包扎，每天早晚揉擦患部3～5分钟。连续使用3～4天，脱皮症状即可消除，使手掌皮肤完好如初。

荐方人： 重庆市第二药品检验所　唐德江

引自：1997年第7期《农家科技》

皲裂（手足干裂）

皲裂是指由各种原因引起的手足部皮肤干燥和裂纹，伴有疼痛，严重者可影响日常生活和工作。本病既是一些皮肤病的伴随症状，也是一种独立的皮肤病。

李中业用塑料布包裹法治好10多人的足皲裂

方法： 用热水洗净脚，先穿一双袜子，用塑料袋把脚包起来，再穿一双袜子。连穿月余病可愈。

百姓验证： 李村有十几位年年患脚裂的病人，用此方治疗皆愈。

荐方人： 河南襄城县丁营乡光门李村　李中业

我用香蕉皮擦敷皮肤使裂口处几天就治好了

我手足皮肤严重裂口，用了很多药膏涂擦，效果都不佳。去年秋，我听说用香蕉皮擦敷能治愈，便试了试，取得了意想不到的效果。

方法： 晚上洗净手脚，用鲜香蕉皮里面反复擦敷，次日清晨重复一遍，两三天内不要用水洗患处，裂口便自然黏合，皮肤变得柔软光滑。此法简单易行，效果显著。（梁爱萍）

我应用本方治皮肤开裂愈后不再复发

配方及用法： 取生盐1000克，清水3000毫升，将水烧开煮化盐，以盐水浸泡患处20分钟。不需将水倒掉，可留至下回再用，如此连续泡洗七八日，以后永不再开裂，也不发痒。

百姓验证： 广西博白县国税东平分局冯巨峰，男，50岁，公务员。他来信说："本县绿珠镇农民庞秀兰，双足患周边开裂症，经常出血痒痛，不敢用手搓擦，非常难受，已好几年了。用皮康王、肤轻松等药物治疗均不见效，已严重地影响工作与生活。后来我用本条方为其治疗8天就痊愈了。"

引自： 《神医奇功秘方录》

脱 发

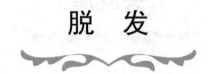

> 脱发是头发脱落的现象。它有生理性及病理性之分，生理性脱发是指头发正常脱落，病理性脱发是指头发异常或过度脱落。

我用手指梳头法治好了脱发

我从55岁开始出现白发和脱发，脱发尤其严重，用手一抓一大把，脖子里、衣服上都有掉了的头发，很烦恼。后得一方，说手指梳头可治，我就坚持实践：每天早晚各用双手手指自前至后梳头发50～100下，慢慢地觉得头发掉得少了。当我坚持了8个月后，发现头发不掉了。

我将此法告诉了一些同龄老友，他们试用后也都见效。

荐方人： 河南洛阳白马寺河南有色地质六队　李治安

引自： 1997年第4期《老人春秋》

本方治脱发病确有疗效

配方及用法： 鲜柏枝62克，放入75％的酒精300毫升内，浸泡密封6天。用棉球蘸酒精擦洗头发，每日3～6次。擦洗之前，用温水洗头。

百姓验证： 时老师，年27岁，头发脱落严重，吃了许多药，效果均不理想。去年一位老中医介绍此方，经用1年，头上生出了许多新发。

荐方人： 河南柘城县陈青集镇　时显龙

桑白皮可使头发不再脱落

如果患有头发脱落之症，可将桑白皮124克煎熬成汤汁，然后用来洗头发，可使脱发者不再脱落；已经脱落者，洗后亦会重新长出头发。

引自： 陕西人民教育出版社《中国秘术大观》

头皮屑

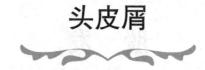

> 头皮屑即头皮糠疹，是头皮异常病变时才会出现的白色或灰色鳞屑，由真菌感染引起，属于皮肤疾病范畴。这种鳞屑颗粒较大，附着在头皮表层或头发上，梳头或搔抓时极易脱落到肩部衣服上。

淘米水洗头可止头皮痒

今年初，我小儿子回家做饭时，将淘米水倒在脸盆里，接着他就洗脸，我问这是什么原因，他说："用淘米水洗脸，可使面部滋润，细嫩美观。"我决定试试看，每天用淘米水洗脸一次，无意之中，洗脸时把头也洗了，连洗几次，头皮也不发痒了。

荐方人：辽宁营口市站前区东风街道办事处　刘寿城

洋葱汁揉擦头皮止痒除头屑效果好

方法：将一个捣烂的洋葱用消毒纱布包好，轻轻地反复揉擦头皮，使洋葱汁充分渗入，待24小时后，用温水洗头，即可止头痒和除尽头皮屑。如持续治疗多次，效果更佳。一般治疗一次，可以在10天左右有效地抑制头屑过多。

我用啤酒洗头法治头皮屑 5 天可愈

方法：用啤酒将头发弄湿，保持15分钟或更长一点时间，然后用温水冲洗，再用普通洗发液洗净。每日2次，4～5天即可治愈。（林连浪）

百姓验证：辽宁沈阳汽车车桥厂张伟，男，26岁，工人。他来信说："我用本条方治好郝某的头屑病。"

引自：1997年7月2日《晚晴报》

斑 秃

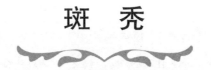

> 本病是一种自身免疫性的非瘢痕性脱发，常发生于身体有毛发的部位，局部皮肤正常，无自觉症状。可发生于任何年龄，但以青壮年多见，两性发病率无明显差异。皮损表现为圆形或卵圆形非瘢痕性脱发。

艾条悬灸治斑秃半月可见效

赵某，男，35岁。3天前晨起时妻子发现其头部左侧有2厘米×2厘米的圆形脱发，当时因工作较忙没引起重视，次晨又发现头部后侧有2厘米×3厘米的圆形脱发，因而来门诊治疗。秃发处酒精消毒后，用生姜片擦之，使局部轻度充血，然后以药艾条点燃后施灸15分钟，并嘱回家后照此法施治，早晚各1次。3天后局部出现纤细柔软的黄色毛发，以后逐渐变粗变

（右侧竖排）皮肤外科疾病

黑，半月后恢复正常。

灸法：用75%酒精在患处常规消毒2次，除污垢，使毛孔清晰可见；再用新鲜生姜切片擦之，使局部轻度充血；然后用艾条点燃后在局部温和灸，每次10～15分钟，亦可在斑秃部位由外向内回旋灸。每日1～2次。

蛇壳可使秃头复生新发

如果额头之发光秃，则可备蛇壳（其中药名为"龙衣"）待用，量出秃发处之尺寸大小之后，剪同样大小的一块蛇壳，再把湿面捣烂，使其具有黏性，涂于蛇壳之后，贴之于秃发之处，如此便会使秃发之处重新生长出蓬勃之毛发来。此乃神妙之方。

引自：陕西人民教育出版社《中国秘术大观》

痤疮（青春痘　粉刺）

> 　　痤疮是一种常见的皮肤炎症性疾病，以粉刺、丘疹、脓疱、结节、囊肿及瘢痕为特征。常伴有皮脂溢出，多发生于青春期男女。

我用本方10天治愈了化脓性痤疮

我去年夏天痤疮化脓，很痛苦，经老医师张敬武治疗，3天见效，10天痊愈。

配方及用法：复方呋喃唑酮软膏200毫克，维生素B_6 60毫克，泼尼松20毫克，凡士林10克。以上诸药配成软膏，在洗净患处后酌量涂抹，每日3次。

荐方人：黑龙江宝清县852农场煤矿　段凤泉

美容汤治痤疮248例，治愈率100%

配方及用法：鲜猪胆1个，鲜樱桃枝叶30克，鲜桃树枝叶50克，鲜槐树枝叶、鲜柳树枝叶各40克。将以上4种鲜枝带叶切成3厘米长节，洗净后放

入锅内加温水2000毫升，用武火煎沸，待煎液不烫手时，倒入盆内，加进猪胆汁2～4毫升，搅拌后即可洗脸。每剂药可水煎3次，并在每次洗前新加进猪胆汁2毫升左右，每天早晚各洗1次，1个月为一疗程。

注意： 在洗脸时不可用香皂、肥皂，洗后即用干毛巾尽快擦干。治疗期间不能用膏脂，忌辛辣、酒等刺激食物及多脂肪食物。

疗效： 此方治疗痤疮248例，治愈率100%。

引自：《陕西中医》（1989年第10期）、《单方偏方精选》

单药白果治粉刺116例，有效率100%

配方及用法： 白果仁1～2粒。每晚睡前用温水将患部洗净（不能用肥皂或香皂），将去掉外壳的白果仁用刀片切出平面，频搓患部，边搓边削去用过部分，每次用白果仁1～2粒即可。用药的次日早上洗脸后，可搽抹雪花膏之类的护肤剂。

疗效： 共治116例，一般用药7～14次粉刺即消失。

引自：《新中医》（1982年第1期）、《单味中药治病大全》

酒糟鼻

酒糟鼻又称酒渣鼻、赤鼻和玫瑰痤疮，是发生于鼻部的一种慢性炎症性皮肤病。通常表现为外鼻皮肤发红，鼻尖最为显著。多见于中年人，女性多于男性，但男性患者病情较重。按其发展过程分为三期：红斑期、丘疹期、鼻赘期。

我用雄黄治酒糟鼻20余例，均在2周后痊愈

配方及用法： 雄黄1克，研成细末，以蛋清少许拌成药糊。先将患鼻用食醋洗净，再用牙签蘸药糊涂于患处，每日3次。每次涂前均用食醋洗去前药，再行涂布。1周见效，2周痊愈。

此法简便无痛苦，十分经济。

疗效：我用此法治疗20余例，均获痊愈。

鼻部皮脂腺十分丰富，是螨虫的理想生活环境，而螨虫对雄黄十分敏感，一经接触很快死亡，患者不妨一试。（王彤文）

我用家传秘方"二石散"治酒糟鼻很有效

配方及用法：生石膏、生石灰各等份，研细末过筛，用乳钵研匀装瓶备用。用时先将鼻头用清水洗净，然后视患处大小取药粉适量，加烧酒调成泥糊状，外敷患处，每日1次。一般连用2~3次可痊愈，局部皮肤破溃者禁用。

百姓验证：高某，男，25岁。患酒糟鼻3年，屡治无效，改用此方治疗3次痊愈，随访2年未见复发。

引自：《全国名老中医验方选集》

单药密陀僧调人乳搽患处能治愈酒糟鼻

郭某，男，44岁，患酒糟鼻2年余，精神紧张或进食时潮红明显，微痒。即用密陀僧一味研细末，以人乳调，搽患处10天告愈。

引自：《浙江中医杂志》（1987年第11期）、《中医单药奇效真传》

狐　臭

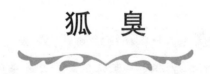

> 狐臭即腋臭，主要症状是腋窝等褶皱部位散发难闻的气味，影响患者的生活，严重者可以导致患者心理障碍。

我朋友患狐臭用鲜橘皮搽7天收到了好效果

我有一友十几年前患上狐臭，多方求医，见方就治，药物用了无数，效果不大。后来得一良方，用鲜橘子皮（橘子汁也可）每天多次搽患处，

2~3天就见好转，5~7天效果更好。

荐方人：山东莱阳　吴旭兴　刘汉明

我用此药水治狐臭疗效甚佳

近几年来，我用自制的"狐臭药水"外搽治疗狐臭，获得了显著的效果。使用过程中不加其他疗法，未见局部皮肤过敏及周身不适。

配方及用法：取樟脑（结晶）2克，明矾（碾粉末状）2克，石炭酸4克，甘油10毫升，置于瓶内，充分搅匀，使之溶解，然后分装保存备用。用时患者将腋毛剃尽，用温开水把腋窝洗净，擦干后涂上药水，每日3～4次，至治愈为止。每疗程为2周左右，必要时可延长。

疗效：该药对狐臭的疗效甚佳，比手术切除及其他疗法有优越性。夏初秋末天气凉爽时治疗，效果更好。

百姓验证：江苏灌南县桥西冷冻厂莫福华，男，36岁，专科医生。他来信说："我用此方法治疗腋臭患者近300例，均全部治愈。"

荐方人：安徽庐江县医院　占保平

狐臭治疗方

配方及用法：碘酒300毫升，将50克尖红干辣椒剪成碎片或研成末，放入碘酒中泡15天，每天用药棉擦腋窝1次，连擦40天左右可愈。（尹辑）

引自：1996年8月1日《益寿文摘》

用蛛轻粉外搽治狐臭 30 例仅有 1 例无效

配方及用法：蜘蛛5个，轻粉3克。将蜘蛛用黄泥包好，放火内烧红后取出放凉，然后将黄泥去掉，加轻粉3克，研制成细末。先用75％酒精擦洗腋窝，然后外擦蛛轻粉。每日3次，5日为一疗程。

疗效：用此法治疗30例腋臭患者，1个疗程治愈者20例，2个疗程治愈者6例，3个疗程治愈者2例，有效1例，无效1例。

注意：本品擦洗后，若局部出现发红、发热、发痒、疱疹等现象，可用赛庚啶软膏处理。本品为外用药，严禁内服。

荐方人：河南省郏县茨芭镇卫生院　何少强　何少增　薛红梅

用山姜治疗狐臭很有效

配方及用法： 山姜适量。先用热水敷洗腋窝10～15分钟，再用山姜（生姜也可）轻擦局部，擦至皮肤轻度充血为度（切不可用力过大，以免擦伤皮肤），然后用3%～4%碘酒涂局部。每天1～2次，10次左右可痊愈。

百姓验证： 符某，男，患狐臭已5年。用上法治疗，每天2次，5天即愈。后又间歇涂数次，至今7年无复发。

引自： 1981年《广西中医药》增刊

扁平疣

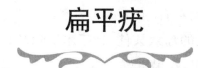

本病是由人乳头状瘤病毒感染引起的，好发于青少年的病毒感染性疾病。临床表现为皮色或粉红色的扁平丘疹，多见于面部和手背，无明显的自觉症状，病程慢性。可通过直接或间接的接触传染。

我用生姜根治好了鬓角上黄豆大皮疣

皮疣是老年人常见的皮肤病，大多长在面部或头部。

本人不知从何时开始在鬓角上也长了一块黄豆大的皮疣，理发刮面时很不方便。一次做菜切生姜时我试着将生姜的剖面在皮疣的表面轻轻地摩擦，接连擦了几次，皮疣便自行脱落。几天之后皮疣又有再生的现象，于是我又用切开的生姜剖面早晚在皮疣表面轻轻摩擦两三天，结果皮疣彻底脱尽，再也没有复发。（邾天宝）

引自： 1997年3月30日《辽宁老年报》

用朱冰散治扁平疣及痤疮 200 例，治愈率 100%

配方及用法： 黄烧纸100张，锦油纸100张（质软易浸入油之食品包装纸），朱砂粉20克，冰片30克。①备手掌大小的薄铁片一块（如煤铲等），放火上加温后，将朱砂粉分3次均匀地撒在铁片上，接着徐徐少量多次撒

常见病自我治疗小偏方

加冰片于朱砂粉上（铁片温度以撒加冰片后即冒出气为宜），然后将备好散开的黄烧纸放在加温后药物冒出的白气上熏蒸上下两面，将100张纸熏完即成。②取用药熏过的黄烧纸及同样大小的锦油纸各一张，合卷毛笔杆粗细的圆桶状，放入封闭的塑料袋中，以不漏气为好。③使用时取圆桶纸1~2支，点燃一端后熄灭火焰，用冒出的烟气熏疣部位30~40分钟，每日1次。

注意事项：使用本法治疗后，见有面部个别深褐色疣体不能消退者，可取中药鸦胆子1~2粒，去掉外表粗皮，将其仁稍加压后轻轻涂擦疣部，3~4日即可消退，不留瘢痕。

疗效：200例患者均用其他疗法无效，用本法治疗全部治愈，无毒副作用，治愈率100%。

百姓验证：汪某，女，27岁，患扁平疣约4年，疣体呈深褐色。因影响婚事，曾内服中西药及用过多种化妆品，先后行电灼、冷冻等疗法无效，使用朱冰散卷外熏后40天疣丘逐渐消退，至今未复发。

荐方人：陕西省铜川市人民医院中医科　和成斌

引自：《亲献中药外治偏方秘方》

克疣灵治传染性扁平疣 31 例全部有效

配方及用法：取新鲜芝麻花根部的白水，直接擦在扁平疣上，每日1~2次，连用2~3天即可愈。如果把扁平疣最早出现的且最大的用针刺破涂擦，效果更好，有的1次即可愈。没有发现毒副作用及感染。

疗效：观察病例31例，总有效率100%。

荐方人：河南省焦作市第二人民医院小儿科副主任　张慧君

引自：《亲献中药外治偏方秘方》

木香苡仁汤治扁平疣 33 例均获痊愈

配方及用法：木贼、生苡仁各100克，香附15克。上药加水1000毫升，浸泡30分钟，然后加热煮沸1小时，倾出滤液，再将药渣加水500毫升，用同法煎煮，合并两次药液待用。先将患处用热水洗净，然后将药液加热至30℃左右，外洗患部并用力摩擦，直至患处发红、疣破为度。再用鸦胆子

5粒去壳捣烂，用一层纱布包如球状，用力摩擦，每次10分钟。以上治疗早晚各1次，1周为一疗程（外洗汤液每3天1剂，鸦胆子每天更换1次）。

疗效：治疗33例，均获痊愈。

引自：《四川中医》（1987年第5期）、《实用专病专方临床大全》

寻常疣（瘊子）

寻常疣是由人类乳头瘤病毒感染所引起的一种皮肤良性肿瘤，俗称“刺瘊”、“瘊子”等。好发于青少年，多见于手指手背、足缘等处。皮肤和黏膜的损伤是引起感染的主要原因，初期表现为硬固的小丘疹，呈灰黄或黄褐色等，表面粗糙角化。本病发展缓慢，可自然消退，亦可采用局部药物治疗和手术治疗。

我手脸长刺瘊 100 多个，只用荆芥搽 10 天全部掉光

我面部、手部长刺瘊已3年，多时达100多个，虽没有多大痛苦，但影响美观。经多方求医，包括打针、吃药、手术、激光等都没有根除，且越来越严重。后来听人介绍，用荆芥擦刺瘊可治愈。我按介绍的方法，把荆芥洗净去根，用纱布包好揉出水分再擦患处。经过10天治疗，刺瘊全部掉光。

荐方人：河南开封市鼓楼公安分局　孔庆安

此二法治寻常疣 150 例，治愈率 100%

配方及用法：①碘酊20毫升，浸泡火柴头20根，以不湿不干为度。疣体表面常规消毒，用碘酊浸泡过的火柴头轻微剥离，火柴头掉后再换一根。当疣体充血柔软后，再用火柴头从疣体根部快速剥离，至剥掉为止，然后用消毒敷料包扎，3天即愈。②对数量多的寻常疣，选取疣中时间最长、最大的一个作为针刺对象。常规消毒后，用针灸针从疣的中央刺入，深达疣的底部，捻转10～15转后拔出，针刺1次即可，其他疣可全部脱落。

一般针刺后15~30天疣即可全部脱落，不留瘢痕及色素沉着。

疗效： 20多年来，共治疗寻常疣150例，全部治愈。疣体全部消失，不痒，不留任何瘢痕，皮肤光滑，肤色恢复正常，不感染，无任何副作用。治愈率达100%。

按语： 寻常疣俗称"瘊子"、"鱼鳞痔"，《外科启玄》取名"千日疮"，是一种病毒感染的常见皮肤病，多见于儿童及青年。经临床实践，单个疣用碘酊浸泡火柴头进行剥离，数量多的用针刺疗法，均有奇效，且有简、便、廉的特点，值得推广应用。

荐方人： 辽宁省葫芦岛市连山区二医院中医科主任　贾焕成

引自：《当代中医师灵验奇方真传》

消疣康治寻常疣50例均1次治愈

配方及用法： 生石灰块100~200克，放入治疗盘内，加水少许产生热化作用，使之变成干燥粉末即可。使用时，局部消毒（发际内先剃头，眼周围施治时应注意保护），医者用左手拇指和食指固定疣周围的皮肤，以右手拇指和食指取石灰粉放在疣上，并用食指尖揉摩，经反复多次进行，可见疣逐步脱落。揉摩时间：小疣2~3分钟，大疣5~7分钟。有时大疣可能有少许渗血，但只要有足够的石灰粉揉摩，渗血即止。一般要求疣根部有明显的石灰粉，然后用酒精棉球擦拭，以敷料胶布包扎。揉擦过程中，患者除感觉轻度的局部隐痛外，别无不适。

疗效： 治疗50例（多者10个以上）均一次处理完毕。一般于治后2~3天局部呈灰样沉着，结成硬痂，5~7天硬痂脱落，表面光滑，不留疤痕。

注意： 上述石灰粉必须临时配制，否则影响疗效。水勿过多，如石灰粉过度潮湿或成糊状、乳状时，均无效。

引自：《实用专病专方临床大全》

去疣灵治寻常疣18例均1次痊愈

主治： 寻常疣。

配方及用法： 活斑蝥1~2只。将疣表面皮肤酒精消毒后，以消毒针刺破疣面中心处，直至刺出血液为止；然后用活斑蝥腿部分泌的黄色水珠涂于刺破处，约8小时后疣面起泡，3～5日疣面结痂脱落即愈。

疗效：采用本方治疗寻常疣18例，均1次痊愈。

按语：若是多发疣，治初起第一个，其余随之自行消失。针刺疮面必须以出血为度，用药后基本无痛或轻微疼痛。所用斑蝥必须随用随取，不然难以保留新鲜分泌液。偶有疣面感染者，用抗菌素治疗。本方亦可用于扁平疣。

荐方人：云南会泽县者海中心卫生院　孙成芳

引自：《当代中医师灵验奇方真传》

醋精面粉可根治瘊子

疣子（俗称瘊子）久治不愈，很烦人。可用醋精、面粉（小麦面粉）调成糊状，摊在纱布上敷之，每隔3天换一次（现用现调）。连用3次，约10天可治愈。

引自：1996年2月8日《老年生活报》

除疣妙方一则

面部生长疣，如要除之，可用何首乌之藤，取其断处所流出之白浆涂于长疣之处，如此数次之后，其疣自会消除。如果全身皆长出小疣，仍可用此方治疗。

引自：陕西人民教育出版社《中国秘术大观》

鸡 眼

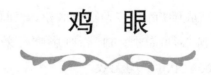

鸡眼系足部皮肤局部长期受压和摩擦引起的局限性、圆锥状角质增生，俗称"肉刺"。长久站立和行走的人较易发生，摩擦和压迫是主要诱因。

我小时患鸡眼是用蓖麻籽贴敷法治好的

我小时候，曾患过鸡眼，走路时疼痛难忍，虽经多方治疗，仍不见好转。后经人介绍用蓖麻籽贴敷几次治愈。

方法： 先用热水将鸡眼周围角质层浸软，用小刀刮去，然后用铁丝将蓖麻籽串起置火上烧，待去外壳出油时，即趁热按在鸡眼上。一般2~3次即愈，且无毒副作用。（何光设）

我同事用鸦胆子糊治鸡眼 8 天后痊愈

用鸦胆子治鸡眼，一治便灵，简单易行，无痛苦，2~3次即愈，且能除根。

方法： 先将鸡眼患处用温水浸泡十几分钟，擦干后，用利刀（刮脸刀片）轻轻削去鸡眼硬皮部位，然后用药。取一粒鸦胆子剥去外壳，取出仁，研成糊状，将其涂在鸡眼患处并用胶布固定好。3日后取掉胶布，再以上述方法施治2~3次，直至鸡眼脱落。

注意： ①削鸡眼时不要出血，一旦出血，必待痊愈后方可施治；②用药时，不要涂到好皮肤上。

百姓验证： 同事老赵，左脚跟长了一个鸡眼，行走非常痛苦。用此方8天后，鸡眼即脱落。老赵非常高兴。之后经我介绍，又有8位同志用此方施治，均反映效果极佳。

荐方人： 河南省伊川县粮食局　李相山

我用陈醋捣乌梅外涂治鸡眼 10 余例全部治愈

我用此方治愈了10多位鸡眼患者，治愈率100%。现介绍如下：乌梅6个，陈醋适量，捣成泥状，用热水泡浸患处。当鸡眼凸出时用刀除去周围硬皮，涂抹上药，用胶布固定好，2天换药1次，直至痊愈。涂抹药期间宜少走动。

荐方人： 陕西户县渭丰镇农村科技中心　何家慧

蜂蜡骨碎补膏治鸡眼 120 例，治愈率 100%

配方及用法： 蜂蜡60克，骨碎补（研细末）30克。将蜂蜡放盛器内熬化，加入骨碎补细末拌匀成膏状即成。用药前先将患部以温水浸洗干净，用刀片将病变部位削去，然后取一块比病变部位稍大软膏捏成饼，紧贴患部后以胶布固定。用药后避免水洗或浸湿，1周后洗净患部。

疗效：治疗120例，均治愈。一般鸡眼可在6~7天内从穴窝中脱落，此后再贴1次，待皮肤长好后即为治愈。若1次未脱落者，应继续重复治疗，一般2次可获痊愈。

荐方人：山东济南市八三七信箱　杜连生

引自：《当代中医师灵验奇方真传》

茉莉花茶口嚼敷鸡眼四五次可自行脱落

方法：选用一级茉莉花茶叶1~2克，放在口内嚼成糊状，然后敷在鸡眼患处，再用胶布等包扎严密。每隔5天换1次，4~5次便可以使鸡眼自行脱落。

荐方人：浙江省龙泉市安仁镇　连福远

接触性皮炎

接触性皮炎是皮肤或黏膜单次或多次接触外源性物质后，在接触部位甚至以外的部位发生的炎症性反应。其表现为红斑、肿胀、丘疹、水疱甚至大疱。

韭菜糯米浆治接触性皮炎疗效甚佳

配方及用法：韭菜、糯米各等份。上药混合捣碎，局部外敷，以敷料包扎，每天1次。

疗效：此方治疗接触性皮炎疗效甚佳，一般3~5天即可痊愈。

百姓验证：魏某，女，17岁。晨起发现左前臂内侧有一拇指甲大小的集簇状水疱，皮肤损害，奇痒。3天内发展至整个前臂内侧，基底部红肿。遂以韭菜糯米浆敷之。次日换药，水疱皆皱缩，红肿稍有消退，痒轻。继续用药2次痊愈。

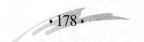

引自:《四川中医》(1990年第3期)、《单方偏方精选》

神经性皮炎

神经性皮炎又称慢性单纯性苔藓,是以阵发性皮肤瘙痒和皮肤苔藓化为特征的慢性皮肤病。为常见皮肤病,多见于成年人,儿童一般不发病。

我用土方艾韭椒洗患部治好了20余年的神经性皮炎

我患神经性皮炎20余年,久治不愈,奇痒难忍。后从一老农处得一便方,药到病除。现将此方奉献给读者。

配方及用法: 艾蒿200克,韭菜200克,花椒50克。将上药加水煮沸,趁温热洗患处。每日洗1~2次,一般3~5剂可愈。

荐方人: 山东省招远县十五中　王亭

引自: 广西科技情报研究所《老病号治病绝招》

我用大蒜泥涂敷彻底治好神经性皮炎

我是一名神经性皮炎患者,皮痒难忍。患病5年来不知跑了多少家医院,但用药只能是解一时之痒,治标不治本,甚是苦恼。最近我在《晚晴报》上发现一个偏方,用大蒜治皮炎,试后疗效甚佳。如今我已痊愈。现将治疗方法介绍给读者,以解众苦。

具体方法: 将大蒜捣碎成泥状,涂于患处,过5~7分钟洗净,每2天涂1次,3~5次后即可见效。

荐方人: 山东济南市槐荫区房地产管理局　张益亭

陈醋木鳖酊治神经性皮炎36例均痊愈

配方及用法: 木鳖子(去外壳)30克,陈醋250毫升。将木鳖子研成细

皮肤外科疾病

末，放陈醋内浸泡7天，每天摇动1次。用小棉签或毛刷浸蘸药液涂擦受损之皮肤，每天2次，7天为一疗程。

疗效：此方治疗神经性皮炎36例，均痊愈。

百姓验证：杨某，男，34岁，农民。2年前发现左侧颈部有一片皮肤状如皲裂，日渐增厚，脱屑甚痒，经用肤轻松软膏外涂无效，诊为神经性皮炎。用陈醋木鳖酊外涂，每天2次，4次痒止，经治一疗程痊愈。

引自：《陕西中医》（1988年第7期）、《单方偏方精选》

头皮脂溢性皮炎

> 头皮脂溢性皮炎是指发生于头皮部位的一种慢性炎症，开始为轻度潮红斑片，上面覆盖灰白色糠状鳞屑，伴轻度瘙痒，皮疹扩展，可见油腻性鳞屑性地图状斑片。其症状是头皮有云母状白色鳞屑样斑块，呈大块弥漫状，如繁星点点散布于头皮或发际，用手抓鳞屑纷纷落下。

用侧柏叶酊治头皮脂溢性皮炎60例全部治愈

我自制复方侧柏叶酊外用于头皮脂溢性皮炎60例，病程在10天至20年，1个疗程治愈者39例，2个疗程治愈者18例，3个疗程治愈者3例。

配方及用法：取鲜侧柏叶50克，加入75%酒精150毫升，浸泡7天后，榨取酊剂100毫升，加入水杨酸粉1克，雷锁辛4克，装瓶备用。用棉球蘸药液均匀地搽于头皮上，每日2次。用药期间忌食辛辣食物，部分较重病例适当口服维生素B_2、维生素B_6片，每10天为一疗程。

荐方人：山东省即墨市第三人民医院皮肤科 霍焕民

单用猪胆治脂溢性皮炎31例全部有效

配方及用法：猪胆1个。将猪胆汁倒在半面盆温水中，搅拌后洗头（或洗患处），把油脂状鳞屑清除干净，再用清水清洗1次。每天1次。

疗效：治疗脂溢性皮炎31例，治愈25例，好转6例，有效率100%。

引自：《新医学》（1984年第4期）、《单味中药治病大全》

皮肤溃疡

　　皮肤溃疡是指因感染、循环障碍、肿瘤坏死及外伤等因素导致真皮或皮下组织的局限性缺损。如久治不愈，使生长的肉芽组织老化，创面停止缩小，可形成难治性溃疡。溃疡形态、大小及深浅，可因病因和病情轻重而异。溃疡面常有浆液、脓液、血液或坏死组织。

溃疡灵治慢性皮肤溃疡60例全部治愈

配方及用法：麝香1克，天龙骨（城墙上的老石灰）、地龙骨（即龙骨）、水龙骨（船上敷的多年桐油石灰）各15克，乳香、没药各12克，氯霉素粉3克。天龙、地龙、水龙三龙药越陈久越好，新者有刺激性不宜入药。乳香、没药与灯芯草同炒，去净油。上五味药共研极细末，过120目筛，经密封高压灭菌消毒，再加入麝香及氯霉素粉混匀，置瓶内备用。使用时先将溃疡面用双氧水和生理盐水洗净，再掺入溃疡散，然后用无菌纱布覆盖包扎。视其病情每日一换，或隔日一换，直至痊愈为止。

疗效：60例全部治愈，治疗时间短者5天，长者32天，平均12天。

引自：《广西中医药》（1992年第3期）、《实用专病专方临床大全》

用蜈蚣粉治顽固性皮肤溃疡108例，治愈率100%

主治：外伤、手术等原因所致的皮肤缺损，面积在20厘米×20厘米之内；疖、蜂窝组织炎、褥疮等所致的溃疡；难于愈合的下肢溃疡。

配方及用法：取干蜈蚣50~100条碾成粉，用细罗筛过后，装瓶备用。清洁溃疡面后，将蜈蚣粉撒上，厚约1毫米（上药后半小时内可能有轻微疼痛，无妨）。每3日换药1次。换药时若见溃面有灰绿色薄膜，不可当作脓液擦去，可清洁溃面周围，重新撒上药粉；若见溃面有少量分泌物，可采取分段撒布法，即留出部分溃面不予撒药，以利引流，待撒药部分愈合后，再撒留下部分，直至痊愈。

疗效：用本方治疗108例顽固性皮肤溃疡患者，全部治愈。

荐方人：河南洛阳市口腔医院院长　耿振江

引自：《当代中医师灵验奇方真传》

毛囊炎

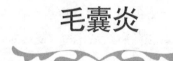

毛囊炎是指葡萄球菌侵入毛囊部位所发生的化脓性炎症。本病好发于头部、颈部、臀部、肛周或身体其他部位，且有复发倾向，常多处发生，迁延难愈。

自血疗法治毛囊炎30例全部治愈

用法：抽患者静脉血5毫升，立即注入臀深部肌肉内，每日1次，疗程7~10日。

疗效：治疗颈后多发性毛囊炎30例，病程15日至4个月，均经4~8日治愈。

引自：《常见病特效疗法荟萃》

治毛囊炎特效方

配方及用法：取蛇皮四五寸长几节，食醋124毫升，装瓶浸泡24小时。视患处大小，剪一节浸泡的蛇皮剖开，贴在上面，干了就换新的再贴。一般1~2天即愈。如果被蚊虫叮咬，肿痒难忍，可用棉球蘸蛇醋液涂上，立刻见效。此方专治多发性毛囊炎、疖肿、痈疮。

注意：患此症者不必切开排脓，不用打青链霉素，也不必服用消炎药。

荐方人：河北赞皇县城关镇石家庄村　焦进忠

下肢溃疡（臁疮）

> 　　下肢溃疡是外科常见病、多发病，多发生于小腿下三分之一胫前或内侧及内踝上方，疮面肉芽陈旧边缘高起，不断产生黄色分泌物或夹有淡红血液的脓液，病情时日一长则周围皮肤呈紫褐色，有的还伴有慢性湿疹，每至午后患肢肿胀。好发于长期从事站立工作，并伴有下肢静脉曲张的患者。

复方炉甘石治下肢溃疡 74 例全部有效

　　配方及用法：制炉甘石、密陀僧各60克，黄柏、猪板油各20克，冰片15克。将中药研成粉末，猪板油去掉油皮，加醋适量调成软膏状，贮瓶备用。用前清洁创面，敷上药膏，用纱布包扎固定，7天换药1次，21天为一疗程。

　　疗效：治疗下肢溃疡74例，痊愈64例，显效10例，无一例失败，有效率100%。

　　百姓验证：陈某，男，52岁。于1982年春因外伤造成左下肢3厘米×2.5厘米，5厘米×2.2厘米，2.4厘米×3.7厘米溃疡面3处，多方治疗，效果不佳。后用溃疡膏治疗3次即愈，随访3年未见复发。

　　引自：《陕西中医》（1991年第2期）、《单方偏方精选》

枯矾猪甲膏治下肢溃疡 12 例全部治愈

　　主治：日久不愈的下肢溃疡。

　　配方及用法：枯矾（研粉末）100克，猪甲（洗净炒炭存性，研末过筛）300克，海螵蛸（研末）100克，冰片20克，麻油250毫升。上药调成糊状备用。溃疡创面用过氧化氢溶液清洗，去除脓性分泌物，将药均匀敷于疮面上，外用纱布包扎。1周后换药，第二次3天换药，以后每日换药1次，一般

皮肤外科疾病

换药5～10次即可。也有少数病例需换药1～20次才能治愈。

疗效：共治疗患者12例，换药5～10次9例，换药11～20次3例，全部治愈，治愈率达100%。

荐方人：江苏省大丰区沈灶镇卫生院主治医师　赵应銮

引自：《当代中医师灵验奇方真传》

用黄芪银花汤治臁疮有效率 93.8%

主治：下肢溃疡（臁疮）。

配方及用法：生黄芪、金银花各30克，全当归、云茯苓、丹参各15克，玄参、甘草各10克，陈皮6克。上药水煎服，10日为一疗程。

疗效：用此方治疗下肢溃疡患者32例，用药1～3个疗程，治愈30例，有效率为93.8%。

艾叶粉外涂治下肢溃疡 2 次可愈

一位姓黄的男士，45岁，于1985年9月被栏杆碰伤右小腿下三分之一处，当时未做处理。因天气炎热，患处逐渐出现痒痛、红肿，继而渗出脓样分泌物，发展而成溃疡。经用西药抗菌消炎及湿敷，稍有好转。因没有坚持治疗，加上又吃了狗肉，致伤口疼痛剧增，四周皮肤肌肉乌黑僵硬，中间流出污水，臭秽不堪，疮口愈腐愈深，不能行走。于11月5日求治，经用艾叶粉外敷1次后，第二天疮口渗出物减少，疼痛减轻，炎症消退，行走方便。二次用药后伤口收敛愈合。

配方及用法：将艾叶洗净，晒干或烤干，以色变黄焦存性为准，然后碾末，装入瓶内备用。用时将伤口清洁后，将艾叶粉薄薄一层撒在疮口上，也可用生茶油调粉外涂，并用纱布盖好固定，每天1次。

引自：《湖北中医杂志》（1988年第5期）、《中医单药奇效真传》

单用蜈蚣散可治好多年不愈的下肢溃疡

毕少元，男33岁，患下肢溃疡多年不愈，多方治疗无效。后采用"蜈蚣散"（蜈蚣数条，干鲜不拘，焙黄，研末密封备用）撒于疮面，每日1次，约3周痊愈。

引自：《江苏中医》（1965年第2期）、《中医单药奇效真传》

褥　疮

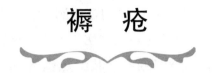

> 褥疮是指因局部组织长期受压，发生持续缺血、缺氧、营养不良而致组织溃烂坏死。多发生于无肌肉包裹或肌肉层较薄、缺乏脂肪组织保护又经常受压的骨隆突处。

我用木耳白糖治母亲的褥疮确实灵验

母亲因车祸，长期卧床不起，导致臀部发生红肿、溃烂，其疮口久治不愈，痛苦不堪。在万般无奈之时，一位山西退休教师供我一方：木耳白糖治褥疮。

我如获至宝，迅速配制，一试真灵！

配方及用法：取木耳30克（焙干，去杂质）研成末，新鲜白糖30克，两者混合后，加温水调成膏糊状外敷。每2日换1次，直至痊愈。

初期灭菌治疗时，药物应调成膏状，即木耳白糖与水的比例是1∶2，一次用完，此过程为2～4天。而后再将药物调成糊状，木耳白糖与水的比例为1∶8。（丁新春）

引自：1996年3月4日《家庭医生报》

四妙散加减治下肢丹毒及结节性红斑效果佳

主治：湿热下注之下肢丹毒、结节性红斑。

配方及用法：苍术、黄柏、丹皮、赤芍各9克，川牛膝6克，生薏苡仁20～30克，萆薢10克。上药冷水浸泡15～30分钟后煎沸20分钟取头汁，继用温水煎沸15分钟取二汁，两汁混合后早晚饭前分服。皮肤红肿灼痛明显者，加公英、生茜草根；湿象不著者，去苍术；口黏明显者，加防己、萆薢；纳呆者，加炒麦芽；结节性红斑者，酌加忍冬藤、鸡血藤、防己、木瓜；关节痛者，加桑枝、海桐皮、灵仙；结节坚久不消者，酌加土贝母、生牡蛎、莪术、水蛭、土元；久病气虚者，加党参、黄芪。

疗效：治疗患者50例，治愈（红肿疼痛及结节消失）40例，好转（红肿疼痛明显减轻，结节明显减少、变小）10例，有效率100%。

按语：《素问·太阴阳明论》曰："伤于湿者，不先受之。"湿性重浊、趋下，易袭阴位。湿与热并注足胫，下肢湿热壅盛，故显现焮热红赤、肿胀疼痛、肢体沉重；热郁化火，火毒炽盛，郁阻皮肤则痛如火燎；邪热阻隔经络脉道则气血瘀滞，结节丛生；湿为阴邪，热为阳邪，二者互相裹结胶着难解，故易反复发作，缠绵不愈。下肢丹毒与结节性红斑虽病名各异，但究其病机，均多为湿热下注所致，故治疗上皆以四妙散清利湿热。因伴有火毒、血热瘀阻等病理表现，故分别辅以凉血解毒、活血化瘀、通络止痛之品，使血热得除，脉络通畅，诸恙悉平。体现了祖国医学同病异治、异病同治的辩证观。据临床观察，四妙散随症加减对湿热脚气、湿热带下、输卵管积液、肛旁脓肿等属湿热患者亦有较好的作用。用药期间需忌食辛辣、鱼腥及发物。

荐方人：河北省邯郸市华北冶建总医院主治医师　赵鞍秋
引自：《当代中医师灵验奇方真传》

疥　疮

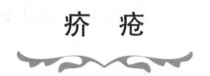

疥疮是由疥螨在人体皮肤表皮层内引起的接触性传染性皮肤病。可在家庭及接触者之间传播流行。临床表现以皮肤柔嫩处有丘疹、水疱及隧道，阴囊瘙痒性结节，夜间瘙痒加剧为特点。

我用硫黄软膏治好严重的疥疮

我曾经患了疥疮，在家乡治疗达10个月之久，注射针剂50多支，吃中药12剂，西药不计其数，但病情仍继续发展。在这种情况下，我投书请教

"安大夫"，他很快给我回了信，详细介绍了疥疮的治法。我按信上说的，买了些硫黄软膏外用，很快病就治好了。

百姓验证：北京市延庆区延庆镇李淑秀，女，46岁。她来信说："堂弟的岳母患疥疮5个多月，吃了很多中西药均不见效。后来按本条方治疗，疥疮很快就好了。"

荐方人：安徽庐江县　曹先瑛

单味马钱子加醋研磨外搽治疥疮3天能痊愈

一位姓徐的男青年，23岁，患疥疮半月，日夜瘙痒不止，全身密布疮点。用马钱子加醋研磨外搽，3天后痊愈。

引自：《四川中医》（1985年第8期）、《中医单药奇效真传》

单味朴硝洗浴治疥疮也有效验

一位姓刘的中年妇女，37岁，患疥疮已四月，全身奇痒，夜间不能入睡，经用硫黄洗剂治疗无效。即用开水7.5升左右，放入朴硝150~200克，令其溶化，待冷却至20~30℃时，进行洗浴，每天1次，并勤换衣被，20天后治愈。

引自：《四川中医》（1985年第8期）、《中医单药奇效真传》

椒梅洗剂、拔毒疥疮膏治疗疥疮300多例，治愈率100%

主治：各型疥疮。

配方：①椒梅洗剂，川椒30克，乌梅20克，苦参、百部、白藓皮、白矾、蛇床子各15克。上药用500毫升水煎成药汁作为搓洗液。②拔毒疥疮膏，白矾、雄黄、硫黄各25克，共碾为极细粉末，加凡士林300克，调制20%的拔毒疥疮膏。

洗法：取椒梅洗液的1/2，用毛巾蘸药液，自上而下，反复均匀洗搓疥疮与周围皮肤，对脓窝疥、疖肿溃疡处用药液洗涤，不可搓擦，防止疼痛。

外涂法：经椒梅洗液洗搓后的疥疮上薄涂一层拔毒疥疮膏，30分钟后即可杀死皮肤上的疥虫；另取1/2椒梅洗液洗搓掉皮肤上的拔毒疥疮膏，即可入睡。

疗效：2年来治疗疥疮300多例，100%治愈。经洗涤与外涂治疗过的

皮
肤
外
科
疾
病

疥疮，患者可当日止痒，7日痊愈。

注意： 患过疥疮病人的衣裤、被褥要消毒，防止重复传染。

荐方人： 内蒙古扎兰屯中蒙医院疮疡科主任　刘金

引自：《当代中医师灵验奇方真传》

灭疥灵治疥疮 378 例，治愈率 100%

主治： 因感染疥虫而致的全身或局部皮肤发痒，尤以大腿内侧、前阴、腹部、臀部、肘内、指缝为甚，夜间或遇热发痒更剧者。

配方及用法： 硫黄20克，百部10克，冰片1克。将上药研极细末，加适量凡士林拌匀，包装备用。温水洗浴全身，用力将上药涂擦患部，每日1次，5天更换衣被，将用过的衣被消毒处理。

疗效： 治疗疥疮患者378例，用药时间最短者1次，最长者10次，临床全部治愈。

荐方人： 四川省仁寿县成人中专医务室主治医师　冷治卿

引自：《当代中医师灵验奇方真传》

冻 疮

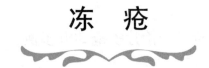

冻疮常见于冬季，是由于气候寒冷引起的局部皮肤反复红斑、肿胀性损害，严重者可出现水疱、溃疡，病程缓慢，气候转暖后自愈，易复发。寒冷是冻疮发病的主要原因。

用茄子茎叶治冻疮可获特效

隆冬季节，人的肌体如果长时间受到寒冷刺激，血管就会痉挛，血液循环就会遭到阻滞而造成缺氧，血管壁长时间缺氧就会出现冻疮。我用茄子茎叶治冻疮效果很好，有60多位患者按此方治疗已痊愈。

方法： 在冻疮初发期，取茄子茎叶500克，将污物、泥土洗净，用刀子割成5厘米左右长，放在铁锅里加5升水，用旺火煎成酱油色起锅，滤去渣质，装入盆里。待水温降至50℃左右时，加入5克食盐，用毛巾擦洗患处。每天1次，睡前洗，连续3~5天可治愈。

荐方人：贵州江口县委农工部　胡定绶

我的老冻疮用当归醋治愈了

每年冬季，我的手脚总是长满红肿的冻疮，奇痒无比。近10年用过不少药方，总是不能治愈。经朋友介绍，我抱着试试看的心理，采用本方治疗，结果奇迹出现了：用药1天痒症消失，2天红肿退去，4天痊愈，至今未见复发。我将本方介绍给几位亲戚使用，同样灵验。

配方及用法：取米制陈醋500毫升，当归20克，共放入陶制品内用文火煮开，时间不得少于20分钟，然后连当归一起倒入容器内，趁热浸泡冻疮处（如冻疮长在鼻、耳、脸等部位，可用纱布蘸药液擦于患处），直至患处皮肤松皱为止。

荐方人：浙江省永康市　吕志明

引自：广西科技情报研究所《老病号治病绝招》

山楂细辛膏治冻疮 60 余例全部治愈

配方及用法：山楂适量，细辛2克。取成熟的北山楂若干枚（据冻疮面积大小而定），用灰火烧焦存炭捣如泥状；细辛研细末，合于山楂泥中，摊布于敷料上，贴于患处。每天换药1次，一般4~5次即可痊愈。

疗效：用此方治疗冻疮60余例，均获痊愈。

百姓验证：郑某，男，14岁，自述左小趾灼痛、瘙痒，感觉迟钝4天，检查左小趾有暗红肿胀的冻疮，证属寒凝血脉。取山楂细辛膏贴于患处，每天换药1次，第2天红肿减轻，第4天红肿消失痊愈。

引自：《四川中医》（1990年第10期）、《单方偏方精选》

单味河蚌粉敷治冻伤溃烂 126 例，治愈率 100%

配方及用法：河蚌适量，将河蚌煅后研末敷患处。

疗效：用此方治疗冻疮溃烂126例，均在撒药1周内痊愈，治愈率

100%。

百姓验证：张某，男，12岁，左手背有2厘米×2厘米大小冻伤溃烂面一个，周围红肿，曾自用冻疮膏治疗10余天未效。将溃烂面洗净后，撒此药3次痊愈。

引自：《辽宁中医杂志》（1988年第3期）、《单方偏方精选》

茄梗汤治冻疮26例全部治愈

主治：冻疮未溃者。

配方及用法：干茄梗1000克，丹参40克，生姜50克，木通30克，红花15克，红辣椒3个。将干茄梗切碎，生姜捣烂，红辣椒切碎，同其他药用水煎15～20分钟取汁约2000毫升，倒入脸盆，将患部置于其上，用布盖之，趁热熏。等药液温度降到皮肤所能承受时，再将患部直接浸泡于药液中。如患部不能直接浸泡，用毛巾蘸药液热敷亦可。浸泡至患部皮肤有刺激热感时，即可取出。但不要擦去附留于患部的药液，任其自然干燥。每天早晚各洗1次。药液可连续用5～6次，以后用时加热即可。

疗效：治疗26例病人，洗1剂药液而愈者14例，洗2剂药液而愈者9例，洗3剂药液而愈者3例。

荐方人：浙江庆元县贤良镇卫生院　吴其洪

引自：《当代中医师灵验奇方真传》

樱桃枝治重度冻疮效果可靠

樱桃酒精浸液、樱桃水治疗冻疮为常用有效之良方。我们试用樱桃枝制剂治疗冻疮，取得满意疗效。

配方及用法：

方一：樱桃枝50克，加水1500毫升煎熬，趁温热时浸泡冻伤部位，或用纱布等浸其煎液，局部热敷。每日2～3次，直至痊愈。

方二：樱桃枝（切小段）50克，加75%酒精浸泡（酒精量以超过药面为度）24小时后，用浸液涂冻伤处。每日3次，直至痊愈。

方一、二适用于轻度冻疮。

方三：樱桃枝100克，加水200毫升煎煮，取二次煎液浓缩，得浓缩液

150毫升，加呋喃西林粉1克混匀，涂冻伤处。每日3次，直至痊愈。此法适用于重度冻伤。

上法对冻疮既有治疗作用，又有预防作用，且方法简便，效果可靠，药源丰富，为治疗冻疮之良方。

说明： 樱桃枝，别名樱桃梗，为蔷薇科植物樱桃的树枝，全国多数地区均产。（赵成春）

引自：1995年12月20日《中国中医药报》

黄水疮

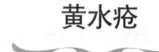

黄水疮又名"传染性脓疱病"，是一种常见的、通过接触传染的浅表皮肤感染性疾病，以发生水疱、脓疱，易破溃结脓痂为特征。根据临床表现不同，分为大疱性和非大疱性脓疱疮两种类型。

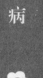

我用明矾治好了脓疱疮

我在少年时，两侧臀部患脓疱疮，数月不愈，溃疡面直淌清水。于是用明矾粉干抹，待形成硬痂且不淌水后，在第二次抹药前，用热水坐浴数分钟，使硬痂软化剥离，再抹上明矾干粉。每天上药1次，用药7天就获痊愈。

明矾干粉制法：把整块的白矾放在炭火中烧成白色泡沫状取出，待冷却后捣成细粉即可。（刘述礼）

百姓验证： 四川彭山区西铁分局陈上琼，女，72岁。她来信说："我孙女脚患黄水疮，用本条方治疗，7天就痊愈了。"

引自：1996年11月18日《家庭医生报》

用黄水疮软膏治黄水疮40例全部治愈

配方及用法： 黄芩、黄柏、双花、苦参各5克，野菊花3克，犀黄丸6克，白矾、冰片、青黛各1克，樟丹0.5克，呋喃西林粉10克，红霉素软膏2支，凡

皮肤外科疾病

士林适量。先把黄芩、黄柏、双花、苦参、野菊花晒干压碎过筛，犀黄丸、白矾、冰片用乳钵研细，以上药物细粉加呋喃西林、青黛、樟丹，再共同过筛，使之均匀，加红霉素软膏，然后加适量凡士林调成稀膏状即可。用消毒棉棒蘸取软膏涂抹患处，每日2次，治疗期间停用其他药物。

疗效： 40例患者全部治愈，经随访均无复发。一般用药后立即止痒，48小时后脓水干而结痂，继日痂皮脱落，仅留淡红色斑，5天后不留痕迹。

百姓验证： 患者李莉，女，1周岁。周身发痒，体温37.8℃，全身皮肤布满红斑、丘疹及脓水疱，疱壁薄而松弛，破裂，流出黄水脓水，用本方治疗2次即愈。

荐方人： 山东省垦利县人民医院　姜延德

引自：《亲献中药外治偏方秘方》

用本方治黄水疮 60 例均痊愈

我曾用自己配制的"脓疱疮治疗液"治疗60例患者，其中57例在1周内治愈，另3例10日内治愈。使用中不加用任何抗菌药物内服或肌注，未见局部皮肤过敏及周身不适。

配方及用法： 龙胆紫（结晶）2克，加适量酒精，使之溶解；硼酸粉2克，加开水或蒸馏水适量煮沸、溶解，静置冷却；氯霉素8支（每支含250毫克），敲开安瓿。将上述三种药液同时倒入量杯中，然后加入温开水或蒸馏水至100毫升，搅匀，分装备用。用时先用消毒针头将水疱、脓疱挑破，除净疱壁，以温开水将皮损处清洗干净，然后搽上药水。每日可搽8~10次，至治愈为止。脓痂较厚者，外涂硫黄软膏或凡士林软膏除痂皮。

荐方人： 安徽庐江县乐桥镇医院　占保平

用疮见愁油治黄水疮 25 例全部治愈

配方及用法： 熟鸡蛋黄1个，煮熟去皮取蛋黄放在铜勺内，放火上干烧，待蛋黄化开出油即可，用小瓶装好备用。用棉签取蛋黄油，涂在患处薄薄一层；6小时或12小时后揭去痂，然后重新涂上蛋黄油。一般3天即可治愈。如果新皮肤仍有红色，继续用1~2天必愈。

疗效: 临床治疗25例, 均在3~5天内痊愈。

荐方人: 陕西临潼中国标准缝纫机公司 姚永利

引自: 《亲献中药外治偏方秘方》

樟脑红霉素治黄水疮有显效

配方及用法: 酒精500毫升, 樟脑10克, 红霉素(针剂)50万单位。上药混合化开, 稍加温涂患处, 每日数次。

百姓验证: 刘某患皮肤病, 局部起疙瘩, 流黄水, 久治无效, 后用此方治愈。

荐方人: 河南淮阳县王店乡政府 刘成启

无名肿毒

治无名肿毒达万人次的消肿妙药方

主治: 无名肿毒。

配方及用法: 土珠草、红泥膏、盐。取土珠草洗净鲜用或晒干备用。取山红泥倒入容器中, 加入足够的水制成悬浊液, 然后将该悬浊液倒入另外一个容器中(该法主要是去掉原山泥中的各种杂质), 并加入1%的食盐搅拌后进行沉淀, 沉淀后倒去上层的大部分清水, 只留下少许清水覆盖泥面, 以保持红泥的湿度(要经常换水, 以保持红泥水的鲜活状态), 便制成了红泥膏。用时, 取适量土珠草捣烂后与同等体积的红泥膏充分拌和后敷于患处, 外盖海州常山叶包扎, 每4~8小时换药1次。

注意: 本方适用于没有成脓的肿毒, 敷时禁吃糯米、酒、海鲜等。

疗效：本方药临床应用已30余年，就诊病人达万人以上，有效率为95%左右，明显优于西药治疗。用药后8~12小时起效，2~4天痊愈。

百姓验证：患者，男，68岁，右肩胛部肿痛10多天，曾去当地诊所注射青霉素未能消退，因牵引颈痛而来就诊。查患者体温正常，身体较胖，精神状况佳，右肩胛部可见隆起直径约8厘米的肿毒，表面光滑，不移动，质中，略红痛。按上法治疗，肿毒逐渐缩小，4天痊愈。

说明：土珠草，乃方言名，其珠生于草心，叶以珠为中心呈放射状贴地生长，色淡绿，长4~12厘米，产于山边或田边。全草入药，春天采集，鲜用或晒干备用。1986年6月出版的《中药大辞典》（上、下册）和1975年6月出版的《浙南本草新编》中均收录此草。

荐方人：浙江洞头区人民医院　郑丽丽

引自：《亲献中药外治偏方秘方》

郁李根皮膏治无名肿毒100例均治愈

配方及用法：郁李根皮（干品）1000克，香油1000毫升，放在一起煎熬，待煎熬到滴水成珠时加入黄丹300克，用桃枝或柳枝充分搅拌，凉后成膏，以笋叶卷之备用。用时将药膏摊于布上外贴，5天换1次。

疗效：此方治疗无名肿毒100例，一般5~15天即痊愈。

百姓验证：一位姓党的男孩，17岁，心窝部有一个16厘米×16厘米肿块，突出体表0.6厘米，不红不热，自觉疼痛已2周，曾用中西药治疗1周无效。用郁李根皮膏药外贴，3天后肿块明显缩小，1周后肿块消失。

引自：《四川中医》（1987年第5期）、《单方偏方精选》

大黄醋外敷治无名肿毒1次即愈

配方及用法：大黄、醋适量。将大黄为粉，和醋为糊，敷患处。

疗效：治疗多人，1次即愈。

引自：《实用民间土单验秘方一千首》

丹　毒

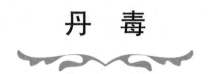

丹毒俗称"流火"，是由A族B型链球菌引起的皮肤及皮下组织的一种急性炎症。常表现为境界清楚的局限性红肿热痛，好发于颜面及下肢，可有头痛、发热等全身症状。

我以芙蓉膏治丹毒23例均痊愈

配方及用法：干木芙蓉花或叶适量，研极细末，过120目筛，在粉中加入凡士林，按1∶4比例配方，调匀贮瓶备用。用其涂敷患处，涂敷面宜超过患处边缘1～2厘米。涂后即觉清凉，疼痛减轻，患处明显变软。每天涂敷3～4次。

疗效：此方治疗丹毒23例（其中2例加服中药），均痊愈。

百姓验证：张某，女，45岁。右侧颜面先见铜圆大红斑，肿胀灼痛，迅速蔓延成4厘米×5厘米一片，高于皮肤表面，边缘清楚突起，焮赤热痛，当即来院诊治，诊为颜面丹毒。用上方治疗，5天即愈。

引自：1991年第10期《浙江中医杂志》、《单方偏方精选》

二石散治丹毒10多例均痊愈

配方及用法：石膏50～150克，寒水石30克。上药研末，加适量桐油调匀，涂抹患处，每天1～2次。按患面大小，适当增减药量。

疗效：此方治疗丹毒10余例，均获痊愈。

百姓验证：方某，女，18岁。3天前自觉脚面靠外侧部有瘙痒感，如虫行于肌肤，然后皮肤隐现一块焮红7厘米×6厘米大患面，灼热烫手，体温38.5℃。在某医院血液检查白细胞计数18.6×10^9／L，中性0.82，淋巴0.18，诊为足背部丹毒，使用抗生素3天效果不佳。后用上方外涂，每天2次，4天即愈。

引自：《陕西中医》（1985年第6期）、《单方偏方精选》

皮肤外科疾病

疔 疮

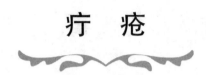

> 　　疔疮是一种发病迅速，易于恶化，危险性较大的疮疡。多发生在颜面和手足等处。初起切忌挤压、挑刺，患部不宜针刺，红肿发硬时忌手术切开，以免引起感染扩散。疔疮走黄症情凶险，须及时抢救；如已成脓，应施行外科处理。

用猪苦胆治手指疔毒确有特效

　　猪苦胆汁有很高的药用价值。如果在手指上长疔毒（疔疮），整夜难眠，饮食难进，疼痛难忍，可取一新鲜的猪苦胆，把长疔毒的手指伸入苦胆汁里，立即止痛。一般手指在苦胆汁里浸泡24小时即可痊愈。此方法简单，取材容易。我用此方治疗手指疔毒，确有特效。（付朝安）

　　引自：1996年12月23日《辽宁老年报》

苍耳子虫治颜面疔疮 40 例全部治愈

　　配方及用法：苍耳子虫100条，麻油适量。苍耳子虫100条放入40毫升麻油内浸泡，密封备用。换药时，先用碘酊、酒精做局部消毒，将苍耳子虫捣烂如泥敷于疮头，外用纱布覆盖。一般每天换药1次。

　　疗效：治疗40例，全部治愈。疗程最短者4天，换药3次；最长者6天，换药5次，平均4次治愈。多数患者在换药1次后，局部疼痛减轻，全身症状均有好转，且无任何不良反应。

　　引自：《江西中医药》（1988年第1期）、《实用专病专方临床大全》

本方治蛇头疔 3 日可愈

　　配方及用法：枸杞子15克，加入白酒、水各50毫升煎煮，煮烂后捣成糊状，加入冰片0.5克，食醋一盅调匀，装入小塑料袋套于患指上，包扎固定，

12小时后取下，加醋少许，拌匀再敷。用药1次肿痛大减，3日可愈。（戈杰）

引自：1997年12月4日《老年报》

蜂蜇伤

蜂蜇伤是指由蜜蜂、黄蜂等蜂尾的毒刺刺蜇所致的伤。单个蜜蜂蜇伤很少引起全身症状，仅有轻微的局部症状，无须特殊处理。若为蜂群或黄蜂蜇伤，则可能引起全身中毒反应。

鸡蛋壁虎治蜂蜇伤 20 余例均 1 次即愈

配方及用法： 鸡蛋1个，壁虎1只。将蛋打个小孔，把整只壁虎塞入鸡蛋内，密封小孔，埋于阴凉的土内20天，取出涂患处。

疗效： 治疗20余例，均1次治愈。

引自： 1975年《赤脚医生杂志》、1981年广西中医学院《广西中医药》增刊

蚯蚓屎治马蜂（黄蜂）蜇伤疼痛有特效

3年前的一天傍晚，我躺在门前梧桐树下的躺椅上，一面纳凉，一面品茶。突然一马蜂从我面前掠过，误触了距我只有4米远的屋檐下的蛛网。它跳着蹦着，企图逃脱。早已卧在网心的大蜘蛛，哪肯让到嘴的美味逃脱呢？它迅即冲到，抓住马蜂。就在这一刹那间，马蜂用尾刺刺了蜘蛛，蜘蛛立即放开了马蜂回到网心，颤抖几下后，忽然垂丝而下，在方圆一米左右范围内爬寻了几周后，在一处停下来，先从口中吐出黏液，然后把被马蜂刺伤的屁股在吐黏液的地方擦了几下，又顺丝而上。此时观蜂气息奄奄，蜘蛛开始饱食美餐。

马蜂与蜘蛛这不足10分钟的表演，引起了我极大的兴趣，便起身到蜘蛛吐黏液、擦屁股的地方仔细地察看了一下，原来这个地方仅有点蚯蚓

屎，别无其他什么东西，于是我便想到蚯蚓屎可能治马蜂刺伤。

事过2个月后，有友人砍柴，误触了马蜂窝，马蜂即群起而攻之，其面部和手臂都被蜇伤，痛得呼天叫地。我得知后，即以蚯蚓屎涂擦刺伤处并敷其上，马上止痛消肿，安然无恙。此后，我又给被马蜂刺伤的数十人做过这样的治疗，均同样有特效。（吴仁义）

用人乳治蜂蜇伤可迅速止痛消肿

配方及用法：取新鲜人乳适量，涂于蜇伤处。如毒刺留于伤口内，应先将其拔出。

疗效：治马蜂蜇伤13例，可迅速止痛消肿。

百姓验证：贵州平坝区刘鸣菊，女，工人。她来信说："我母亲有一次到菜地边被马蜂蜇伤了手，肩膀红肿疼痛，我用本条方为她治疗，很快就消肿了，3天后痊愈。"

引自：1976年第5期《江苏中医药》、1981年广西中医学院《广西中医药》增刊

痈疽疮疖毒肿

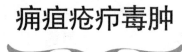

> 痈发于肌肉，红肿高大；疽发于骨之上，平塌色暗。痈疽证见局部肿胀、焮热、疼痛及成脓等。疮疖，多因天气炎热，烈日暴晒，感受暑毒蕴阻于皮肤，或生痱子后被抓破感染所致。现代医学痈疽疮疖毒肿均解释为皮肤的毛囊和皮脂腺成群受细菌感染所致的化脓性炎症。

我用此偏方治好了名医也未治好的毒疮

我肚脐上曾长一毒疮，经名老中医、西医诊治均无效，后看书发现一偏方，一试就好了。

配方及用法：大葱、鲜蒲公英、蜂蜜各等份。将大葱、鲜蒲公英切碎

捣烂，加蜂蜜调和贴患处，3日痊愈。

荐方人：黑龙江嫩江县九三局尖山农场林业科　胡立德

复方露蜂房治痈疽 200 余例均痊愈

配方及用法：露蜂房50克，大黄6克，轻粉3克，冰片0.5克，蜂蜜适量。将蜂房炒焦过罗，放入乳钵少许，加轻粉、冰片研面，再继续加大黄、蜂房过罗混匀，加蜂蜜调成膏。将此膏涂于纱布上，厚度2毫米，敷盖患处。初用每天2次，2天后隔日1次，脓液排完后可隔2日1次。

疗效：治疗200余例，均痊愈。

引自：《实用民间土单验秘方一千首》

山药鲫鱼膏治疖肿 1 次即愈

配方及用法：石膏、鲫鱼、山药各等份。将上药共捣烂如泥敷患处，每日1次，外用纱布覆盖。

疗效：治疗多例，1次即愈。

引自：《实用民间土单验秘方一千首》

用蜈蚣油治痈疮疖毒有奇效

配方及用法：取一容量约200毫升的瓶，注入生桐油（不必装满），从野外捕3~5条大蜈蚣投入油中，拧盖密封。10日后，蜈蚣自化，用小棒搅匀，即可长期用于痈疮疖肿、无名肿毒的治疗。以鸡毛蘸药涂患部，每日1~3次。一般3~5天即可愈。

注意：此药有大毒，忌入口眼及接触健康皮肤。

荐方人：安徽潜山县　冯甲婷

治痈 1 次即愈的少林千锤膏

此药方为少林寺德禅法师秘传方。德禅僧医用此膏治愈无名肿毒、乳痈初起、红肿疼痛等病例数百名，一般敷1次即愈。

配方及用法：杏仁40粒，桃仁40粒，生巴豆7个，陈铜绿9克，冰片6克，香油150克。将前3味药置于石槽内共捣（去皮）成泥状，再取出放板上用锤砸细，加入铜绿和冰片，同时掺入香油搓揉，装瓶封闭备用。传日锤一千棒，故名千锤膏。用时敷于患处。

引自：《佛门神奇示现录》

蛇咬伤

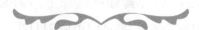

蛇咬伤是指被蛇牙咬入了肉，特别是指被通过蛇牙或在蛇牙附近分泌毒液的蛇咬了后所造成的伤口。蛇咬伤多发生于夏秋两季。被毒蛇咬伤，病情的严重程度与受伤者形体的大小、咬伤的部位、蛇毒注入的量、蛇毒吸收到病人血循环的速度，以及被咬和应用特异的抗蛇毒血清间隔时间的长短等因素有关。

用佩兰叶治各种蛇咬伤有效

配方及用法： 鲜佩兰叶100克。先按常规冲洗扩创排毒后，将洗净捣烂的佩兰叶摊平敷在伤口上，盖敷料后固定，每日换药2～3次，每次换药前均需冲洗伤口。等肿消康复即停用本药。伤口未完全愈合者可按外科常规换药，中毒重者辅以输液及对症治疗。

疗效： 共治毒蛇咬伤30例（蝮蛇咬伤20例，银环蛇咬伤2例，竹叶青咬伤3例，未明者5例），结果痊愈20例，好转10例。

引自：《广西中医药》（1985年第4期）、《单味中药治病大全》

用三角草治毒蛇咬伤效果极佳

三角草，又名九斤子、三角蓼。该草药主产于岭南两广地区，多生于湿润肥沃草地、庭园、地边头的向阳坡处。药用全草，连根拔扯洗净，鲜用效果最佳，晾干的效果欠佳。毒蛇咬伤，取鲜草全草锤烂敷伤口，再煎煮适量的药水内服；用干草则取50～100克，水煎内服。

此药治毒蛇咬伤效果极佳，用药最多者3剂即愈，好几个朋友试用后都称疗效绝佳。

引自：《神医奇功秘方录》

中药"徐长卿"的故事

相传在唐代贞观年间，李世民外出打猎，不慎被毒蛇咬伤，病情十分严重。御医们用了许多贵重的药，总不见效，急得团团转，只得张榜招贤：谁能治好皇上的病，重重有赏。民间医生徐长卿看见榜文，便揭榜进宫为皇帝治病。

徐长卿把自己采来的"蛇痢草"取93克煎好，叫李世民服下，每日2次，余下的药液用于外洗。第二天病情就有了好转。再连服3天，症状就完全消失了。李世民高兴地说："先生名不虚传，果然药到病除！但不知所用何药？"徐长卿听了急忙跪在地上吞吞吐吐地答不上话来。

原来李世民被蛇咬伤后，下了一道圣旨，凡是带"蛇"字的都要忌讳，谁说了带"蛇"字的话就要治罪。情急之下，站在一旁的丞相魏征灵机一动，连忙为他解围说："徐先生，这草药是不是还没有名字？"徐长卿会意，忙说："禀万岁，这草药生于山野，尚无名字，请皇上赐名。"李世民不假思索地说："是徐先生用这草药治好朕的病，既不知名，那就叫'徐长卿'吧！以免后人忘记。"

皇帝金口玉言，说一不二，这样一传十，十传百，中草药"徐长卿"的名字也就传开了，而"蛇痢草"的原名反倒鲜为人知。（上海　熊文晕）

用仙鹤草根和酢浆草治毒蛇咬伤有特效

主治：毒蛇咬伤，痈疽肿毒，乳痈，狗咬伤。

配方及用法：鲜仙鹤草根30克，鲜酢浆草30克。取仙鹤草根洗净，去掉根内硬心，入口中嚼细，将嚼细的药末和唾液喷在伤口周围。视肿胀面积大小，咀嚼一口或多口喷上即可。取鲜酢浆草30克，以红色者为佳，用菜刀切细后入瓷碗内，添淘米水250毫升，然后把碗放入锅底，加一碗水在锅内，盖上锅盖，文火焖10分钟，取汁内服。

疗效：治疗11例，除2例进行辅助治疗外，其余均未用其他药物，全部治愈。

按语： 此方是治疗毒蛇咬伤的祖传秘方，效果是肯定的。在用本方时，仙鹤草必须口嚼，酢浆草一定要放瓷盆内，加淘米水，忌用铁锅直接煎熬，否则其效大减。

荐方人： 新疆裕民县阿勒腾也木勒乡卫生院医师　冉启辉

引自：《当代中医师灵验奇方真传》

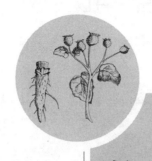

肛肠外科疾病

脱 肛

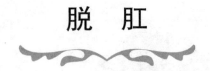

> 脱肛又称肛门直肠脱垂，是指肛管、直肠向外翻出而脱出于肛门外。1~3岁小儿多见。多因解剖发育缺陷、支持直肠的组织软弱或长时期腹内压增加所致。

鳖头治脱肛12例均有良效

主治： 脱肛。

配方及用法： 鳖头6只，黄酒180毫升。将鳖头分炙，并分研细面。每日2次，每次1只，用30毫升黄酒冲服。

疗效： 治疗因久痢脱肛患者共12例，5例只服药2天即愈，7例服药3天而愈。

按语： 处方用量可供1例患者治疗。

荐方人： 内蒙古通辽市科左后旗医院主治医师　张瑞华

引自：《当代中医师灵验奇方真传》

我用本方提肛散敷脐治脱肛有奇效

配方及用法： 柴胡6克，生黄芪30克，升麻9克，党参15克，共研细末，贮瓶备用。每次取本散5~10克，用食醋调敷肚脐上，或直接将本散放于脐中，外以纱布覆盖，胶布固定，每日换药1次。脱肛严重者，可加用本散煎服，每日1剂。

疗效： 治疗40例，均3~5天痊愈。

百姓验证： 辽宁清原县湾甸子镇二道湾村王安才，男，53岁，农民。他来信说："村民王有田由于便秘导致脱肛，每次大便完毕就要直肠脱出，造成行动非常不方便，十分烦恼。后来我用本条方为他试治，1周后痊愈，至今3年多未复发。"

常见病自我治疗小偏方

引自:《中药鼻脐疗法》

蝉蜕白矾治脱肛 2 次可愈

配方及用法: 蝉蜕适量,白矾适量。将蝉蜕洗净泥沙,去头、足、翅,只留后截,研成细面备用。用白矾水洗净肛门及脱出物,撒上蝉蜕面,将脱出部分推进肛门内,令患者侧卧1~2小时即可。

疗效: 多年应用,1~2次即愈。

引自:《实用民间土单验秘方一千首》

蜗牛壳涂患处治脱肛有较好疗效

配方及用法: 蜗牛壳3个。将上药焙干研成细面,待脱肛时抹于患处。

疗效: 2~3次痊愈。

引自:《实用民间土单验秘方一千首》

各类型痔疮

> 痔疮是一种位于肛门部位的常见疾病,任何年龄都可发病,但随着年龄增长,发病率逐渐增高。按发生部位的不同分为内痔、外痔、混合痔。主要表现为便血,便秘、饮酒或进食刺激性食物后加重。本病诱发因素很多,其中便秘、长期饮酒、进食大量刺激性食物和久坐久立是主要诱因。

我患痔疮五六年服本方 1 周治愈

配方及用法: 椿角(香椿结的果)去外壳留仁,文火将仁炒脆研细过筛备用。取鸡蛋1个搅拌成蛋花,菜油50克于锅中烧滚,用70克椿角仁粉末与蛋花调和倒入油锅炒至蛋熟,撒上作料热吃,这是1剂量。每剂如此炮制，每日2剂可一次炮制，也可分两次炮制。若一次炮制2剂，余下的1剂应放温热处。每日2剂，早晚各1剂。服药期间无禁忌。

百姓验证：我患痔疮五六年，苦痛难言。去医院就医，药费昂贵，不能根治，备受折磨。一次偶然机会得到本方，内服2剂见效，连服1周即愈，10多年没有复发。另外，还治愈7人，证明疗效可靠。

荐方人：贵州正安县安场中学 夏云和

我服用威灵仙治好严重痔疮，20多年未复发

我患严重的痔疮，多方治疗无效。后来友人传我一偏方：中药威灵仙100克，分3次，炖后去渣加冰糖顿服。我服用几次，疗效极佳。另外，每次便后清洗肛门，痔疮很快就治好了，20多年未复发。（张良来）

百姓验证：辽宁新民市于家窝堡乡于家村郑伟平，女，31岁，教师。她来信说："我村金国顺患严重的痔疮，去过许多家医院治疗均未愈，花药费无数。在没有办法的情况下，金国顺要求手术，医生没有同意，叫他实行保守治疗。我得知后，用本条方为他治疗，用药20多天后，他的痔疮被治愈，仅花100多元钱。"

引自：1996年4月24日《安徽老年报》

我的混合痔用云南白药加冰片治愈

痔疮是中老年人多发病。我30岁时就患有混合痔，前后经过3次手术治疗，但没过多久又复发。后得一方，云南白药少许（一瓶可分3~5次）加冰片，用几滴水调成糊状，涂肛口上（内痔可用少许棉花与药一起塞进肛内，后随大便排出，不适可取出），2~4日便可见效。现已4年了，未见复发，肛口外小核消退，也不奇痒了。但每日要保持清洗一次，最好便后清洗并要提肛数次。

百姓验证：广东广州市百灵路兴隆西一巷黄耀辉，男，68岁，退休。他来信说："患者李冰患混合痔30多年，曾用过多种方法治疗，有时见效好转，但过些日子又犯。后来我向他推荐本条方，治疗1个月的时间，仅花40余元钱，痔疮就痊愈了。"

引自：《中医药奇效180招》

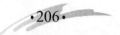

本方治痔疮20余例效果显著

有不少人患有内痔，往往因常出血而苦不堪言。我用本民间偏方治疗20余例，效果显著。

配方及用法： 生地30克，金银花15克，地榆9克，猪大肠头（靠近肛门一段，去肠油，洗净）450克，共放砂锅内，加水适量，煮至肠熟脆，去药渣，分2次在饭前半小时吃大肠饮汤。每日1剂，连服1周。

荐方人： 江西上犹县寺下中心卫生院　钟久春

我的痔疮是这样治好的

我以前患有痔疮，疼痛、痒、大便带血，很痛苦，用九华膏治疗，用药时痛痒减轻，一停药又犯病。

一次，与朋友闲谈说起这恼人的毛病，朋友告诉我一个办法，说她母亲用这个方法坚持数月治好了痔疮。

方法： 吸气时收缩肛门，呼气时将收缩的肛门缓慢放松，这样一收缩一放松，连续做30~50次为一遍，每天做2遍。每晚用温水洗肛门，洗完后用中指和食指放在肛门按揉，顺时针按揉20次，再逆时针按揉20次。每次大便后，用手纸擦一遍后，再取一块手纸，隔着手纸用中指和食指按揉肛门，顺时针20次，逆时针20次。

我按上述方法治疗1周后，疼痛减轻，痒感消失。又按医生劝告，多吃蔬菜水果，少吃辛辣食物，大便畅通，再没有血便。如此坚持，再没犯过病。（冯娴）

引自： 1996年8月2日《家庭保健报》

用三子二黄剂治肛痔综合征很灵验

主治： 各期混合痔，内痔出血，炎性外痔，血栓性外痔早期，痔栓脱出嵌顿，肛裂，肛门湿疹及痔瘘术后。

配方及用法： 五倍子、地肤子、蛇床子、黄柏、乌梅各30克，大黄50克，苦参50克，芒硝50克。以上诸药加水2500毫升合煎，煎至2000毫升，去渣，趁热熏洗坐浴患部10~20分钟，每日2次。

注意： 使用本方3天后若疗效欠佳，则应采取手术等治疗措施。运用

肛肠外科疾病

本方时，应注重辨别寒热虚实，采用相应方药内服，应变而论治。治疗期间忌食煎炒、辛辣刺激之物，不宜饮酒。

疗效： 本方药熏洗坐浴，容易吸收，使用方便，奏效迅速，安全可靠。治疗394例，治愈355例，好转39例，有效率100%。

荐方人： 湖南澧县中医院　叶祚栋

引自：《亲献中药外治偏方秘方》

银黄熏洗剂治痔疮 100 例均有效

配方及用法： 银花30～50克，苍术、五倍子各15～30克，黄柏、苦参各15～20克，芒硝20～60克。上药加水3000～5000毫升，文火煎煮5～10分钟，将药液倒入盆中（或罐中），滤去药渣，趁热气盛时坐在盆上熏蒸患处。待药液不烫时再行浸洗，每次30分钟左右。每天1剂，早晚各熏洗1次。

疗效： 此方治疗痔疮100例，痊愈95例，好转5例，无一例失败，有效率100%。

引自：《湖南中医杂志》（1991年第5期）、《单方偏方精选》

我单用猪胆汁治痔疮 50 例全部有效

配方及用法： 新鲜猪胆1个。用浓白糖水送服新鲜猪胆汁，每周1次；每晚用温开水熏洗肛门。治疗3～5周。

疗效： 治疗痔疮50例，痊愈48例，好转2例。

百姓验证： 车某，女，67岁。便秘20余年，间断便血，疼痛坠胀，劳累后病情加重。曾诊为混合痔，用手术治疗。近来病情复发，肛门镜检：肛门齿线以上发现5个如杏核大小的内外痔，表面红紫，多发肛裂、狭窄。诊为混合痔并肛裂。用上方治疗5次痊愈，随访一年半未见复发。

引自：《单方偏方精选》

用乌龟头粉涂痔颇见疗效

配方及用法： 乌龟头2只，用罐瓦片焙干，冲研为粉末，调香油少许，涂在痔疮上，日涂3次，连涂7日，颇见疗效。

引自：《神医奇功秘方录》

卷柏与瘦肉同服治血痔能见良效

一老妪，内痔出血，屡服单方10余剂，皆罔效。偶然相识，询余有何方，嘱用卷柏30克，与瘦肉同煎，服汤食肉，2剂即止。

引自：《中医单药奇效真传》、《长江医话》

此家传偏方治痔疮有奇效

主治：治痔疮肿痛。

配方及用法：活海蛤2个，冰片6克。将海蛤洗净，扒开口，再把冰片放在口内，化水，用净器贮存，用消毒棉球涂于患处，每日3～4次。

按语：1970年，有一位干部由于劳累过度患痔疮肿痛难忍，求我诊治。正好旁有一校友，说家传偏方治痔疮有奇效，我按照所授方法运用，确实有效。后用此方治疗多人，甚效。

引自：《小偏方妙用》

医学家郑卓人特推荐治痔疮偏方

医学家郑卓人，幼年学医，青年时曾赴日留学。

郑老为人诚实，诲人不倦，尤其他对用偏方治大病更感绝妙。一次他去湖南下乡，遇到一位痔疮病人，痔核脱出，肿如杏仁大小，刺痛难忍，但却束手无策。后来有位老太太用妙方，把药抹涂上去，不到10分钟，肿消痛止，真是灵验。

配方及用法：白鹅胆3粒，熊胆0.6克，片脑（冰片）0.15克。以上3味药研匀，放入容器密封，不可泄气。如若需要，涂于患处，马上生效。

引自：《偏方治大病》

本方治内外混合痔数日可见好效果

配方及用法：土大黄根（俗称羊皮叶子、大耳牛叶子）采回后，洗净，切1寸多长做一个栓。每晚睡前清洁肛门后，将土大黄栓插入肛门，插入前涂上点油（香油、食油皆可），防止发涩。每晚放1次，次日随大便

肛肠外科疾病

排出，连续数日，定会收到效果。此法无毒副作用，无痛苦，适用于内外痔、混合痔。

引自：1997年10月15日《辽宁老年报》

肛瘘（痔瘘）

肛瘘是指肛周和直肠下部的瘘管，一端通于皮肤，一端通入肛管或直肠。多见于男性青壮年，可能与男性的皮脂腺分泌旺盛有关。主要症状是肛周或臀部瘘口经久不愈，或时愈时溃，溢出脓液，刺激局部皮肤痒痛不适等。

我朋友患肛瘘10年用一味瓦松治愈

旧友张君，10年前患多发性肛瘘，曾先后2次住院，开刀3次，然均未能愈。痼疾缠绵，苦不胜言。张君求治于我，我一时亦束手无策，愧对旧友。时隔年余，忽一日路遇张君，追问旧疾，张君欣告："早已痊愈。"说是用土方瓦松治之。我详询治疗过程，深受启发。此后遇患肛瘘者，即取瓦松煎汤熏洗治之，每获良效。几年来几经增删试验，遂成肛瘘熏洗方。兹将方法介绍如下。

配方及用法：瓦松50克，朴硝30克，黄药子30克。上药放入容器加水适量，然后用火煎煮近半小时，将药液倒入痰盂中（存药可再用），先用药物熏洗肛门部，待药液温热后，再倒入盛器坐浴。每次15分钟，每日2次。一剂中药可连续使用3天。十几年来，用此方治小儿肛瘘50例，痊愈44例。

瓦松又名瓦花、向天草等，民间又名瓦将军。《本草纲目》记载其性味酸平，无毒。临床应用具有明显清热解毒、活血化瘀、生肌敛疮之功效。该药生年久瓦屋之上，或山中石缝之中，农村处处有之。用瓦松熏洗治疗肛瘘，不用吃药打针，更无须住院开刀，方法简便无痛苦，疗效可靠，不失为医治肛瘘的理想疗法。用于瘘口有脓性分泌物的近期肛瘘则疗效比较显著；而对病程久长的盲瘘管则疗效较差，可能是药力不易透入之故。

百姓验证：甘肃秦安县兴国镇北关村邓双喜，男，60岁，教师。他来信说："我肛门左侧曾长一条索状肿块，劳动或行走蹲卧时就疼痛，经医院检查确诊为肛瘘管发炎。医生说非手术不可，我没有同意，就以吃消炎药和贴膏药方法治疗，花去58元却毫无效果。后来我用本条方治疗，很快就痊愈了。"

荐方人：江苏省无锡北塘医院　庄柏青

黄蜡枯矾药条治肛瘘 2 次即愈

配方及用法：枯矾、黄蜡各50克。将黄蜡熔化，投入矾末，和匀，候冷，做成药条，将药条从外口插入深处。

疗效：1~2次痊愈。

引自：《实用民间土单验秘方一千首》

我患 20 余年痔瘘用此方根治

本人患痔瘘20多年，经多方治疗无效。1985年秋天，一老中医告诉我一偏方，经治疗5年来未复发。为了使患者早日解除痛苦，现将此方介绍如下。

配方及用法：干蒜瓣200克，在水边生长的鲜柳树须根150克，水适量，煎40分钟。煎好后倒入脸盆或洗衣盆内，稍凉坐上，让蒸气熏患部。水稍凉后，用药棉或纱布洗，或者坐入水中烫洗。每晚1次，3日即愈。

荐方人：内蒙古镶黄旗　杨德明

引自：广西科技情报研究所《老病号治病绝招》

本方治肛瘘有奇效

主治：痔核肿痛、肛痛、肛瘘。

配方及用法：乳香、没药、儿茶、马钱子、五倍子各20克，轻粉10克，冰片、麝香各3克。将上药研为极细粉面，装瓶密封。取适量药粉，以醋调成糊状，涂于患处，每日3次。痔核肿痛者，每次涂药后最好局部热敷30分

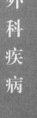

肛肠外科疾病

钟至1小时，以助药力。

疗效：治疗痔核肿痛、肛痈、肛瘘百余例，屡见奇效。

按语：马钱子散结消肿止痛，促进扩张的静脉血管回缩，为方中之主药；乳香、没药、麝香化瘀止痛，溶解血栓；轻粉、儿茶、冰片控制感染，提毒消炎；五倍子用以收敛。此方有良好的散结消肿、化瘀止痛、消炎收敛之功，故对痔疮、肛痈、肛瘘有奇效。

荐方人：内蒙古呼和浩特市中蒙医院副主任医师　董惠新

引自：《当代中医师灵验奇方真传》

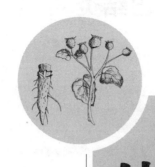

外科其他疾病

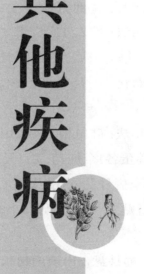

淋巴结炎

淋巴结炎是由淋巴结所属引流区域的急、慢性炎症累及淋巴结所引起的非特异性炎症。根据起病缓急、病程长短，淋巴结炎可分为急性和慢性淋巴结炎。急性淋巴结炎具有局部红、肿、热、痛等急性炎症特点，起病急，常伴发热，肿大的淋巴结柔软、有压痛，表面光滑，无粘连，肿大至一定程度即停止。通过及时抗感染治疗后红肿可消退。病情加重时也可发展成脓肿，伴有全身感染症状。慢性淋巴结炎病程长，症状轻，淋巴结较硬，可活动，压痛不明显，最终淋巴结可缩小或消退。

治淋巴结肿大的百验神方

外用药配方及用法：按2:1比例取鲜大蓟根、酒糟适量，加食盐少许，共捣极烂外敷，每天1次。晚上睡觉前换药。连敷4~7天后肿大疼痛全部消失，硬块软化缩小。另外，在使用外用药的同时，必须配合内服药。

内服药配方及用法：硅鼠根（一次用量）鲜品15~20克，或干品8~10克，前3天用鸡蛋、鸭蛋各1个炖药，后4天用猪肝62克炖药。每天晚上睡觉前服下1剂，连服7天。内外药同用7天左右完全可愈。如7天后还有微小疤块，可用麝香去疼膏贴3次，每次贴48小时，病痛可自然消失，不复发，屡试屡验。

荐方人：江西于都县盘古山镇南村粮东段17号　曾地长

艾叶蒲公英是治红丝疔（急性淋巴管炎）的妙药

配方及用法：鲜艾叶20克，鲜蒲公英20克。用消毒后的大针，横截红线所到之处（即于红线所到之处刺之），令其出血，然后将艾叶、蒲公英捣烂敷之。

按语：现代医学认为，红丝疗即是疾病由原发病灶沿淋巴管向上蔓延。腐灶可是疗或外伤、烧伤感染等，故于治疗之时，须顾及原发病灶，方是釜底抽薪。重症者，可配台内服之法。

引自：《医话奇方》

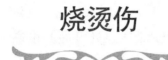

烧烫伤

　　烧烫伤是生活中常见的意外伤害，沸水、滚粥、热油、热蒸气的烧烫是常会发生的事。烧烫伤的严重程度主要根根烧烫伤的部位、面积大小和烧烫伤的深浅度来判断。烧烫伤在头面部，或虽不在头面部，但烧烫伤面积大、深度深的，都属于严重者。

我用桐花治侄女的烫伤果真见奇效

　　桐花盛开的季节，我家邻居告诉我："桐花是治烧伤的好药。"我按照她告诉的方法，采一些桐花（拾刚落下的花也可），装在大罐头瓶内，捣实，然后用塑料布将瓶口封好，放在院内向阳的地方。晒上1个月后，瓶内桐花腐烂变成黑糊时，将它保存起来。第二年春季，我的一个侄女手脚被热茶烫伤。我把这瓶桐花水交给她，让她用新毛笔蘸着涂在伤处，每日涂1次。结果她涂上桐花黑糊手脚就不疼了，一分钱也没花，把一瓶涂完，烫伤完全好了。第二年我又制了2瓶，邻居弟妹烧伤脚使用，也完全好了。从此，我的邻居们年年采桐花，制药各用，以治烧烫伤。

　　荐方人：河南鲁山县农行职工医疗室　谭宗泽

我的烧伤用土豆皮一贴就好了

　　我不小心烧伤了手，伤口肿痛。后经人介绍用土豆皮治疗。试用证明，土豆皮真是治疗烧伤的妙药。

外科其他疾病

配方及用法：先将土豆煮25分钟，然后剥下土豆皮，裁成与伤口一样大小，敷在伤口上面，用消毒纱布扎紧，3~4天便可痊愈。无剧痛，无疤痕，无后遗症。

荐方人：江苏省滨海县　姬锦双

引自：广西科技情报研究所《老病号治病绝招》

我用石灰水搅香油治烫伤1周可愈且不留疤痕

方法：用石灰一块，放入大碗加水搅之，沉淀后去其上层清水，另放一碗中，与香油急速搅成膏，涂在患处可马上止痛。有疱可挑破。重者1周即愈，不留疤痕。倘若火毒攻心，可取白糖水两碗服之。有小孩小便服之，效果更佳。

百姓验证：江苏通州区三余镇季妙贤，男，50岁，医生。他来信说："我用本条方治好烫伤患者5人，均在1周左右结痂痊愈。"

引自：《神医奇功秘方录》

我用止烫散治烫伤25例全部有效

配方及用法：大黄3克，生石膏3克，儿茶3克。上药共研细末，加香油适量调成糊状，外敷伤处，稍干再敷，即可见效。

注意：使用此药无须纱布敷盖，配制药粉要精细，可避免瘢痕形成，勿与其他药混用。

疗效：临床治疗25例，有效率100%。

百姓验证：高某，女，7岁。1989年3月10日就诊，因玩耍将满锅开水碰洒在左前臂上，顿见皮破红肿，痛哭不止，用止烫散当时见效。每日如此，药痂由外向内慢慢脱落痊愈。

荐方人：天津市汉沽盐场五分场门诊部医生　李彭柱

引自：《亲献中药外治偏方秘方》

烧伤液治烧烫伤效果好

主治：各种原因造成的烧伤。

配方及用法：地榆（清炒）30克，黄柏（炒黄）15克，红花15克，黄连

（炒黄）5克，白芷（清炒）15克，冰片15克。上药研细过筛去杂质，将研细的药粉倒入95%酒精里配制成2000毫升的液体即可，名为烧伤液。将烧伤液装入无菌小喷雾器里，喷在烫伤患者的创面上，一边喷雾一边用红外线灯烘烤，每日6次，采用暴露疗法。对严重烧烫伤患者除用烧伤液外，采用中西医结合的方法进行治疗。

疗效：治疗患者7000例，对于Ⅰ度、浅Ⅱ度的烧伤、烫伤患者，愈合后无色素存在，治愈率达100%。

荐方人：中国人民解放军883737部队卫生队　黄礼富

引自：《当代中医师灵验奇方真传》

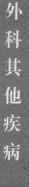

金樱根煎液治小面积烧烫伤152例，治愈率100%

配方及用法：金樱根2000克，冰片10克，薄荷脑2克。将金樱根切片，水煎1~2小时，倒出药液，药渣可复煎2~3次。将数次药液混合后煎缩至10升，用数层纱布过滤后加入冰片和薄荷脑，煮沸即可。药液凉后装瓶，再连瓶煮沸消毒密封，放置阴凉处。用时根据烧烫伤创面大小，用灭菌的棉垫或较薄的药棉均匀摊开，蘸上药液湿敷患处。当药棉敷料干燥后，要及时添加药液，保持湿润，每天敷2~3次，每次4小时。胸部烧烫伤，每次只需敷2小时左右，以避免肺脏受凉过度引起不良反应。

烧烫伤后最好能在4小时内用药，效果更好。若创面有小水疱，可不必剪破，敷药后自行吸收；对于过大的水疱，敷药2~3天后再无菌操作剪破水疱，继续敷药。

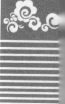

疗效：此方治疗小面积烧烫伤152例，一般敷药后5~20分钟止痛，治愈率100%。

百姓验证：黄某，不慎被煮沸的沥青（145℃）烫伤面部及右手前臂，属深Ⅱ度烫伤，面积2%。经湿敷本方，数分钟后即止痛，8天痊愈。

引自：《浙江中医杂志》（1989年第4期）、《单方偏方精选》

烧烫伤膏治各类烧烫伤450例均愈

配方及用法：制乳香25克，制没药25克，血竭15克，冰片2克，白凡士林油75克。上药共为细末，以凡士林油调匀，敷患处。如烧烫伤面积大，可按此比例增量。

疗效：利用此方治疗烧烫伤450例，均愈，不留疤痕。

按语：此药膏还治疗各类疮毒、隐疹。

荐方人：吉林省龙井市　李炳尧

引自：《当代中医师灵验奇方真传》

隔年南瓜水治烫伤有神妙之效

在夏秋之交，预藏一个大南瓜，待到寒冬大雪之时，将瓜破开去籽，收存于瓦罐之内，用雪腌之，并埋于田园之土地中，口要封紧。等到第二年六月伏中取出，则瓜雪皆已化为清水，照水量之多寡，酌加入最上等之梅花冰片，存之。当遇烫伤时，此药有神妙之效。

引自：陕西人民教育出版社《中国秘术大观》

蜂蜜大葱叶治烧烫伤7日可愈且无疤痕

配方及用法：先用蜂蜜涂敷患处，再把大葱叶直剖开，变葱叶筒为片状，贴在搽有蜂蜜的患处，外面以医用纱布适当包扎即可。

疗效：一般贴1次即愈。1日去黄水，3日结痂，7日左右痊愈，并且无疤痕。

荐方人：云南东川区矿务培训处　黄治义

治烫伤效果很好的三偏方

（1）臭虫治烫伤：臭虫名声很坏，但是有一农家偶然发现，它还有一点药用价值呢！这户农家臭虫较多，难以消灭干净，就在床边放上一个小瓶，内装有菜油，捉住臭虫，即投放瓶内。有一天，孩子被开水烫伤，啼哭不止，忙乱中将泡有臭虫的菜油涂于孩子的伤处，立见效果，不痛也不起疱。偶然的发现，多次验证，效果很好，成了当地的一个小秘方。

（2）烂橘子治烫伤：腐烂的橘子中含有霉素，对烧伤和烫伤有很显著的消炎、镇痛功能。方法：腐烂的橘子用加盖的瓶子贮存，过几天就会冒出许多水来，用这种水涂抹烧伤或烫伤处。用药第一天伤口便痛止、疱消，第二天可见皮肤轻度微红，再涂抹一次，即可恢复正常。既经济又便宜，还无副作用。

（3）鸡骨灰治烫伤：鸡骨放在火上焙至内外雪白，研为末，再用麻油、豆油或花生油、菜油搅拌鸡骨灰敷患处，伤处不溃烂化脓，很快结痂，愈后不留疤痕。

引自：《中医杂谈》

疝气症

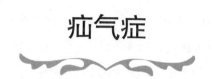

疝气症是指人体组织或器官一部分离开了原来的部位，通过人体间隙、缺损或薄弱部位进入另一部位，俗称"小肠串气"。疝气多是因为咳嗽、喷嚏、用力过度、腹部过肥、用力排便、妇女妊娠、小儿过度啼哭、老年腹壁强度退行性变等原因引起。

我利用根治疝气不必开刀的特效方治病大显奇效

多年来，一直认为疝气病非开刀不能好，其实不然。我花了很大代价获得一个偏方，已治好了许多患者，特献出，让读者中患有此病者早日康复。

内服方：橘核、木香、荔枝、柴胡、八月瓜壳、厚朴各10克，川楝子、白芷、桃仁、青皮、小茴香各7克，大茴香、海藻、昆布各3克，水煎服。

外用方：青盐、雄黄、白矾、花椒、樟脑粉各10克，蓖麻籽50粒，共研成细末，分成5份。每次将1份粉末用开水调成糊状，敷在左手手心，每天换1次。

说明：内服、外敷药同时进行，轻者1次可愈，重者2次可愈，不用开刀。

百姓验证：四川三台县西顺城街90号李俊如来信说："本人患右腹股沟直疝2年多，先后在县人民医院、绵阳市人民医院、绵阳404医院用中西药物治疗，均无疗效。后来我按本条方内服外敷，2次就大见效果，

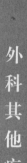

外科其他疾病

3次痊愈。"

荐方人：陕西宁强县　　王彦明

引自：广西科技情报研究所《老病号治病绝招》

我的孩子患疝气用此方治疗4天便痊愈了

我的孩子在3岁时身患疝气病，请老中医开了一个处方，服了3剂药，第四天就痊愈了。

配方及用法： 川楝子10克，大茴香9克，小茴香10克，广木香6克，炒山楂6克，赤茯苓6克，木通6克，吴茱萸2克，荔枝核9克，青皮3克，肉桂2克，没药2克，乳香2克，甘草3克，金樱子3克，水煎服。

荐方人：陕西省柞水县　　曹方华

来源：广西科技情报研究所《老病号治病绝招》

常见病自我治疗小偏方

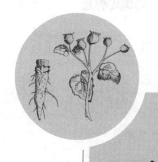

五官科疾病

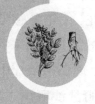

飞蚊症

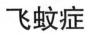

　　飞蚊症是指眼前有飘动的小黑影，尤其看白色明亮的背景时更明显，还可能伴有闪光感。

我服 3 个月黑豆桑葚治好眼前黑影症

　　我19岁时，两眼不红不肿，无任何异常，但看东西时眼前总有一个黑影，看什么地方，黑影就出现在什么地方。比如写字，黑影恰巧出现在要写字的地方；看书，黑影就出现在要看的那个字上。那时，我正上高中，因不能看书写字，不得已休学1年。休学后，我心急如焚，就四处打听治疗药方。最后，终于找到了一个偏方。这个方很简单，只用黑豆和桑葚，效果很好。

　　配方及用法：先将桑葚熬汁，去渣，再将干净黑豆倒入桑葚汁中一起煮，火不要太大，使汁完全浸入黑豆中，最后晒干收藏备用。每天3次，每次用盐开水冲服黑豆100粒。

　　我共用黑豆2500克，桑葚2500克，服了3个月，眼前的黑影已完全消失，而且感到视力也比以前好了。

　　百姓验证：河北尚义县安宁街58号刘宣麟，女，48岁，医生。她来信说："本县妇女张春花，去年冬感觉双眼中有黑圈，在医院检查为玻璃体混浊，服药几个月收效甚微。后来我告诉她用本条方加杞菊进行治疗，效果极佳，已接近痊愈，现仍在治疗中。"

　　荐方人：河南新野县沙堰镇　　吴甲南

睛明饮治眼前飞蚊症 22 例痊愈 21 例

　　配方及用法：生地、茯苓、当归、青葙子、夜明砂各15克，山萸肉10克。每天1剂，水煎服。

疗效： 此方治疗飞蚊症22例，治愈21例，无效1例。

百姓验证： 倪某，女，51岁。自述2年来左目视区外侧，有一黄豆大阴影上下移动。诊见面红目赤，溲黄便秘，舌红、苔黄，脉弦有力。治宜滋肝阴、泻阴火。投以上方加山栀子6克，牛膝9克，大黄15克。服11剂后，阴影缩小大半，目赤消失，二便如常，舌淡、苔薄，脉缓。再以上方加枸杞子10克滋养肝肾，服10剂后病愈。

引自：《湖北中医杂志》（1990年第3期）、《单方偏方精选》

红眼病（结膜炎）

> 　　红眼病是"传染性结膜炎"的俗称，是一种急性传染性眼炎。流行程度和危害性以病毒性结膜炎为重。本病全年均可发生，以春夏季节多见。红眼病一般不影响视力，如果大量黏液脓性分泌物黏附在角膜表面时，可有暂时性视物模糊或虹视（眼前有彩虹样光圈），一旦将分泌物擦去，视物即可清晰。如果细菌或病毒感染影响到角膜时，则畏光、流泪、疼痛加重，视力也会有一定程度的下降。

我用"童尿"治红眼病特别见效

　　红眼病（又称火眼）传染性很强，给患者带来极大痛苦和生活上的不便。为此，今献一个既不花钱又能治愈此病的偏方：入夜临睡前，用温水洗净脸面后，取鲜童尿（待10岁以下小孩撒尿时，取其中段尿，弃前后少许）擦至患眼眼皮及眼角内外，湿度适宜，然后以右手食指轻揉患眼几下，待患眼用劲紧眨数下后方可入睡，尿自干。次日早，患者自感轻松愉快，眼正常。如疾患顽固，按上述办法做2～3次定痊愈。

　　百姓验证： 浙江萧山区临浦镇付兆兴，男，49岁。他来信说："我外甥患红眼病，在村卫生所及镇医院花费300多元未能治愈。我用本条方，仅花1.8元钱就治好了他的红眼病。"

黄瓜可治火眼赤痛

黄瓜质地细嫩，味道鲜美，是人们喜食的蔬菜之一。同时黄瓜性凉，还有很高的药用价值。如果由于热证出现火眼赤痛，则可用黄瓜治疗。

方法：将刚摘下的老黄瓜1根，上部开一小孔，把里面的瓜瓤掏出，从孔填入芒硝，填满为止，拿到阴凉处悬挂起来。待到芒硝从黄瓜内渗出，用刀将粉末轻轻刮下，便可做药用了。用少许粉末点眼，每日3次，晚上临睡前点一次。如此连用数天，半月则可痊愈。

百姓验证：广东封开县曙光路14号401房聂建雄，用此方治好了邻村老农民的火眼红肿赤痛症。

引自：1995年6月15日《河北科技报》

明矾治急性结膜炎很有效

配方及用法：明矾10克左右，放在半碗白开水（约300毫升）中，搅拌使其全部溶解，待凉一次服完。每日早晚各服1次，连服2天即可病愈。

说明：此方系董维礼根据中医"肝开窍于目"的理论研制而成。肝胆郁热随肝气上充于目，则可致暴发"火眼"。临证用滋阴清热、解毒类方药，效果不佳，口服本方，约在2日内即可痊愈。近年来董维礼用本方已治好28例火眼患者。

荐方人：河南博爱县卫校　董维礼

四顺清凉散治结膜炎80余例效果很好

配方及用法：当归、大黄、赤芍、甘草各100克。上药分别研末，混合均匀即成。每天3次，成人每次3克（儿童酌减），饭后温开水送服。

疗效：此方治疗急性结膜炎80多例，大多数服药3天痊愈。

引自：《浙江中医杂志》（1986年第1期）、《单方偏方精选》

白内障

凡是各种原因如老化、遗传、局部营养障碍、免疫与代谢异常、外伤、中毒、辐射等，都能引起晶状体代谢紊乱，导致晶状体蛋白质变性而发生混浊，称为白内障。此时光线被混浊晶状体阻扰，无法投射在视网膜上，导致视物模糊。多见于40岁以上人群，且随年龄增长而发病率增大。

蝉蜕治早期白内障 51 例全部有显效

配方及用法： 蝉蜕9克。每天1剂，温开水或黄酒送服。

疗效： 治疗51例，服药1个月左右，视力都有不同程度的提高。

百姓验证： 张某，男，62岁。患早期白内障，双眼视力均为0.4。经服本方2周，左眼视力增至0.7，右眼视力增至0.6。继服本方，视力继续好转，左眼视力增至0.9，右眼视力增至0.8。

引自： 1976年第6期《医药卫生》、1981年广西中医学院《广西中医药》增刊

坚持食用小米砂仁绿豆粥治老年性白内障有疗效

配方及用法： 小米50克，绿豆20克，砂仁10克，同入砂锅内煮成米粥，每日2次，早晚食用。

注意： 治疗本病是长期的任务，不能在短时间内收效，故药补不如食补。小米有较高的营养价值，绿豆和砂仁既可解毒消食，又能健脾和胃、益气明目，为老年人服用佳品。

百姓验证： 姜某，男，70岁，离休干部。患白内障10年余，坚持用本方治疗，眼睛视物清晰，一切良好。

引自： 河北科学技术出版社《灵验偏方治百病》

五官科疾病

常饮熟地鳖甲酒可使老年性白内障视力提高

配方及方法：熟地、鳖甲各50克，白酒500毫升。先将熟地切成段，鳖甲捣碎放入白酒中贮存2年，之后每日饮一小杯，不超过30毫升。

注意：治疗和预防是相辅相成的，治疗本病，旨在多途径、多渠道改善眼部状况，但不易恢复晶状体的透明度，可延缓失明的时间。

百姓验证：王某，男，62岁，军官。双眼患白内障已5年，未经任何治疗。自坚持按上法饮用，自感视力提高，视物清楚，发须也变黑，检查晶状体前囊混浊大致同5年前，嘱其继用本方。

引自：河北科学技术出版社《灵验偏方治百病》

青光眼

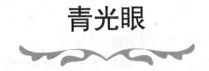

　　青光眼是指眼内压间断或持续升高的一种眼病，持续的高眼压可以给眼球各部分组织和视功能带来损害，如不及时治疗，视野可以全部丧失而致失明。青光眼的种类主要有四种：先天性青光眼、原发性青光眼、继发性青光眼、混合型青光眼。各种类型的青光眼临床表现及特点各不相同，应做到早发现、早治疗。

本方治急性青光眼一般5~7剂即愈

配方及用法：柴胡15克，川芎10克，酒黄芩15克，酒大黄10克，羌活10克，防风10克，白芷10克，天麻10克，细辛5克，半夏10克，枳壳10克，藁本10克，苍术10克，甘草6克。水煎服，每日1剂，早晚分服。

疗效：5~7剂即愈。

引自：《实用民间土单验秘方一千首》

泻肝明目汤治慢性青光眼有佳效

主治：慢性单纯性青光眼、慢性闭角型青光眼术后眼压仍偏高。

配方及用法：香附、葶苈子、酸枣仁各10克，川芎5克，芦根25克，茯苓、夏枯草、车前子（布包）各20克，益母草15克，槟榔15克，生甘草3克，当归10克。上药水煎20~30分钟取汁约500毫升，分3次温服，每天1剂，30天为一疗程。

肝肾阴虚及视力损害较著者加枸杞子15克，菟丝子20克，石斛15克；血压高者加石决明20克，菊花15克，丹参15克。

疗效：治疗患者60例，治愈（服药1个月后眼压控制在正常范围，视力有提高或保持原有视力）34例，好转（服药2~3个月，眼压接近正常或轻度偏高，视力保持治疗前水平或略减退）24例，无效（眼压无明显下降，需改用西药或手术治疗）2例。

荐方人：广东省梅州市人民医院眼科　叶宝祥

引自：《当代中医师灵验奇方真传》

夜盲症

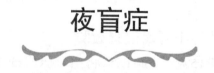

在夜间或光线昏暗的环境下视物不清，行动困难，称为夜盲症。造成夜盲的根本原因是视网膜杆状细胞缺乏合成视紫红质的原料或杆状细胞本身的病变。

豨莶草散治夜盲症20余例皆治愈

配方及用法：豨莶草适量，猪肝（或鸡肝）15克。将豨莶草焙干研细末，每天取3克与猪肝共蒸服。

疗效：此方治疗夜盲症20余例，一般轻症服3次，重症服7次即愈。

引自：《湖南医药杂志》（1975年第4期）、《单方偏方精选》

鸡肝做药治夜盲有特效

配方及用法：鸡肝2~3个，草决明20克。先将草决明用清水浸泡5小时，然后再与鸡肝同放入碟中，加少许油、盐调味，蒸熟吃肝。具有补肝养血、清肝明目之功能。对于夜盲症、风热赤眼、角膜软化等眼疾有特效。

引自：1996年10月31日《老年报》

中耳炎

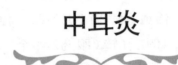

中耳炎是累及中耳（包括咽鼓管、鼓室、鼓窦及乳突气房）全部或部分结构的炎性病变。好发于儿童，可分为非化脓性及化脓性两大类。非化脓性者包括分泌性中耳炎、气压损伤性中耳炎等，化脓性者有急性和慢性之分。特异性炎症太少见，如结核性中耳炎等。

胆矾散治疗化脓性中耳炎很有效验

配方及用法： 白矾15克，猪胆1个。将白矾研成细末与猪胆汁共煮，使之干燥后再研成细粉末备用。先用双氧水洗净患耳，擦干后用药粉少许吹耳内，每日1次，直到痊愈为止。（曹学溪）

疗效： 经治48例，疗效满意。一般7天左右治愈，最长14天，最短3天。

百姓验证： 李云，女，7岁。患中耳炎已半年有余，常流脓，时轻时重，采用多种方法治疗效果不佳。后用双氧水彻底清洗耳道内脓液，胆矾散吹入耳内，5次痊愈。

引自：1989年第3期《中医临床与保健》

我用脓耳散治化脓性中耳炎收到好效果

配方及用法： 川黄连10克，冰片5克，枯矾20克，龙骨20克，鱼脑石20枚。上药共研细末，装瓶备用。治疗时先将耳内脓液用双氧水洗净，再用消毒棉签将耳道擦拭干净，将纸筒（呈喇叭状）装入药末，由他人轻轻将药末吹入耳内，然后用消毒棉球轻轻堵塞外耳道，以防药末脱出。

每晚睡前用药1次，一般药末与脓液干结后可自行脱落掉出。用药6～10次即愈。

注意：使用该方，药物制作研末必须研成粉状细末，吹入耳内要让药末与脓汁干结后自行脱落掉出；若药末在耳内长期不脱出，可用双氧水反复浸泡冲出，不可用金属利器掏出，以防损伤局部黏膜引起炎症。

疗效：共治疗103例，一般疗程10～15天即痊愈。特殊患者反复发作可继续治疗。

荐方人：山东青岛市中医药学会专家门诊部　李贵海

引自：《亲献中药外治偏方秘方》

耳炎灵治外耳道炎 186 例，治愈率 100%

配方及用法：枯矾8克，黄柏2克，黄连、猪胆汁粉各1.5克，冰片0.2克。上药研为极细末，装入大口瓶中，紫外线照射45分钟备用。使用前用3%双氧水清洁外耳道，拭干后将药末撒于患处，隔天1次。

疗效：此方治疗外耳道炎186例，一般3～5次可愈，治愈率100%。

引自：《陕西中医》（1992年第6期）、《单方偏方精选》

虎耳草治中耳炎有独特疗效

虎耳草是多年生草本花卉，对中耳炎有独特疗效。

配方及用法：取虎耳草叶2～3片，用清水洗净，将叶片捣出汁，然后取其汁液滴入患耳，1次即愈。

荐方人：江苏省泗洪县　苏永春

用龙骨枯矾治中耳炎 58 例皆治愈

配方及用法：煅龙骨、枯矾各等份。上药分别研末，过120目细筛，然后将二药混合拌匀装瓶密封，放阴凉干燥处备用。用药前先用3%双氧水把耳道内脓液及分泌物洗净，患耳周围用75%酒精常规消毒，停2～3分钟后，用消毒棉签擦干耳道，然后取塑料管或麦秆蘸取药粉，轻轻吹入耳道，每天1次。如渗出液较多，可早晚各用药1次，直至痊愈。

疗效：此方治疗中耳炎58例，全部治愈。

百姓验证：许某，男，2岁。5天前发现左耳流脓，无臭味，流脓前曾发高热2天。检查左鼓膜中央穿孔，急性充血，有黏稠脓液，呈淡黄色，量较多，无臭味。以此方治疗2次，第二天已无流脓，病愈。随访半年未复发。

引自：《四川中医》（1991年第9期）、《单方偏方精选》

我用蝎子白矾治好自己的中耳炎

我四五岁时患中耳炎，上高中时，耳内还时常流脓，后用此方治疗，现已痊愈。

配方及用法：活蝎子1只，白矾1块（花生仁大小）。将蝎子和白矾同放在瓦上用火焙干，研成细末。先用棉花把耳朵里的脓液除净，再用小竹筒把研好的药末吹入耳内，两三天1次。

百姓验证：云南怒江州和光益的长子患了中耳炎，耳内发炎，略带疮，流黄水，用此方3次便治愈了。

荐方人：河南省宜阳县赵堡乡老君小学　现通

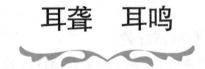

耳聋　耳鸣

耳聋，是指耳的听觉失聪，不能听到外界声响而言。轻者，听而不真，称为重听；重者，不闻外声。耳鸣是累及听觉系统的许多疾病不同病理变化的结果，病因复杂，机制不清，主要表现为无相应的外界声源或电刺激，而主观上在耳内或颅内有声音感觉。在临床上它是许多疾病的伴发症状。

应用本方治耳聋50余年屡用屡效

我有一单方治耳聋，应用50多年，屡用屡效，现献给有此病的老年朋友。

配方及用法： 香葱30克（切碎），糯米30克，猪膀胱（洗净）1个。将前两味药纳入猪膀胱内，煨烂食之；或用香葱30克，鸡蛋1个去壳，两味药一起搅拌蒸吃或煎吃。7天为一疗程，一般一疗程即愈。

荐方人： 安徽宁国市河沥街道　刘宏启

我的严重耳鸣用此按摩法彻底治愈

12年前，我患耳鸣，耳内声音如蝉鸣，1米远左右的声音都听不清楚，医治2年不见好转。一天，听人说按摩耳朵能治耳鸣，我便找来一些关于治耳鸣的书籍学习按摩方法。此后，我每天利用早晚时间按摩耳门，方法是这样的：先用大拇指顺时针方向揉耳门12下，再反时针方向揉耳门12下，然后用食指和中指并拢扣耳门两下，大拇指按一下，两扣一按为1次，连续12次。1年后，虽未吃药，可我的听觉恢复正常了，耳朵不鸣了。

百姓验证： 江苏响水县灌东小区蒯本贵，男，67岁，退休医师。他来信说："我用本条方治好慢性耳聋症。"

引自： 1996年6月14日《老年报》

我用鸡蛋巴豆治神经性耳聋有特效

配方及用法： 取1个鸡蛋先开一孔，将巴豆1粒（去皮、去心膜）由孔放入鸡蛋中搅匀，取汁滴于耳中。每日滴两三次，连续用3个月。

按语： 此方来自《清宫医案》，对神经性耳聋、链霉素所致的儿童性耳聋均有效。因巴豆有大毒，在滴耳治疗时，一旦发生耳内肿痛或急性皮炎，应立即停用此药。

百姓验证： 辽宁凌源市三家子乡伞贵强的姐姐耳聋半年多了，用多种药治均无效，后按此方只用1个鸡蛋就治好了。

引自： 《偏方治大病》

水蛭葱叶汁治老年性耳聋一般1次可获良效

老年性耳聋病是老年人常见的一种疑难病症，采用本方治疗可收到良好效果。

配方及用法： 取活水蛭1只，放入掐去尖端的葱叶（未出土葱叶）内，再将断口扎紧。3天后，收集葱叶内的液汁。用时将液汁2滴滴入患耳内，数分钟后，即有温热感，稍后将液汁取出。一般1次可获良效。如双耳皆聋，可先后依次滴治。（益民）

引自：1997年7月10日《老年报》

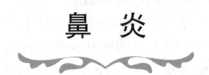

鼻 炎

鼻炎即鼻腔炎性疾病，是病毒、细菌、变应原、各种理化因子以及某些全身性疾病引起的鼻腔黏膜的炎症。主要病理改变是鼻腔黏膜充血、肿胀、渗出、增生、萎缩或坏死等。

我用霍胆丸配辛夷花与苍耳已治好很多严重鼻炎患者

我用霍胆丸结合辛夷花、苍耳煎水当茶饮，已治好了不少严重鼻炎患者。

配方及用法：霍胆丸每天服3次，用量依照霍胆丸说明，重者需连续服10瓶。在开始服用霍胆丸时，备中药辛夷花、苍耳适量，每次各取15克煎水当茶饮（此为1日药量）。辛夷花、苍耳水煎时间不宜久，水开后2分钟即可滤出药汤，然后用开水泡药渣。喝完原药汤后，再喝泡药渣所得的药液。辛夷花、苍耳当茶饮时，一定要配合服完霍胆丸为止。（董德行）

百姓验证：河北永年县广府镇北街侯健，男，40岁。他来信说："我女儿患有鼻炎，用本条方治疗，效果很好。"

引自：1997年9月18日《老年报》

我以单药斑蝥粉贴印堂穴使鼻炎病痊愈

邹某，男，40岁，干部。患鼻炎3年多，平日鼻塞，浊涕多，头痛，用多种中西药治疗效果不显著，后用本方治愈。

方法：取斑蝥1.5克研为细末备用。把胶布剪成铜钱大，中间挖一绿豆大的小孔，将此胶布贴于印堂穴。患者仰卧于床上，取半粒绿豆大的斑蝥粉放于胶布孔中，用小胶布覆盖其上。保留一昼夜，揭去胶布，局部可见一小水疱，用消毒针刺破后，取消毒棉球拭干渗液，再涂龙胆紫药水3次即愈。随访2年未见复发。

百姓验证：江苏响水县盐场小区蒯本贵，男，61岁，退休医师。他来信说："我用本条方治慢性鼻炎20余例，有效率100%，治愈率96%以上。"

引自：《辽宁中医杂志》（1990年第3期）、《中医单药奇效真传》

我邻居20多年的鼻炎用浸药疗法治愈

鼻炎、鼻塞多由伤风感冒引起，严重者双鼻孔阻塞，呼吸不畅，头昏头晕甚至胀痛等，经久不愈，影响工作和休息。

现介绍一浸药疗法，该疗法可与临床对症给药治疗配合使用。

浸药疗法的具体操作：先用1%的麻黄素滴入或喷入鼻腔，使肿胀的鼻甲缩小。再用7厘米左右的棉签，滴上0.25%氯霉素眼药水或庆大霉素眼药水，药水浸透棉花后，将棉签轻轻塞入鼻腔中，直至稍用力不能塞入为止。双鼻孔阻塞则两鼻孔皆塞入药水棉签，约2小时左右取出，擤鼻涕后再如上法塞入药水棉签。每天2~3次，晚上可塞着棉签过夜。

浸药塞1次后，即感轻松，几次则基本痊愈。此法简单、方便，对多种原因造成的鼻炎、鼻塞皆有效。

百姓验证：辽宁清原县湾甸子镇二道湾村王安才，男，53岁，农民。他来信说："邻居尚礼明患鼻炎20多年，鼻子不知不觉经常滴水，我用本条方为他治愈。经他一宣传，有很多人都来找我治疗，结果是求治者人人皆愈。"

荐方人：四川都江堰市医院　陈志勇

我用耳背放血法治过敏性鼻炎效果显著

患过敏性鼻炎的人，清鼻涕多如滴水，鼻子奇痒难忍，鼻塞、喘不过气来，头昏脑涨，虽然不是什么大病，但却苦不堪言。

治疗过敏性鼻炎，一般多采用抗过敏药如扑尔敏、苯海拉明、强的松等，但治疗效果很不理想。我近几年来采用耳背放血法治疗过敏性鼻炎效果十分显著，很受患者欢迎。耳背放血疗法操作简单，在病人耳背上三分之一处找到浅表小静脉，以碘酒或酒精消毒后，用灭菌针轻轻扎一下，放出5～10滴血，用消毒棉球擦干血后涂上酒精，压上消毒棉球，再用胶布固定好就可以了。轻者1次即能治愈，重者2次可治好。

引自：1995年9月20日《中国中医药报》

我应用扑冰散治过敏性鼻炎83例全部有效

配方及用法：扑尔敏400毫克，冰片3克，共研细末，贮瓶备用，勿泄气。每次将本散少许置指头上，按于鼻孔吸之。每日吸2～3次。

疗效：治疗83例，痊愈80例，好转3例，有效率100%。

百姓验证：山东威海市古陌路87号谢振刚，男，33岁，工人。他来信说："张某患过敏性鼻炎，每年秋季犯病。到医院治疗，花费600多元未见好转。我用本条方为她施治，并配合按摩，病人反映效果很好，以前白天鼻塞，现在已通了。"

引自：《中医杂志》（1990年第10期）、《中药鼻脐疗法》

用鲜蜂蜜涂鼻内黏膜治萎缩性鼻炎半月左右可显效

臭鼻症即萎缩性鼻炎的晚期，患者呼出之气息奇臭难闻，是中老年人的一种顽固疾患。

多年来，我采用山东省杨福岳医师提供的偏方，先后试治27例，有24例获愈。

方法：先用温水将鼻腔内脓痂及分泌物洗净，再用消毒棉签蘸取新鲜蜂蜜少许，均匀涂抹于鼻黏膜上，每日早、晚各1次，连续3个月为一疗程。一般半个月左右即可显效，无任何不良反应。

本疗法的原理：蜂蜜在局部涂抹后，形成一层薄的保护膜，有利于鼻黏膜的修复。同时，蜂蜜中含多种生物活性物质，激发鼻黏膜分泌出更多的免疫球蛋白及干扰素，以杀灭局部的致病微生物，使萎缩性鼻炎得以治愈。

引自：1996年第11期《老年天地》

维生素 E 溶液治萎缩性鼻炎有效率 100%

配方及用法：以复方维生素E溶液滴鼻，5周为一疗程，每周用药2瓶（每瓶10毫升）。

疗效：有效率100%，一般用药4瓶可显效。

引自：《实用西医验方》

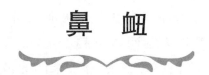

鼻　衄

鼻衄是临床常见的症状之一，俗称鼻出血。可由鼻部疾病引起，也可由全身疾病所致。鼻出血多为单侧，少数情况下可出现双侧鼻出血；出血量多少不一，轻者仅为涕中带血，重者可引起失血性休克，反复鼻出血可导致贫血。

我用蒜泥敷脚心治鼻衄获满意疗效

方法：取大蒜头适量，捣烂成泥。先用凡士林或菜油在两足底中心处（涌泉穴）薄薄涂一层，再把蒜泥涂在穴位上，敷料覆盖，胶布固定，20分钟后鼻血即止，然后去药。

近年来，我在农村医疗实践中用此方治疗鼻出血10例，均获满意疗效。（钟久春）

百姓验证：山东庆云县后张乡王学庆来信说："谢金明之女患鼻出血症，致使面黄肌瘦，四肢无力，经多方治疗无效。后请我治疗，我用本条方为她治疗10天便告痊愈，至今未复发。"

我鼻血不止用本方治疗显奇效

配方及用法：知母15克，石膏50克，白茅根15克，大青叶15克，菊花15克，甘草15克，水煎服。3剂即可痊愈。

此方曾介绍给其他老年同病患者，也屡见奇效。

我用此方治好了顽固性鼻流血

鼻流血曾使我几近丧命。从记事起，我就生活在鼻流血所造成的恐怖氛围里。不论春夏秋冬还是白天黑夜，稍不注意就鼻流血，轻则几分钟，重则几十分钟；有时几天一次，有时一天几次。最严重的是1989年7月13日，鼻流血不止。其间又注射止血敏，又服止血药，又向鼻孔里塞棉球纱布，才好不容易止住。从那以后，我的体重便从68.5千克下降到63千克。我以为这回体重趋于正常，鼻流血也就会不治自愈了。可是我想错了，那稍不注意就流出来的血液，经常搅得我惴惴不安。

常言说："得病三年会行医。"我在服用了许多中西药都不起任何作用的情况下，于1990年9月7日自己上山采了下面这剂鲜草药，服下以后，至今已经6年，鼻流血没有复发过一回。现将药方献出，愿能对不幸染有此疾的各位朋友有所帮助。

配方及用法： 大蓟根100克，白茅根、朝天罐各65克，倒触伞、岩桑根各45克，枇杷叶、棕榈芯各30克，皆为鲜草。煨水服，直到色淡汤清。若效果不明显，可连服2剂。

百姓验证： 陕西渭南市临渭区张南勇，男，23岁，农民。他来信说："我村一位老太太患鼻出血半年多，如果用力过猛或稍加劳累就鼻出血，请好几个医生治疗，花了300多元钱也没有治好。后来我让她用本条方治疗，她连服3剂药就好了，现已有半年未复发。"

我用本方治好了多年的鼻出血病

以前，我经常流鼻血，特别是夏天天气燥热，常会突然流鼻血，看了很多医生都没治好。后来，偶然从朋友处得到一个偏方，竟然治愈了我多年的毛病。我又将偏方介绍给另几位朋友试用，均获得奇佳的疗效。

配方及用法： 鲜韭菜100克，青蒿50克，鱼腥草100克，混合熬水喝，连

饮2天，每日3次，便可治愈。（林茂）

我用血余炭加绿豆、白土面治鼻血特别灵验

配方及用法：头发灰10克，绿豆面12克，白土面15克（系当地白黏土的干细面）。将上药研细过筛后和水为丸。此为1日量，分3次白开水冲服。

说明：头发灰又名血余炭，具有止血功效，与另两味药配伍，止血作用佳。

百姓验证：李卓云，女，患鼻流血多次，吃药不少，难以根除。其舅父杨荣起是老中医，给她用此方1剂即愈。后又将此方介绍给许多患者，鼻血皆止。

荐方人：河南省洛宁县西山底乡医疗室　王德生

鼻塞大黄炭末止鼻血能获奇效

配方及用法：将生大黄明火烧焦存性（烧至七八成）碾成细末，装瓶待用。用时取大黄炭末，用温开水调匀，塞患侧鼻孔。

疗效：用此方治愈鼻衄患者30余例。其中，14例经中西药长时间治疗无效，成顽固性鼻衄，反复发作，用此法皆获奇效。

引自：《四川中医》（1987年第12期）、《单味中药治病大全》

治鼻血不止奇效方

配方及用法一：用一根灯芯点清油烧少商穴（在两手大拇指内外甲缝之中）。左流烧左手，右流烧右手，双流双烧。如原处起疱，将疱刺破烧之，再服艾柏饮，免得复发。

按语：艾柏饮，即用艾叶、柏子仁（去净油）、山萸肉、丹皮各1.5克，大生地9克，白莲肉（去心）、真山药各6克，泽泻3克，鲜荷叶1张（干者无效），水煎服。前用烧法，只可救急。此方可杜绝源流，服之如神。

配方及用法二：四生丸，生地叶（无则用生地捣汁亦可）、生艾叶、生荷叶、生扁柏叶各等份，共捣为丸，每服9克。有人患伤寒病后，鼻血3日不止，服本方立愈。

引自：广西医学情报研究所《医学文选》

鼻窦炎

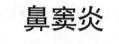

　　一个或多个鼻窦发生炎症称为鼻窦炎，累及的鼻窦包括上颌窦、筛窦、额窦和蝶窦，是一种在人群中发病率较高的疾病。鼻窦炎可分为急性、慢性鼻窦炎两种。急性鼻窦炎多由上呼吸道感染引起，细菌与病毒感染可同时并发。慢性鼻窦炎较急性者多见，常为多个鼻窦同时受累。

我用鹅不食草治好了鼻窦炎综合征

　　我患鼻窦炎，久之出现综合病症：鼻塞、胀酸、流涕，咽喉常发炎。用鹅不食草粉塞入鼻腔30余日，每日3～5次，每次少许，后鼻镜检查鼻内炎症消除，困扰多年的综合病症全无。

　　鹅不食草长在房前屋后，夏秋采集全草洗净晒干制成细粉即可用，既经济有效又方便。

　　荐方人：广西恭城县地方志办　　肖铭新

加味葛根汤治急慢性鼻渊（鼻窦炎）54例全部有效

　　配方及用法：粉葛根、桂枝（后下）、桔梗、赤芍各9克，炙甘草4.5克，鹅不食草、鱼腥草各12克，玉米须15克。上药水煎，取汁盛入一器皿中（口要小），备用。患者趁热将鼻孔对准盛药器皿口熏蒸，并令反复吸之。每日数次，熏后取药汁内服。若复发，再用有效。

　　疗效：经治慢性鼻窦炎54例，用后症状均消失。部分病例2年内复发，再用有效。

　　说明：临床应随症加减，头痛鼻塞甚者加蔓荆子9克，薄荷（后下）、细辛各3克；流浊脓涕、腥臭特甚者加苍耳子、辛夷花、升麻各6克；热重者加连翘、甘菊花各9克；湿甚者加苡仁15克；鼻衄者加侧柏叶、白茅根各9克；头晕甚者加苦丁香6克，夏枯草、旱莲草各9克。本方试用于急慢性过敏性鼻炎，亦有效。

引自：《新中医》（1987年第10期）、《中药鼻脐疗法》

我以青苔塞鼻法治慢性鼻炎与鼻窦炎有较好效果

配方及用法： 用小刀从潮湿处刮下青苔装干净瓶内，用时夹取少许青苔卷在消毒过的纱布内，形成小条，放入鼻孔内。交替塞，每3～4小时更换1次，一般5天即愈。

反应： 起初鼻塞加重，嗅觉丧失1天左右；第三天患者可闻到清凉味，随即打喷嚏、流涕，鼻塞减轻；四五天后鼻塞消失，黏膜红肿消失，鼻翼无压痛，痊愈。

百姓验证： 广东五华县华阳镇何利军用此方治愈了鼻窦炎。

荐方人： 云松庵师太

真松花粉闻鼻治鼻渊流臭水有神效

配方及用法： 真松花粉，研末，贮瓶备用，勿泄气。用时揭开瓶盖，对准鼻孔（患鼻）闻之、吸之，每日闻3～6次，半日可根治。

引自：《中药鼻脐疗法》

失音症

失音症是指因器质性或情感性障碍造成的生成语音困难。常表现为突然失声或仅能发出耳语声，但咳嗽或哭笑时声音往往如常。大多数病人经治疗后突然恢复，少数可自行恢复，也有愈后再发者。

"金嗓子"方可治用声过度引起的声音沙哑

配方及用法： 皮蛋（俗名变蛋）2个，冰糖31克，同煎一大碗汤服之。早、晚各服1次，1～2剂可愈。

五官科疾病

此方又称"金嗓子"方，为昔日伶人所常用。将要演讲或歌唱者可预服，以防暗哑。

引自：广西医学情报研究所《医学文选》

苦酒汤治失音症 33 例均在 3 天内获愈

主治：痰火互结，咽部充血水肿影响发音的实证失音。

配方及用法：制半夏15克，加水400毫升，煎20分钟去渣，加入苦酒（米醋）70毫升，待半冷时再加入鸡子清2个，搅匀即成。徐徐含咽，不拘于时，每日1剂。

疗效：治疗33例，一般服药2~3天即获愈。

引自：《湖北中医杂志》（1985年第5期）、《实用专病专方临床大全》

青蒿代茶饮治失音 18 例皆治愈

配方及用法：青蒿干品60克（鲜品120克），加清水1000毫升，武火急煎，或用开水泡代茶饮。每天1剂，分2~3次服。

疗效：本方治疗失音18例，均治愈，一般2~3剂即愈。

引自：《山东中医杂志》（1986年第1期）、《单方偏方精选》

本方已神奇般地治愈病后失音患者 10 余人

主治：病后失音，感冒失音，咳嗽失音。

配方及用法：青蒿16克，童便两茶杯。以水一碗煎青蒿十余沸，冲童便服。小儿酌减。

疗效：此方治愈患者10余人。

荐方人：广西柳城县　黄启暄

引自：广西医学情报研究所《医学文选》

吃甘蔗治好了失音症

主治：热病津伤、肺燥、声音嘶哑、口渴等症。

配方及用法：甘蔗60克，麦冬9克，胖大海6克。将上药加水适量，稍煎取汁，不拘时，徐徐缓饮。

按语：甘蔗味甘、性寒，有清热润肺之功效；麦冬、大海皆为润肺生津之品。相传，清朝乾隆年间，浙江临海县周某久患失音，声音嘶哑，前往名医叶天士处求治。叶氏断为不治之症，嘱其速归，并言其死期不远。周某绝望而归，令家准备后事，朋友劝其再找其他名医诊治。有人传闻黄岩夏云颖亦当今之名医，可前往一试，周某就乘舟至夏云颖处。夏氏诊焉曰："病固危重或可挽救。"但无处方，只是嘱其取甘蔗汁随意饮服。周某按照他的吩咐，买了一船甘蔗回家。不久，甘蔗吃完，病情也有了好转，又经调理而愈。后来，周某因事路过苏州，到叶天士处，俱言治疗经过，叶氏称赞不已。

引自：《小偏方妙用》

咽　炎

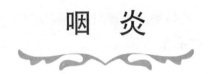

咽炎可分为急性咽炎和慢性咽炎两种。急性咽炎为咽部黏膜及黏膜下组织的急性炎症，咽淋巴组织常被累及。炎症早期可局限，随病情进展常可涉及整个咽腔，以秋冬及冬春之交较常见。慢性咽炎又称慢性单纯性咽炎，较多见。病变主要在黏膜层，表现为咽部黏膜慢性充血，黏膜及黏膜下结缔组织增生；黏液腺可肥大，分泌功能亢进，黏液分泌增多。多见于成年人，病程长，易复发。

酢浆草当茶饮治急性咽炎40例全部治愈

配方及用法： 鲜酢浆草30克（干品9克），水煎服，少量多次代茶饮。小儿可加白糖、蜜糖或冰糖。

疗效： 共治疗40例，服用本品后，均于2天内好转，经3～5天全部治愈，治愈率100%。

引自：《赤脚医生杂志》（1975年第3期）、《单味中药治病大全》

土豆片治急慢性咽炎 2 日可见效

土豆的生物价值非常高，蛋白质的含量低，易消化好吸收。临床用以消炎、散结、去肿，验之十分有效。患急慢性咽炎，可将土豆切片贴于喉部，胶布固定，早晚各换1次。此方法均可在2天后见效。

注意：均用新鲜土豆切片，固定不牢者，要随掉随换，使土豆片始终贴于患处。（林中）

引自：1997年5月27日《老年报》

我用蜂蜜浓茶治好 4 位咽炎患者

配方及用法：取适量茶叶用开水泡成茶汁，再加适量蜂蜜搅匀。每隔半小时用此液漱喉并咽下，一般当日可以见效，2天即痊愈。

百姓验证：辽宁瓦房店市倪家村倪殿龙，男，70岁，离休。他来信说："我村郭洪艳患咽炎，打针吃药治疗1周，病情不见好转。后用本条方治疗，结果是立见神效，疼痛基本消失。"

扁桃体炎

扁桃体炎可分为急性扁桃体炎和慢性扁桃体炎。患急性传染病（如猩红热、麻疹、流感、白喉等）后，可引起慢性扁桃体炎，鼻腔有鼻窦感染也可伴发本病。临床表现为经常咽部不适，异物感，发干、痒，刺激性咳嗽，口臭等症状。

红根草治扁桃体炎 80 例全部治愈

配方及用法：鲜红根草100克（干品50克），加水500毫升，煎成250毫升，每天2次分服。

疗效：共治疗80例，全部治愈，平均治愈天数为3.1天。而对照组用青链霉素治疗，平均治愈天数为4.4天。

引自:《人民军医》（1983年第8期）、《单味中药治病大全》

用喉症丸治扁桃体炎疗效甚佳

配方及用法:喉症丸20～30粒，压碎，研成面，放入容器中，用米醋浸泡约5分钟，搅匀倒在纱布上，敷于两侧扁桃体。

此方对于感冒引起的咽喉肿痛、扁桃体炎疗效甚佳，许多患者用后都获得了满意的效果。

荐方人:黑龙江哈尔滨市第一医院 康洪

各种牙痛

牙痛是指牙齿因各种原因引起的疼痛，为口腔疾患中常见的症状之一。大多是由牙龈炎和牙周炎、龋齿（蛀牙）或折裂牙而导致牙髓（牙神经）感染所引起。表现为以牙痛为主，牙龈肿胀，咀嚼困难，口渴口臭，或时痛时止，遇冷热刺激痛、面颊部肿胀等。

我用海椒面治牙痛果真灵验

牙痛不算病，痛起来真要命。我于1978年患牙痛病，尝到了要命的滋味。当时由于经济条件所限，没有到医院求医。后经人介绍一偏方，试后果真灵验。

配方及用法:海椒面250克，红糖250克，猪油250克。先把海椒面放在锅里炒焦，起锅，再把猪油放到锅里熬化，加红糖，待红糖溶化后，将炒焦的海椒面倒入锅内混合搅匀，起锅待凉。牙痛时，将混入红糖的海椒面取一撮按在痛处，过一会儿咽下，再按，重复多次，直到把海椒面吃完为止。

荐方人:重庆市长寿区 胡里仁

引自:广西科技情报研究所《老病号治病绝招》

枸杞蒺藜能治牙痛

配方及用法：枸杞、蒺藜各30克，生、熟地各15克，全虫、骨碎补各10克。每日1剂，水煎，分2次服。偏头痛者，加蜈蚣2条，僵蚕10克，赭石30克；胃火牙痛者，加生石膏30克；牙宣者，加马鞭草30克，人中白、黄柏各10克；虫牙患者，加花椒5克，乌梅10克。

疗效：用此方治疗牙痛患者70例，治愈59例，显效11例，有效率100%。

引自：内蒙古科学技术出版社《中国验方全书》

我的牙痛是用酒泡大黄治好的

每年春秋季我就患牙痛，痛的时候恨不得将痛牙拔去。后用一方治愈，多年来没有复发过。

配方及用法：大黄、白酒各15克。将大黄放入茶缸内，然后将白酒倒入，浸泡10分钟后，再倒入开水一满缸，待半温后饮用，喝完再倒热开水，连续喝一天，约喝五六茶缸。第二天，再换新大黄和白酒，仍按此方法使用，直喝到牙不痛为止。

荐方人：河南尉氏县三中　赵国池

引自：1997年第8期《老人春秋》

我长达7年的顽固性牙痛用车前草治愈

牙痛的滋味我深有体会，深受其害。少时嗜糖如命，常常躲在被窝里偷偷吃，于是牙痛便接二连三地光顾。经常是一痛半个月，一肿半边脸。为此我想方设法多方寻医问药，针剂注射过，药剂口服过，土法偏方屡次尝试，却往往是"按下葫芦起来瓢"。5年前得一偏方：仲秋时节从野外采摘大量车前草，连根拔起，洗净晒干。择两株车前草配以两块似核桃大的冰糖煎煮，文火熬制一茶杯汤水口服。每日3次，7天为一疗程，一般2个疗程即可痊愈。

我试用此法后（连服2个疗程），长达7年之久的顽疾牙痛终于根治了。而听我介绍使用此法的患者也一一报告喜讯，分文未花，顽疾除根。

百姓验证：广东台山市台城街道富华新村328号甄沃根，男，53岁。他来信说："我用本条方治好多位牙痛患者。"

荐方人：新疆农四师72团　罗雪玲

我用单药公丁香治各种牙痛均在数秒钟内止痛

主治：各种牙痛。

配方及用法：取公丁香数十粒，研细末，贮瓶中备用。牙痛者可将丁香粉纳入龋洞内或牙隙处。

疗效：用后约数秒钟即能止痛，重者可连续使用2～3次，有效率100%。

百姓验证：北京顺义区大孙各庄镇石庄村孙东复，男，62岁，教师。他来信说："村民贾贺生突患牙痛，我按本条方在他牙痛处敷上药粉，疼痛逐渐消失。又敷1次，牙痛即愈，未再复发。本镇石材厂主任邓彪患牙痛，疼痛剧烈，我用本条方为他治疗，很快牙就不痛了。"

荐方人：四川省犍为县　沈吉义

引自：《四川中医》（1990年第5期）、《单方偏方精选》

我利用名师叶天士的验方治各种牙痛千余例无不显效

主治：急性根尖炎、牙周脓肿、急性化脓性牙髓炎。

配方及用法：煅石膏2.1克，生地6克，荆芥3克，防风3克，丹皮3克，生甘草2.1克，青皮1.8克，水煎服。上门牙痛属心火，加半夏2.4克，麦冬3克；下门牙痛属肾火，加知母3克，炒黄柏3克；两边上牙痛属胃火，加白芷2.4克，川芎3.6克；两边下牙痛属脾火，加白术2.4克，白芍3.6克；左边上牙痛属胆火，加羌活3克，龙胆草2.4克；左边下牙痛属肝火，加柴胡3克，炒栀子3克；右边上牙痛属肠火，加炒枳壳3克，大黄3克；右边下牙痛属肺火，加桔梗3克，炒黄芩3克。

疗效：30余年治牙痛上千例，无不效果显著。仅1983年就治58例，按上方辨证施治，服3剂愈者12例，服6剂愈者35例，服9～12剂愈者4例，反复发作（逆行性3例，龋齿者4例）根治者7例，经观察2年均未犯。

按语：本方为先师所授。20世纪60年代初荐给口腔科，用于治疗牙痛，屡用屡效。

五官科疾病

百姓验证：广东连州市清理处吴木清来信说："我市九坡镇农民邱远贵患顽固性牙痛15天，吃不下，睡不好，受尽了折磨。曾在管理区医疗站治疗，吃药打针一星期，牙还是照痛不减。后来用本条方治疗，服下2剂药开始见效，服完3剂药后牙就一点也不痛了，仅花5.1元钱。"

荐方人：北京市延庆区中医院口腔科　侯士林

引自：《当代中医师灵验奇方真传》

我用 7 种中药研末吹鼻治牙痛 30 例都是立竿见影

配方主用法：雄黄10克，乳香6克，胡椒10克，麝香0.5克，荜拨6克，良姜9克，细辛5克，共研细末，分装密封保存。用时将少许药吹鼻中（男左女右），用药后牙痛立止，有特效。

百姓验证：江苏响水县灌东小区蒯本贵，男，67岁，退休医师。他来信说："我用本条方治疗小儿牙痛30例，均立竿见影。"

引自：《中药鼻脐疗法》

我老伴和孙子患牙痛病用本方治疗很见效

冰片、薄荷、樟脑各等量，置于碗片上，上盖一小碗片，置于炭火上焖成炭，放于痛牙上，有特效。

百姓验证：辽宁本溪电信局张广生，男，61岁，干部。他来信说："我老伴和孙子患牙痛病，用本条方治愈，现已4个月未见复发。"

引自：《蒙医妙诊》

本方治很多虫牙痛患者均显神效

配方及用法：青矾10克，煎白醋含漱，1次可以痊愈。

我从梁大师处得此方，介绍给很多病人试用，均有神效。（志园）

注：梁大师是广东省气功科学研究会气功掌门研究会会长。

引自：广东省气功科学研究会主办的宣传小报

神效牙痛水治龋齿疼痛 120 例有效率 100%

主治：龋齿疼痛。

配方及用法：北细辛、蜂房、防风、白芷、荜拔、甘松、川椒各6克。诸药研粗末，以高粱酒15毫升浸1周。勿令泄气，时时摇动。用时以棉球浸泡药水放于龋齿处。

疗效：多年来用本方治疗龋齿疼痛120例，用药1次痛止53例，用药2～7次痛止64例，用药7次以上（均系损冠破髓者）痛减3例，有效率100%。

按语：此方系师传秘方经化裁而出，用于临床已30余年，对龋齿所致牙痛屡用屡验，并有防腐灭菌之效，常用可防龋齿。但用药时尚需注意，放药后患牙处即有麻、辣、热等不适感觉，切不可吐弃药棉球，随即吐涎痛止。凡伴牙龈痛肿时暂先不用，待肿消用之较佳。

荐方人：四川省巴中市清江医院　李如清

引自：《当代中医师灵验奇方真传》

韭菜籽治虫牙1次治愈

配方及用法：取韭菜籽25克，用纸卷成烟条状，再用火点燃，放在口中，像抽烟一样吸；或者捣烂用醋调，敷在虫牙上；或将韭菜籽放在烧红的瓦上，用漏斗罩住，引烟熏虫牙。

本方经许多朋友试过，极为灵验，且1次治愈。

引自：《神医奇功秘方录》

口服苍耳鸡蛋治龋齿牙痛1次即愈

配方及用法：苍耳9克，鸡蛋2个。将苍耳炒黄去外壳，籽仁研成糊，再与鸡蛋同煎（不用油和盐），待煎熟后1次口服。

疗效：1次即愈。

引自：《实用民间土单验秘方一千首》

口含醋地骨皮液治龋齿牙痛30分钟可愈

配方及用法：鲜地骨皮60克，食醋250毫升。将地骨皮洗净加入醋内浓煎，去渣取液，连续口含数次，30分钟后牙痛可愈。

引自：《实用民间土单验秘方一千首》

我用石地丹连汤治牙痛效果极为显著

配方及用法：生石膏30克，鲜生地12克，牡丹皮10克，川黄连9克，水煎服，每日1剂，分2~3次服。

疗效：以此方治疗50余例牙痛，均收到了显著效果。

百姓验证：河南南阳地区新野农场医院王金学说："我用本方治疗15例牙痛，均全部治愈。"

荐方人：解放军52979部队卫生队　苏晓燃

引自：1983年第1期《新中医》

本方治风火牙痛百余例均有较好疗效

配方及用法：石膏60克，生地、木通、防风、栀子、连翘、荆芥各6克，熬服。

荐方人：河南淮阳县鲁台镇办公室　谢波

说明：本方系谢波同志外祖父临终前传授的治风火牙痛验方。3年来，经治百余位患者均有较好的疗效。少则2剂即愈，多则4剂便可痊愈。

松香酒贴面部止牙痛立见奇效

取松香少许碾成面，装入白布口袋内，用白酒浸湿贴在面部（哪侧牙痛就贴在哪侧脸部），短时间内即可见效。患风火牙痛者，不妨一试。

牙 衄

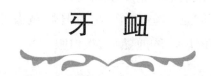

> 牙衄又名齿衄，即指非外伤性从牙缝中或牙龈上渗血，因此又称牙龈出血。多由胃火上升，血随火动，或肝肾阴虚，虚火上浮所致。

我用本方3剂治愈了一患者的牙龈出血

配方及用法：生石膏、山药各15克，知母、泽泻、生地、甘草、丹皮各

10克，连翘12克，大黄5克。上药水煎服，每日1剂，分2次服完。

疗效： 1剂止血，3剂不再复发。

百姓验证： 江苏通州区季妙贤，男，54岁，乡村医生。他来信说："有一次，一患者牙龈出血，很严重，打针输液效果不佳，最后我按本条方给他服药3剂治愈，至今未复发。"

引自：《实用民间土单验秘方一千首》

慢性牙周炎

慢性牙周炎是最常见的一类牙周炎，约占牙周炎患者的95%，由长期存在的牙龈炎向深部牙周组织扩展而引起。本病一般侵犯全口多数牙齿，也有少数患者仅发生于一组牙（如前牙）或少数牙。

我用灭滴灵（甲硝唑）治慢性牙周炎效果好

配方及用法： 初诊做一次龈上洁治后，口服灭滴灵，每次200毫克，每日3次，15天为一疗程。再用2%～4%灭滴灵溶液（可用灭滴灵片100～200毫克放入500毫升温开水中，用前现配制）含漱，每日数次。

疗效： 服药后1～3天牙龈出血即止，口臭、牙过敏等自觉症状逐渐减轻，半月后基本消失，牙周脓肿也未复发，牙齿松动减轻，牙渐趋稳固，咀嚼功能渐改善。四川仁寿县医院口腔科医生丁树清治疗101例患者，效佳，有效率100%。

百姓验证： 江苏无锡市橡胶集团有限责任公司吕建军，男，29岁，技术员。他来信说："一妇女患慢性牙周炎3年，发病时牙周红肿流脓水，疼痛难忍。我用本条方为她治疗，服药20天牙周炎痊愈，现已有1个多月未见复发。"

引自：《实用西医验方》

我朋友患牙周炎只在牙膏上撒甲硝唑刷牙就很快治愈了

方法：用甲硝唑半片（0.1克）研细撒在普通牙膏上刷牙，每次刷3~5分钟，每天早晚各1次，1周后能取得显著效果。

曾有50余例病人，以牙周炎为主，并有牙龈炎和牙龈脓肿病，用此方法后他们一致反映：疗效很理想，能够很快消除口臭，能消肿、止痛。

病情较重者，用甲硝唑刷牙后，不要马上用水漱口，以获得理想的效果。

百姓验证：北京市延庆区延庆镇李淑秀，女，46岁。她来信说："我朋友梁月娥患牙周炎多年，平日药不断，也没见效，后用本条方治愈。"

口腔溃疡

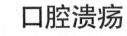

口腔溃疡是发生在口腔黏膜上的浅表性溃疡。诱因可能是局部创伤，精神紧张，食物、药物、激素水平改变，以及维生素或微量元素缺乏等。

我用苦胆矾治好了口腔与舌尖溃疡病

苦胆矾治口腔溃疡有效。几年来我常患口腔、舌尖溃疡病，吃饭困难且疼痛难忍。后觅得一个偏方，用苦胆矾敷了3天就好了。

配方及用法：备猪苦胆1个，明矾25克压成细末，灌入猪苦胆内，放在阴凉处，待风干后取出黄色粉末状的胆矾存放在净瓶内备用。用时取少许敷于溃疡面上，每日3~4次，3日痊愈。（鲁达）

我患口腔溃疡用黄柏1周治愈

我已年逾古稀，3个多月前患了口腔溃疡，曾去知名大医院医治2个多月，没有明显效果。我从《老年报》上看到介绍用黄柏治疗口腔溃疡的方法后，便到中药店买了30克黄柏，放到家用小电烤箱中烘烤。待黄柏呈淡焦色便取出凉凉，粉碎后添加三四匙蜂蜜调成糊状，存放在一小玻璃罐中，每日涂溃疡处3～5次，仅1周时间，口腔溃疡就治愈了。

百姓验证：河南鹤壁市长风南路313号张志宽，男，36岁。他来信说："我爱人的姐姐常年患慢性口腔溃疡，多次治疗无效，平时吃饭说话都很困难。后来用本条方治疗，用药的第二天疼痛就有所减轻，说话也不困难了，又连服一星期后痊愈。"

荐方人：黑龙江省哈尔滨市离休干部　陈继伦

引自：1997年9月4日《老年报》

本方治复发性口腔溃疡 224 例均痊愈

配方及用法：冰硼散25克，地塞米松15毫克，2%普鲁卡因20毫升，甘油15毫升，混合调匀，2毫升装一小瓶，盖紧瓶塞，用蜡封好备用。治疗前将药摇匀，以小棉签蘸药液涂于溃疡部位，每日4～6次。

疗效：治疗224例，用药1天治愈11例，用药2天治愈121例，用药3天治愈44例，其余48例用药4天痊愈。

引自：《实用西医验方》

矾糖膏治顽固性口腔溃疡 1 次痊愈者占 90% 以上

配方及用法：白矾6克，白糖4克。将上药放入器皿内，文火加热，待其熔化成膏后稍冷却即可使用。气候寒冷时需加温熔化再用。用棉签蘸本药膏涂于溃疡面上，每日1次。用药后，溃疡处疼痛加剧，口流涎水，一般3～5分钟后涎水即可消失。（切记：口流出的涎水不可入肚）

疗效：治疗95例，1次治愈者90%以上。

引自：《云南中医杂志》（1985年第3期）、《单味中药治病大全》

百倍细冰散治口疮 50 例全部有效

主治：口疮。

配方及用法：百草霜、五倍子各10克，细辛1克，冰片3克。先将细辛、五倍子研细，再加入百草霜、冰片重研为细末，混合均匀，装瓶备用，勿泄气。用时先以淡盐水漱口，然后将药末敷于疮面，每日2～3次。

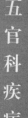

五官科疾病

疗效：治疗患者50例，治愈（用药2~3天，疮面愈合）45例，好转（用药2~3天后疼痛减轻，疮面缩小）5例。

荐方人：甘肃泾川县长庆油田泾川办事处卫生队　丁木柜

引自：《当代中医师灵验奇方真传》

核桃壳煎汤治口腔溃疡效果十分理想

配方及用法：每天取核桃壳10个左右，用水煎汤口服。每日3次，连服3天，就可治愈口腔溃疡。（沈曼斐）

引自：1997年3月5日《晚晴报》

我患口疮30年用本方治愈

配方及用法：参须粉15克，生地粉9克，骨粉9克，猪血15克，小米31克，白糖适量。煮稀饭早晨空腹吃，病史多少年即吃多少天。

我吃了30天，制止了口疮复发。

荐方人：湖南岳阳市人事局　周文渊

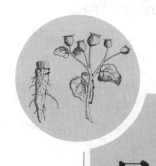

骨伤科及风湿性疾病

腰腿痛

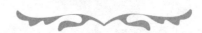

本病是以腰部和腿部疼痛为主要症状的骨伤科病症。主要是由椎间盘突出、骨质增生、骨质疏松、腰肌劳损、风湿类风湿性关节炎等炎症，以及肿瘤、先天发育异常等诱发。

我用本偏方治腰腿痛，仅服几次即愈

我患腰腿痛病多年，曾采用中西药物及多种疗法治疗，都未见效。前不久，朋友送来一偏方，仅服几次，即痊愈。

配方及用法：骨碎补100克，狗脊150克，核桃肉（或花生米）50克，红枣10枚，猪尾巴1条（切碎）。将以上诸味合在一起，并加入少许盐同煎食，能饮酒者以酒送服。每日1~2次，2日见效，一般3~5日可愈。

百姓验证：山东夏津县油厂徐源蒲，男，72岁，离休。他来信说："我按本条方仅用3剂药就治好一腰痛病患者。起初该患者腰痛得不能干活，骑不了自行车，现在他骑车自如。"

荐方人：河南省开封市马号街462号　陶冶青

我用蛇蜕煎鸡蛋治愈了风寒腿痛病

我是一位地质科研工作者，由于多年来在野外工作中受风湿、风寒的影响，退休后我的左小腿经常疼痛，尤其以秋冬季为甚。最近一友人介绍一偏方给我，经过几个月的服用，已基本治好了我的腿病。现介绍如下：

（1）把适量的干净蛇蜕用剪刀剪细、剪碎，剪得愈碎愈好。

（2）将一个新鲜鸡蛋打入碗中。

（3）将剪碎的蛇蜕和鸡蛋放在一起，搅拌均匀。注意其中不要加盐或其他东西。

（4）大勺放荤油（植物油也可）适量，烧热后，把搅拌好的鸡蛋和蛇

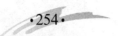

蜕一起倒入油中，煎熟（注意不要煎煳了）后服下即可。

蛇蜕的用量，以将一个鸡蛋打匀后，蛋液可把它完全浸没为准。

此方每天服1次，连续吃1~2个月，一般均可见效。

蛇蜕在中药店可买到，该物甚轻，每次购50克，可用1个月左右。（杨学增）

引自：1997年3月3日《辽宁老年报》

吃生栗子可治肾亏腰脚无力症

主治：老年肾亏，小便频数，腰脚无力。

配方及用法：将生栗子去壳皮，每日早、晚各吃4~5个，细嚼慢咽。另用猪肾30克，粳米70克，熬粥调服。

按语：栗子味甘咸，性温，《常见药用食物》载其功效为"益气、厚肠胃，生用嚼食，治腰脚不遂"。《本草纲目》中记载，有个叫周武的人患腰腿无力症，不能行走，百药无效。有一天好朋友们用车载其到树林中去游玩，众人将他放在栗树下，他看见栗子正熟，个个饱满，随即产生了食栗的念头。朋友们为他采摘了许多，他越吃越觉得味道甜美，一连吃了二斤多（1000多克）。吃后不久，奇迹出现了，他突然从车上走下来，行走自如，疾病全除。这个故事虽然有些夸张，但栗子补肾益气、强壮腰腿的功效是肯定的。

引自：《小偏方妙用》

我患腰痛是用本方治好的

腰腿疼痛是常见的疾病，轻者精神不振、软弱无力，重者长期卧床不起，疼痛难忍。为减轻腰痛患者的痛苦，特介绍家传验方一则。

配方及用法：杜仲、破故纸、小茴香各9克，新鲜猪腰一对。将猪腰切成片，与上述中药加适量水共煮至腰片发黑。喝药汤，吃腰片，每日1剂。连用3剂，腰痛消失，连服5剂即可痊愈。

家父曾用此方治疗过数十名腰痛患者，疗效颇佳，有效率达95％以上，且无任何副作用。本方对肾虚型腰痛疗效尤佳。

百姓验证：广西融水县委组织部退休干部韦绍群来信说："我患腰痛已有2个月了，夜晚睡觉不敢翻身，动则疼痛难忍。后试用本条方治疗，服完

骨伤科及风湿性疾病

1剂药腰就不痛了，晚上睡觉也可以随意翻身了，走路也能挺胸直腰了。"

荐方人：湖北黄石市制药厂　袁从愿

引自：1986年11月《现代生活》

我用羊肝汤治好了许多人的腰痛病

配方及用法：羊肝1具，肉桂20克，附子20克。上三物用水煎，不放盐，吃肉喝汤。

河南汝南县医院用此方治疗820多例腰腿痛患者，效果显著。

百姓验证：广西贵港市李素玲来信说："我用本条方治好腰痛患者5人，多者用药3剂治愈。人们称此方为奇方。"

荐方人：河南汝南县医院　王明山

著名老军医荐出的治腰腿痛特效方

配方及用法：防己、核桃仁、老桑枝各18克，薏苡仁30克，茴芹籽20克，川黄皮25克。上药加水三碗半，煎至半碗服用。每日1剂，不可中断，6~8剂见效，10~12剂根除。

注意：各味方药缺一不可，勿用相近药代替，否则无效。

荐方人：山东菏泽市　王军峰

风湿性关节炎

风湿性关节炎是风湿热在关节的表现，其典型症状为游走性、多发性大关节炎，常见由一个关节转移至另一个关节，病变局部呈现红肿、灼热、剧痛。部分病人也可几个关节同时发病。

我用青蛙酒治好患了22年的风湿病

我患风湿病22年，用多种方法治疗无效。后来，我妻子的舅父传给我一个药方，经用此方治疗后，至今未复发。

配方及用法：土茯苓250克，青皮青蛙1只（活的）做药引子。用白酒将青蛙浸泡死，再加入土茯苓浸泡1周后服用，每天3次。用量视患者酒量而定。

荐方人：重庆市荣昌区远觉镇茨沟村八组　张昌若

本方治风湿痛多例均获奇效

配方及用法：铁屑69克，川乌、木瓜、苍术、白矾、羌活各3克。上药共研细末，用稠大米汤调敷患处。

疗效：本方传给多人使用，屡获奇效，多数治疗10余次即痊愈，而且复发后用之良好，无不适。

按语：本方系王老经验所得。方中用药、剂量均妥帖，祛风除湿效果好，并有舒筋活络的作用。用稠大米汤调敷既能缓和药物对皮肤的直接刺激作用，又能延长药物作用时间，而且简便易得，实为良方。

荐方人：四川成都市　王渭川

引自：《中国当代名医秘验方精粹》

舒筋痹酒治疗风湿腰腿痛 10 例全部有效

主治：由风、寒、湿而致的风湿腰痛、腿部疼痛。

配方及用法：羌活、秦艽、黄精各30克，独活、寻骨风、活血藤、石楠藤、伸筋草、牛膝各20克，细辛10克，杜仲15克。将上药用干净布包好，浸入纯谷酒中，7天后即可饮用。如患者骨节痛，将松节20克劈开浸入白酒内。每日饮用2~3次，每次3~5盅。

疗效：治疗风湿腰腿痛10例，患者饮用白酒5~7天后，临床症状消失而痊愈。

荐方人：湖北省通城县大坪乡　李旺龙

引自：《当代中医师灵验奇方真传》

灵仙逐痹汤治风湿性关节炎 68 例全部有效

配方及用法：黄芪、丹参各30克，川芎、赤芍各25克，当归、威灵仙各

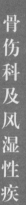

骨伤科及风湿性疾病

20克，独活、乌梢蛇各15克，全蝎10克。每天1剂，水煎服。病情重者每天2剂，1个月为一疗程。服药期间不用任何抗风湿西药及中成药。

疗效： 此方治疗风湿性关节炎68例，临床痊愈60例，显效6例，有效2例。

引自： 《山东中医杂志》（1993年第2期）、《单方偏方精选》

服生地液治风湿、类风湿性关节炎效果显著

配方及用法： 干生地90克。上药切碎，加水600～800毫升，煮沸约1小时，滤出药液约300毫升，为1日量，1次或2次服完。儿童酌减。

疗效： 治疗风湿性关节炎12例，经12～50天治疗后，9例治愈，3例显著进步，血沉恢复一般在症状消失之后。治疗类风湿性关节炎11例，结果显著进步9例，进步1例，无明显疗效1例。

引自： 《中药新用》、《单味中药治病大全》

关节肿痛用盐饭膏敷很有效

关节肿痛最常见的病因是风湿性关节炎和类风湿性关节炎，人们习惯以内服药或肌肉注射药物来治疗。然而时间久了，容易引起胃肠反应和加重一些胃肠疾病病情。实际上，采用民间验方盐饭膏，外敷在肿痛的关节部位，既方便安全又花钱少，不失为一治疗关节肿痛的好方法。

盐饭膏适应于手指、腕、肘、踝、膝等关节肿痛，皮肤无破损，不是由外伤、骨折引起的，关节已变形、畸形者不适用本法。

具体做法： 用热大米饭适量，加入食盐（必须研为细末），一起捣匀成膏状，放在碗里置热水中加温；趁热把盐饭膏敷在肿痛的关节部位，四周均匀摊平，外用一层塑料纸覆盖，再用纱布或干净的布包缠。一般在临睡前敷，次晨起床后取下弃掉，每天1次。如关节肿痛明显，早饭后敷1次，临睡前再换1次，每天2次。可以连敷7～14天，至关节肿胀基本消除为止。大米饭和盐的比例为3∶1或4∶1。（吕晓春）

狗骨酒治风湿性关节炎很有效

主治： 风湿性关节炎。

配方及用法：狗骨（炒）100克，38~60度白酒500毫升。将狗骨研细面，与白酒共置于密封瓶中，浸泡15~20天后开始饮用。每次5~15毫升，每日3次。一般服用3~5天症状好转，服完500毫升后症状消失而愈。

百姓验证：辛某，男，26岁，井下工人。1993年3月20日初诊，自述1个月来双膝关节疼痛，功能轻度受限，服用水杨酸盐制剂疗效不佳。改用上法配制的狗骨酒治疗，服用5天后自觉症状好转，服完500毫升后症状消失而愈。化验抗O阴性，随访1年未见复发。

按语：狗骨性温，味辛、咸，无毒，具有健脾活络、除风祛湿、消肿止痛的功效。现代医学研究证明，狗骨具有抗炎作用，可明显减轻关节肿胀、疼痛。由于国家禁止虎骨做药用，而狗骨具有与虎骨相近的功效，因此狗骨可作为虎骨的代用品在临床上推广应用。

荐方人：内蒙古赤峰红花沟金矿职工医院医师　王利

引自：《当代中医师灵验奇方真传》

四神煎治风湿性关节炎多获良效

配方及用法：生黄芪24克，川牛膝90克，远志90克，石斛12克，二花30克。前四药用500毫升水煎至300毫升，再入二花煎至150毫升，顿服，每日1剂。

上方在唐山民间流传，治疗风湿性关节炎多获良效，此方名四神煎。

百姓验证：李某，男，36岁。2个月前拇指关节肿胀疼痛并发生强直，而后波及全身关节。尤其膝关节肿大痛甚，发红，步履维艰，营养差，面色无华，最后两膝关节肿胀至3倍正常关节。触之热，伸则痛，脉沉数。投以四神煎，连服20剂后，疼痛若失；继服月余，膝部肿消且能活动；服药3个月后，诸症皆消，痊愈，遂停药。

引自：《偏方治大病》

本方治风湿性关节炎有良效

配方及用法：生川乌、生草乌、生浙贝各10克，艾叶50克。锅里放5升左右水，将4味药放入水中煎熬，双膝盖置于锅口上，用棉被将膝部盖严

（勿着风），两膝出汗时，用双手按摩患处。待火渐熄，水温稍降后，用药水洗患处。

百姓验证：王春苗患风湿性关节炎多年，膝部红肿疼痛，用此方3次治愈。

荐方人：河南省洛宁县西山底乡医疗室　王德生

此方治风湿性关节炎治愈率达98%

配方及用法：乳香、没药、全虫、姜虫、牛膝、甘草、茅术、麻黄各36克，制马钱子300克。前8味药炒后与马钱子共研为粉，装入胶囊。临睡前服药1次，每次3～4粒。

疗效：应用近20年，治愈率98%。

引自：《实用民间土单验秘方一千首》

肩周炎

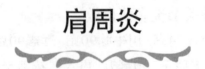

　　肩周炎是肩关节周围肌肉、肌腱、滑囊和关节囊等软组织的慢性无菌性炎症。因患病以后，肩关节不能运动，仿佛被冻结或凝固，故又称冻结肩。

我的肩周炎用抡臂法治愈

几年前，我患有肩周炎，臂既不能高举，也不能后伸，活动受限。经过服药和理疗，症状虽有缓解，但仍不能痊愈，给生活带来诸多不便。

后从一本杂志上看到"自我抡臂内旋外转活动方法"，于是照此方法进行练习，做了一段时间后，我的肩周炎痊愈了。此后，我每见到患有此病的老同志，都向他们介绍此法，经试用都反映疗效显著。这种方法简便，患病者可治病，没病可防病健身。

操作方法：患病肩做上臂内外旋转活动（或反复上伸），每次内外各旋转50圈。反复锻炼，每天可多做几次。开始时有疼痛感，可缓慢进行，如能坚持，很快会缓解或痊愈。

为了预防肩周炎，平时可双肩轮换旋转上臂。经常坚持锻炼，可防止复发。

百姓验证：福建福清市融城镇吴鹏飞，男，68岁，退休干部。他来信说："我患肩周炎已经有15年了，发作时疼痛难忍，行动不便，很苦恼。自从用本条方治疗半个月后，疼痛有所缓解，又坚持治疗1个月，肩周炎基本治愈了。我老伴也有肩周炎，用此条方自疗后，也收到同样好的效果。"

荐方人：辽宁沈阳市　王本义

我用吊身子法治好患了6年多的肩周炎

肩周炎虽是一种常见老年病，但痛苦折磨人，举手穿衣艰难，尤其到了夜晚，常常痛得不能入眠，那滋味，叫人难忍。我患此病6年余可没少吃了苦头。多方寻医求药，吃药针灸，按摩理疗，钱没少花，然而效果甚微，遂失去了治疗的信心，听其自然。

1995年初秋，我在一片林地里坚持晨练，见一群年过半百的老人在吊树锻炼，引起我的好奇心，虽素不相识，但我冒昧前去，和他们搭讪闲聊。有位八旬有余的老翁告诉我说："别看这吊树是简单的运动，却可健身防病，有益身体健康。若长期坚持不懈，对肩周炎效果尤佳。我20余年的肩周炎就是这么吊好的。"从此，我成了吊树友，同他们在一起，说说笑笑，乐乐呵呵，我几乎忘却了年龄、病痛，还增长了不少保健知识哩！

他们告诉我，这种吊树运动简单方便，易做易行，是一种很好的健身活动。只要选择一根平展，大小适合于手抓的树枝，但树枝必须能承受身体重量，以吊身晃动时不影响树干生长为宜，身子吊起，上下晃动，像练单杠似的，这样练了胳臂扩了胸，吊了肚子撑了腿，活动了全身，疏通了经络，调理了气血，达到了舒筋活血的目的。此法对关节炎、腰腿痛、肥胖症等，均有很好的治疗作用。我自打那以后，每天早晨坚持吊上几次，开始每次只吊上三五回，练的时间长了，循序渐进，吊的次数逐渐增加。坚持了半年，肩周炎逐渐好转，现已解除了病痛，基本痊愈。而且我的大肚子消瘦了许多，体重降至正常，胳臂腿也灵活多了，浑身感到轻松舒坦，精力更加旺盛。

通过吊树锻炼之后，我受益匪浅。吊树的确是一种很好的健身运动，患有肩周炎的老年朋友，只要持之以恒，必有显效！（邹石安）

我以细辛生姜酒敷患部治肩周炎收到了好效果

配方及用法：细辛80克，老生姜300克，60度高粱白酒100毫升。细辛研末，生姜洗净，混合捣成泥蓉状，铁锅内炒热，入白酒调匀，再微炒。将药铺于纱布上，热敷肩周疼痛部位，每晚1次。敷药时避免受凉感寒。

疗效：此方治疗肩关节周围炎37例，治愈率86%，有效率100%。

百姓验证：王某，女，51岁。患者右肩疼痛2年余，某医院诊断为右肩关节周围炎。诊时右肩疼痛酸软，伸屈困难，恶寒发凉，入夜为甚，时有烧灼感，肩胛前后压痛明显，动则疼痛加剧，舌苔薄白，脉弦紧。用上方药治疗9天后，肩关节活动功能完全恢复正常，续用3次巩固疗效。随访3年未见复发。

引自：《四川中医》（1991年第1期）、《单方偏方精选》

我患肩周炎用螃蟹泥治疗3天就痊愈了

肩关节周围炎若是长期不愈，百方治疗无效时，用螃蟹泥贴敷肩部可获奇效。

配方及用法：取活螃蟹1个（小的可取2个），先将螃蟹在清水中泡半天，待其把腹中的泥排完，取出捣成肉泥，待用。将捣好的螃蟹泥摊在粗布上，直径不宜超过8厘米，贴敷在肩胛最痛的部位。晚上8点贴上，第二天早晨8点取掉，疼痛就可以消失。

百姓验证：山东桓台县经济信息社朱传辉，男，29岁，信息员。他来信说："我右肩疼痛已有2年了，特别是劳动后疼痛加重，不能屈伸，在医院确诊为肩周炎。曾在医院针灸过，服过中药，喝过药酒，却一直未治愈，前后花掉400多元。后来我用本条方仅治疗3天，花钱不到30元，就已恢复正常。"

引自：《偏方治大病》

腰肌劳损

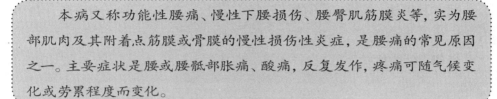

本病又称功能性腰痛、慢性下腰损伤、腰臀肌筋膜炎等，实为腰部肌肉及其附着点筋膜或骨膜的慢性损伤性炎症，是腰痛的常见原因之一。主要症状是腰或腰骶部胀痛、酸痛，反复发作，疼痛可随气候变化或劳累程度而变化。

我用此方治愈100多例腰肌劳损患者

配方及用法：杜仲、续断、生地、赤芍、当归、桃仁、鲜申姜各10克，红肉桂、台乌药、玄胡、灵香各6克。每日1剂，水煎服。

一般服药1～10剂即可显效，20剂根治。对肾虚腰痛、风湿腰痛、淋证腰痛、瘀血腰痛也有一定疗效。

我用此方治疗100多例腰肌劳损患者，都获痊愈。

荐方人：安徽桐城市　汪耕郭

我用本方治愈腰痛患者多人

主治：急慢性闪伤腰痛或腰肌劳损。

配方及用法：当归、丹参、续断、枸杞、枣皮各15克，苏木、乳香、没药、甘草各9克，杜仲12克，水煎服，每日1剂。

注意：胃溃疡或服药后胃部不适者，减去乳香、没药，加玄胡15克；慢性挫伤和复发者，加茴香、故纸。

疗效：用此方临床治疗急慢性闪挫伤、腰痛40余年，治愈病人不计其数。用药最少2剂，最多6剂治愈。服药后最早2天，最迟4天下床行走，7天恢复正常，有效率100%。

百姓验证：内蒙古通辽市16805信箱范荣，女，58岁。她来信说："尉宗礼在2002年10月因打网球造成腰胯扭伤，经西医治愈后近日复发，不敢

骨伤科及风湿性疾病

扭动腰胯，非常疼痛，贴膏药也无效。后来我用本条方为他治疗，很快便痊愈了。"

荐方人：湖北天门市岳口卫生所　戴靖清

引自：《当代中医师灵验奇方真传》

我岳父患劳伤腰痛多年只用核桃泡酒喝就治好了

配方及用法：核桃（青的最好，带皮）7枚，捣碎，浸泡于500毫升白酒内1周。每天睡前饮酒3~5盅，2剂即愈。

说明：绿核桃皮、壳、仁皆入药，尤其仁，入肺、肾经，有治腰痛脚弱之效。

我岳父患劳伤腰痛多年，久治不愈。后用此方，病愈，3年未复发。

百姓验证：湖北武汉市武钢集团公司梅石刚，男，59岁，工人。他来信说："我处刘氏父子二人均患腰痛，我用本条方为他们治愈。"

荐方人：河南省扶沟县　毛纯杰

跌打损伤

> 跌打损伤包括刀枪、跌仆、殴打、闪挫、刺伤、擦伤、运动损伤等，伤处多有疼痛、肿胀、出血或骨折、脱臼等，也包括一些内脏损伤。

用酸枣树根治各种皮肤损伤2天后可结痂痊愈

常见的皮肤损伤有刀伤、烫伤、烧伤及擦伤等，这些伤的特点是面积大，易感染，愈合缓慢，容易复发。近年来，我采用酸枣树根治疗皮肤损伤，效果十分好。

方法：取酸枣树根洗净泥土，剥取根皮切成小块，然后烘干，碾细成末备用。用药前先用毛巾蘸温水擦净皮肤损伤部位的污物，然后将所制的细末药粉撒在损伤部位，并用纱布包好。同时注意不要用水洗患处，保持其清洁与干燥。2天后，患部就会变干，结痂，随即痊愈。

荐方人：重庆市巴南区　吴隆杰

引自：广西科技情报研究所《老病号治病绝招》

接骨散治各种跌打损伤及疼痛不止有效率100%

主治： 各种跌打损伤，伤后疼痛不止。

配方及用法： 铜钱7个，乳香100克，没药100克，虎骨25克，红花100克，黄瓜子150克，香瓜子250克，红公鸡爪4对，川断150克，香附子150克，甘草200克，土鳖虫100克。铜钱锉末，虎骨用香油酥，鸡爪焙干，土鳖虫用童尿炒，上药共为末制成散剂。口服，成人每日2～3次，每次6～9克，儿童减半。

疗效： 轻者3～5天可愈，重者7～15天即愈。经治疗多例，治愈率100%。

按语： 骨折、关节脱位者，应先行复位和整复后，方可用药。孕妇禁服。

荐方人：吉林省梅河口市梅河矿三井卫生所医师　杨宏伟

引自：《当代中医师灵验奇方真传》

"少林佛通丹" 治跌打损伤屡获良效

少林佛通丹又称飞龙夺命丹，是宋代少林寺方丈福裕大师的秘藏方，为少林寺历代僧医和武教头所珍藏。老僧医德禅曾用此药治疗患者近3000名，屡获良效。

功能： 活血祛瘀，通经活络，消肿止痛，舒筋壮骨。对于一切跌打损伤、毒邪恶疮、风湿腰腿疼、四肢麻木、偏瘫，均有良效。

配方及用法： 硼砂、土鳖虫、自然铜（醋淬7次）、血竭各24克，木香18克，当归15克，桃仁9克，白术15克，五加皮（酒炒）15克，猴骨（醋制）15克，延胡索（醋炒）12克，三棱（醋炒）12克，苏木12克，五灵脂（醋炒）9克，赤芍9克，韭菜籽9克，生蒲黄9克，熟地9克，肉桂6克，补骨脂（盐炒）9克，广陈皮（炒）9克，川贝9克，朱砂9克，葛根（炒）9克，桑寄生9克，乌药6克，羌活6克，麝香1.5克，杜仲（盐水炒）6克，秦艽（炒）6克，前胡

（炒）6克，蛴螬6克，青皮（醋炒）6克。以上33味药，先取麝香、硼砂、血竭、自然铜分别研细，再将其余29味药共研成细粉，掺入麝香等细粉调匀，然后取黄米粉120克煮糊，泛药粉制丸如豌豆大，晾干，装瓶备用。成人每日3次，每次9克，用黄酒冲服。

引自：《佛门神奇示现录》

我用本方为姚海治好了脚扭伤肿痛

配方及用法：取凤仙花（即指甲花）茎叶，要白色的，鲜的或干的均可（干茎叶应取阴干的，不可用晒干的），将其捣蓉用白酒调敷患处，效果极佳。

说明：干茎叶药效低弱，以用新鲜的凤仙花茎叶为佳。

百姓验证：四川彭山区西铁分局陈上琼，女，72岁。她来信说："姚海，男，9岁。在学校踢球时，把脚筋扭伤了，肿痛不止，在县医院花掉100多元未治好。后找我治疗，我用本条方为他治疗一星期就好了。"

引自：《神医奇功秘方录》

我用当归汤治未破口的跌打损伤能药到病除

此方专治跌打损伤未破口者，有散瘀活血之功效。治年久内伤、时痛时不痛者，只用药1剂就止痛，2剂痊愈。特别重伤者只用药3剂即可好转。

配方及用法：当归、泽泻各15克，川芎、红花、桃仁、丹皮各10克，苏木6克。上药与一碗半水、一碗半白米酒放入砂煲里共煎，煎至一碗后，倒出温服。服1剂后，如觉得内脏还痛，再如法煎1剂，直到痊愈为止。

加减法：头伤者加藁本3克，手伤者加桂枝3克，腰伤者加杜仲3克，肋伤者加白芥子3克，脚伤者加牛膝子3克。

百姓验证：四川珙县川南特种水泥厂李平来信说："我曾2次跌跤，造成腿部软组织损伤。用本条方自配药治疗，1周治愈，2剂药才花7元钱。"

荐方人：广东电白区　黄世藩

我用本条方治急性踝关节扭伤百余例，效果令人满意

多年来，我用韭菜根治疗急性踝关节扭伤百余例，一般5天可愈，效果令人满意。

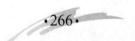

配方及用法：取韭菜入土部位的新鲜根须（数量视损伤部位大小而定）洗净，捣烂，不可去汁，加入适量面粉，用黄酒（也可用白酒）调成稠糊状，敷在扭伤部位，厚约1～1.5毫米。然后用纱布覆盖，再用绷带包扎好。每日换药1次。

百姓验证：柏某，男，24岁。在打篮球时不慎摔伤，当即左踝关节连同整个足背肿胀、青紫，无法站立，疼痛剧烈，面色苍白，出汗，心悸。立刻用鲜韭菜根糊治疗，4小时后疼痛基本消失，3日后恢复正常。

荐方人：江苏大丰监狱　贡锦珊

用本方治碰扭伤所致疼痛疗效好

配方及用法：当归12克，黄芪18克，独活10克，防风10克，秦艽10克，茯苓10克，苍术5克，白药15克，肉桂6克，青皮9克，续断12克，杜仲12克，牛膝12克，桑枝30克，水煎服。不论男女，凡属碰伤、扭伤（表皮未破者）所造成疼痛，服1剂药就可治愈，最多不超过2剂药，有的晚上吃，半夜就没事了。

荐方人：福建福州市鼓山镇东山村31号　吴忠华

姜大黄治急性腰扭伤 32 例全部治愈

配方及用法：生姜60克，生大黄30克，冰片1.5克。将生姜去皮、洗净、捣烂、挤汁，大黄、冰片研成细粉，再将各药加适量开水共调成糊状。使用前，先用葱白头5根，捣烂炒热，用布包好，在痛处揉擦至局部皮肤发红，然后将上药敷上，用敷料包扎，每天换药1次。

疗效：治疗32例，2～3天痊愈者17例，4天痊愈者13例，5天痊愈者2例。

百姓验证：李某，女，23岁。扭伤腰部，运动受限，疼痛剧烈。经用普鲁卡因做痛区封闭、局部热敷及按摩治疗3天，效果不明显。改用上药外敷2次痊愈。

引自：1976年第3期《广西赤脚医生》、1981年《广西中医药》增刊

用八角枫叶醋调敷治踝关节扭伤 81 例均痊愈

配方及用法：八角枫叶适量。将上药研细末，与醋调和成糊饼状，外敷于患处，绷带外固定，每天换药1次。

疗效：此方治疗踝关节扭伤81例，全部痊愈。

百姓验证：李某，女，36岁。患者于当天下午3时下楼梯时右足不慎踏空，右踝关节过度内翻，致右踝关节青紫肿胀，疼痛敏感，行走不利，经X线摄片排除骨折，诊为右踝关节扭伤。即予上方治疗，次日换药即肿消痛减，再用1剂痊愈。

引自：《浙江中医杂志》（1990年第2期）、《单方偏方精选》

用西月石（硼砂）点眼治闪腰可获佳效

配方及用法：西月石（硼砂）适量。上药经煅制后研成细末，瓶装密封；或配制成3%的月石眼药水，分装备用。取上药粉少许，或用上眼药水数滴，点于患者两目内、外眦处，而后嘱病人闭眼，双手撑在腰部，两脚分开站立，腰部前后、左右适度活动。对不能站立的重病人，可让其卧床，由医者帮助做两下肢伸屈活动，20分钟左右即可。每日1次，连治2～3次。若用月石眼药水治之，需每日点2次，至痊愈为止。

疗效：经治50例，治疗1次后，半小时内症状明显减轻或基本消失者46例，略有好转、无效者各2例。

引自：《上海中医药杂志》（1986年第11期）、《单味中药治病大全》

软组织损伤

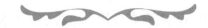

> 软组织损伤指软组织或骨骼肌肉受到直接或间接暴力，或长期慢性劳损引起的一大类创伤综合征。组织受创后出现微循环障碍、无菌性炎症，致使局部肿胀疼痛。

用本方治软组织损伤515例均痊愈

配方及用法：绿豆50克，鱼腥草30克，生大黄10克，泽兰10克，生草乌4克，冰片2克，生栀子15克，桃仁10克，红花10克。上药晒干分别研细末，过筛备用。按损伤部位大小取药粉适量，混匀，加蜂糖及适量面粉调成糊状，敷于患处，然后用纱布绷带包扎。每日换药1次，3天为一疗程。

注意： 局部伤口较深及缝合者、皮肤过敏、湿疹、伤部近面目部、伤口近二阴部禁用。

疗效： 515例患者中，1~2个疗程痊愈480例，3个疗程痊愈35例，治愈率100%。

荐方人： 广东雷州人民医院中西医结合骨伤科　庞仲常

引自： 《亲献中药外治偏方秘方》

我用活血化瘀散治软组织损伤取得显著效果

主治： 全身各部位软组织损伤。

配方及用法： 桃仁、生川乌、生草乌、玄胡各500克，栀子、地龙、乳香、没药各250克。上药研末，用陈醋、医用凡士林调成糊状，外敷患处，2天后再换敷，痊愈为止。

注意： 使用该散外敷，对局部皮肤有刺激性，少数患者敷药后如有皮肤发痒则应停止用药。

疗效： 临床已应用10多年，统计1000例，痊愈率98.5%。其中，1次治愈者20.3%，2次治愈者48.8%，3次治愈者23.3%，4次治愈者6.1%。

百姓验证： 陈某，男，20岁，工人，1993年5月10日就诊。有一次从约2米高处摔下，左踝着地，当时可行走，2小时后左踝肿胀，次日晨起床时左踝不能着地行走，便扶来就医。查见：左外踝前下方青紫肿胀，压痛明显，叩击痛，左踝关节内翻时外踝前下方剧痛，踝关节外翻，屈伸（被动）功能正常。经X线片检查未见骨折。经手法复位后外敷活血化瘀散，2天后复查，肿胀明显消退，疼痛减轻。继续外敷活血化瘀散，伤后第五天就诊，肿胀消退（局部仍轻度青紫），功能正常，临床痊愈。

荐方人： 湖北大悟县东汽中心医院医师　蔡和益

引自： 《亲献中药外治偏方秘方》

乳没蜜纱条外敷治软组织损伤有效率100%

配方及用法： 乳香、没药、土鳖虫、三七各50克，纯蜂蜜2000克。上药前4味研粉，将蜂蜜放在铝锅内煎熬，然后加入药粉用柳木棒搅拌，待药蜜均匀后离火，放进24厘米×50厘米的绷带，浸透后装入盘内备用。患者仰卧于凳上或坐在椅上，行手法整复术，使其筋顺脉通后，敷用乳没蜜纱条3~5层，绷带包扎，每隔5天换药1次。

疗效： 200例患者全部治愈，最快1天，最长15天即愈。均于用药后2小时基本止痛，48小时基本消肿，有效率为100%。

荐方人： 辽宁省沈阳市新城子区中医院　黎思乾

引自：《当代中医师灵验奇方真传》

外伤性溃疡

我脚刮伤感染只用煅柑皮炭末敷即愈

去年，我左脚刮伤，继而感染，多方医治，病情始终不见好转。后来糜烂的伤口直径由1厘米扩展至5厘米多，每天排出大量脓水，患脚红肿，步履艰难。

在苦无办法的情况下，一位朋友让我使用煅柑皮炭末干敷伤口。我按此方法治疗，果然灵验，次日病情即停止发展，第三天患处开始消肿，第七天便停止了流脓水，12天左右伤口结疤痊愈。

柑皮炭末的使用： 先用硼砂水洗净伤口，然后将柑皮炭末均匀地撒在伤口上，用绷带包扎好。开始时每天洗换柑皮炭末一次，待数天后观察伤口所流脓水明显减少时就不再用硼砂水洗，只稍添加炭末即可。

柑皮炭末的制作： 将干柑皮剪碎像指甲大小，用瓦煲盛装放在炉上，将炉火调到最小（暗火），使柑皮慢慢受热起烟，用筷子不断搅拌使其受热均匀，但切勿让它着火燃烧，直至柑皮变深黑色即可取出捣碎筛取粉末。（林茂）

本方治外伤性下肢溃疡10例均痊愈

配方及用法： 蜈蚣（去头足）1条，全蝎3条，鸡蛋1个。上药焙干，共研细末，取鸡蛋开一小孔，纳入药末，搅匀，用面团包裹，放草木灰中烧熟食之。每天1次，每次1个，10天为一疗程。上药分别研成极细末，混合装瓶备用。先将溃疡面用3%双氧水冲洗干净（无双氧水，用盐开水亦可），然后取适量药粉撒布于溃疡面即可。

疗效：此方治疗外伤性下肢慢性溃疡10例，全部治愈。

引自：《四川中医》（1987年第5期）、《单方偏方精选》

柳叶膏治疖肿及外伤感染30余例均治愈

配方及用法：鲜柳叶或嫩芽洗净，加水煮2～4小时，过滤，再同法煎一次，合并两次煎液，浓缩成膏。患处酒精消毒后敷膏，每日1次。

疗效：治疗30余例疖肿及外伤感染，轻者1次，重者2～5次治愈。

引自：《常见病特效疗法荟萃》

颈椎病

> 颈椎病又称颈椎综合征，是颈椎骨关节炎、增生性颈椎炎、颈神经根综合征、颈椎间盘脱出症的总称，是一种以退行性病理改变为基础的疾患。主要由于颈椎长期劳损、骨质增生，或椎间盘脱出、韧带增厚，致使颈椎脊髓、神经根或椎动脉受压，出现一系列功能障碍等。

我自制的药袋治好许多颈椎病患者

配方及用法：当归、川芎、桂枝、川乌、鸡血藤、红花各10克，白芷12克，苏木15克，仙鹤草9克。将上药共研细末，混合均匀后装入布袋内，并将袋口缝合备用。将药袋放在颈部，用细绳固定，白天用之，夜间摘掉。一般用此药袋治疗3～5天后，局部疼痛明显减轻，半个月可达到治愈的效果。如患腰腿痛时，将药袋固定在疼痛部位，同样可获得很好的疗效。

百姓验证：黑龙江牡丹江市某集团公司李殿臣，男，60岁。他来信说：

"本市师范学院教师王秋娥，女，32岁。患颈椎病已达5年之久，除颈部疼痛外，头后、后背和肩也疼痛，手麻木。曾做过牵引、按摩，也口服过颈复康、壮骨丸、骨刺消等药，但效果甚微。后来我用本条方和我自制的药酒（配方附后）为她治疗，1个月后痊愈。"

引自：1996年4月18日《老年报》

药酒配方：熟地、海桐皮、地骨皮、桑皮、杜仲、灵仙、赤芍、木瓜、羌活、生地、甘草、当归、牛膝、薏米各17克，陈皮、巴戟天各12克，川乌、黄芩、桂枝各8克，白酒2500毫升，冰糖250克。以上药共泡7天，早晚服用。

我的朋友用头写"米"字治好了颈椎病

友人朱某患颈椎病，到医院治疗多次，虽稍有好转，却未能治愈，常感到头晕，手臂发麻，肩背放射性疼痛。我曾在杂志上看到过某地有人用头部写"米"字的方法治愈了此症。于是将此法教给他。他认真习练，1个多月就治愈了颈椎病，至今未见复发。

方法：先将两掌搓热，擦后颈和颈部左右侧，使整个颈部血流通畅。然后两脚并立，吸气时提肛收腹，头向后仰，同时两手在身后互握，逐渐用力向上提，呼气时放松还原。接着两脚与肩同宽站稳，两手叉腰，以头部带动颈部写"米"字，按笔画顺序写，做八个方位的旋转，共默数八拍，一横为两拍，一竖为两拍，其他四笔均为一拍，这样默数拍子是为了使动作有节奏。书写的动作要自如、连贯、缓慢、柔和，用力得当而柔中有刚。幅度要略大一些，两眼随笔画走，认清所写的"米"字。头部旋转时，笔画一定要到位，方能见效。画上10多个"米"字后，可以自由活动一下。每日早、晚各做1次，工作间歇还可加做一次。

荐方人：江苏省如皋市新生路针织二厂　俞晓明

我按本法习练 25 天治愈了颈椎病

去年4月份，我在办公时突然感觉左胳膊疼痛，接着往下麻木。先到大拇指，很快五指全麻木，一天最多犯十几次，影响工作。吃西药20多天无效。经拍片检查颈椎，发现颈椎增生，接着在医院牵引月余亦无效。后经一位已治好自身颈椎病的老干部介绍防治颈椎病的简易操，按动作要求，我做了25天，没花一分钱颈椎病就好了。

方法：（1）活动颈部。颈部放松，做前屈后伸，左右侧屈活动。头前屈时，闭口使下颌尽量紧贴前胸，然后还原；后伸时，头颈尽量后仰，使视线能直接看到顶部的天花板。接着左右缓慢旋转颈部。最后做头颈部环绕动作，先使颈向左环绕，后向右环绕，各做八九次。

（2）活动上肢和下肢。左上肢抬起，随着左下肢抬起，上下肢一齐往下压脚着地，接着右下肢抬起，右上肢腾空伸展举起。每侧各做八九次。

荐方人：河南孟津县纪委　陈新富

蛇麝散治神经根型颈椎病疗效确切

主治：神经根型颈椎病。

配方及用法：白花蛇10克，麝香1.5克，肉桂、乳香、没药、川草乌、川椒、白芥子各5克，冰片少许。先将白花蛇焙黄，乳香、没药去油后，再同上药共为细末，装瓶备用。用时在胶布上撒药粉少许，贴于颈部压痛最明显处。同时配服：葛根、威灵仙各30克，全虫6克，透骨草、仙灵脾、白芍、狗脊、鸡血藤、木瓜各15克，桑枝10克，青风藤12克。

疗效：治疗93例，经治疗3个疗程，痊愈45例，显效24例，有效15例。

引自：《百病奇效良方妙法精选》、《实用专病专方临床大全》

我以灵仙乌蛇饮治颈椎腰椎增生收到好效果

配方及用法：威灵仙30克，乌蛇1盘（去头重20克左右），丹参、木瓜、狗脊、秦艽、当归、姜黄、补骨脂各15克，苏木、花椒各10克。煎3次，混合药液，分别在早8时、下午3时及晚上12时服用，每天1剂。颈椎骨质增生加葛根15克，腰椎骨质增生加骨碎补15克。

疗效：治疗颈椎腰椎增生33例，痊愈23例，显效10例。

百姓验证：文某，男，43岁，教师。3年前自觉头痛项强，左臂时感麻木不舒。近半年来症状加重，伴头痛恶心，时欲呕吐。X线片示颈椎变直，椎间隙变窄，第6颈椎椎体后缘有唇样骨质增生。给予灵仙乌蛇饮加葛根15克，用7剂后症状明显改善，继服12剂症状大减。为巩固疗效，嘱服骨刺片30天，后随访无任何后遗症。

引自：《陕西中医》（1992年第6期）、《单方偏方精选》

消除骨质增生药袋方

目前，治疗骨质增生一般使用的药物有抗骨质增生丸、壮骨关节丸、骨刺片、颈复康等中成药，以及西药止痛药类。这些药物都属于内服药，成本高、疗效差、疗程长、治愈率低，没有使增生骨质消失、回缩的功能，并有一定副作用。

本方克服了现有技术治疗骨质增生所存在的上述缺点，而提供一种使用方便，无副作用，治疗效果好，并具有使增生骨质消失、回缩作用的消骨质增生袋。

本袋是用布料做成一矩形袋体，内装消骨质增生的中药散剂，口部用线缝住封闭，中间缝有若干纵横间隔线，防止药粉上下左右窜动，两侧或两端角部设系带，用于绑敷骨质增生部位。药袋的长短，可根据患部范围大小决定。

配方及用法：消骨质增生袋散剂，其配方重量百分比为威灵仙8.2%，川芎8.2%，透骨草8.2%，川乌4.1%，草乌4.1%，羌活16.9%，独活16.9%，白芷16.9%，千年健8.2%，牛膝8.2%。先将川乌和草乌进行炮炒加工，然后再与配方中的其他药物共同研成粉状即可。为有利于药效成分的释放和骨质增生部位的吸收，研磨后最好用80目筛过筛。

本消骨质增生袋，其结构简单，制作容易，成本低，使用方便，将其绕于骨质增生部位皮肤外部系住即可。1个月为一疗程，无痛苦，无副作用，疗效好，治愈率高。一般4~6个疗程即可治愈，不仅可以防止增生，还具有使增生骨质消失和回缩的功能。

注：如能购到制川乌、制草乌，可直接利用，不需再加工。

百姓验证：薛某，女，43岁。增生性腰椎炎，病史1年，丧失劳动能力，生活不能自理。外敷消骨质增生袋4个疗程痊愈。随访无复发，原增生消失。

董某，男，54岁。增生性颈椎炎，病史7年，上肢活动疼痛，运动受限，肘部、手部麻木。曾用颈复康、壮骨关节丸、骨刺片治疗，无效。经外敷消骨质增生袋5个疗程痊愈。随访无复发，原颈椎增生消失。

李某，女，48岁。增生性颈椎炎，病史2年，上肢活动疼痛，运动受限，肘部、手部麻木。经外敷消骨质增生袋4个疗程痊愈。随访无复发，原颈椎增生回缩。

骨质增生

骨质增生又称为增生性骨关节炎、退变性关节病、老年性关节炎等，是由于构成关节的软骨、椎间盘、韧带等软组织变性、退化，关节边缘形成骨刺，滑膜肥厚等变化，而出现骨破坏，引起继发性的骨质增生，导致关节变形，当受到异常载荷时，引起关节疼痛、活动受限等症状的一种疾病。

我老伴用此偏方治好了髌骨增生症

我老伴前几年髌骨后侧上下缘均发生骨质增生病变，走路困难，坐卧时有阵痛感。曾多次服用中西药，收效甚微。近日觅得一偏方，用后收效良好。

配方及用法：铁粉250克，红花5克，用好醋50毫升滴入拌匀，装入布袋中。待铁粉升温至30℃左右时，放在患处热敷约3小时。每日1次，连续三五次即可见效。热敷总次数多少，可视具体病状而定。

荐方人：河北省元氏县　　王占英

助阳化瘀汤治腰椎增生 108 例，有效率 100%

主治：腰椎增生，临床主症腰及下肢疼痛、麻木。

配方及用法：杜仲15克，羊藿叶12克，肉苁蓉18克，补骨脂10克，鹿含草、当归各12克，丹参30克，红花、莱菔子各10克，水煎服，每日1剂。

疗效：治疗108例，治愈84例，显效20例，好转4例，有效率100%。

引自：《江苏中医杂志》（1987年第6期）、《实用专病专方临床大全》

木瓜灵脾汤治骨质增生症 88 例全部有效

配方及用法：仙灵脾、鹿衔草、鸡血藤各30克，骨碎补、木瓜各15克，桂枝、细辛各5克，熟地、当归、鳖甲、龟板、甘草各10克。每日1剂，水煎2次，分服。发于颈椎者加葛根10克，发于腰椎者加附片5克，发于膝者加怀牛膝10克。

疗效：临床观察88例，有效率达100%。

引自：《古今名医名方秘方大典》（1993年第1版）、《实用专病专方临床大全》

我用本方治颈腰椎骨质增生 76 例，仅 2 例无效

配方及用法：穿山甲、川牛膝、全蝎、甘草各20克，桃仁、红花各10克，川楝子12克，蜈蚣6条。上药烘干研末，分装240粒胶囊，早晚各服4粒，黄酒送服。上药为一疗程的药量。

疗效：治疗颈腰椎骨质增生76例，治愈53例，有效21例，无效2例。

百姓验证：江西于都县李桃园，男，38岁，医生。他来信说："本乡头金村汪广生腰痛近2个月，在银坑医院拍片诊断为腰椎骨质增生，服壮骨关节丸、骨刺片、消痛液等药，效果不明显。后来我处诊治，按本条方服药10天症状便大减，继服20天痊愈。"

引自：《山东中医杂志》（1991年第3期）、《单方偏方精选》

腰椎间盘突出

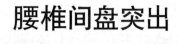

> 腰椎间盘突出系指由于腰椎间盘髓核突出压迫其周围神经组织而引起的一系列症状。腰椎间盘突（脱）出症是骨科门诊最为常见的疾患之一，也是腰腿痛最为多见的原因。

我的腰椎间盘突出用白面酒糊加拔罐治愈

今年5月，我突感腰疼难忍。此时想起在1968年我患过腰椎间盘突出

症，经一位老太太指点，用白酒和白面在腰部连续糊了五昼夜，使症状消失，解除了痛苦。此次仍用此法在患部涂糊白面酒糊，昼夜不停，面干了更换接着糊，三四天后，痒得难受。为防手挠感染，用火罐拔，拔完再糊，糊完再拔，连续治疗半个月，疼痛症状消失，现已活动自如。

百姓验证：四川岳池县东外街185号杨仁玉来信说："杨玉芬，女，47岁。于1998年8月腰部突然疼痛难忍，不能走路，卧床翻身都得爱人帮忙。到县医院拍片，确诊为腰椎骨质增生。10月初让我治疗，我用本条方为她治疗5天就不痛了。后又连续治疗半个月，活动完全自如，又能参加劳动了。"

荐方人：辽宁省抚顺市房产公司　王景春

我使用本方治腰椎间盘突出症疗效显著

主治：腰椎间盘突出、椎管狭窄。

配方及用法：地龙12克，土元、穿山甲、当归、川牛膝、川断各10克，全虫6克，制川乌、制草乌各3克，甘草6克，独活9克，桑寄生20克。水煎服，每日1剂，早晚各服1次。

疗效：治疗腰椎间盘突出、腰椎管狭窄88例，治愈（临床症状消失，能参加正常体力劳动）74例，好转（症状消失或明显改善）14例。

百姓验证：江苏泗阳县青阳文化村朱其文来信说："本县曹庙乡祝圩村祝修存患腰椎间盘突出症半年（经县人民医院拍片确诊），曾服用消炎止痛、祛风活血、抗风湿类药，花去近千元仍无效。已失去劳动能力，个人生活不能自理。后来我用本条方开药10剂，就治好了他的病，现已恢复正常劳动。"

荐方人：河南郑州市医院　郭永昌

引自：《当代中医师灵验奇方真传》

我以抗骨增生热敷方治颈椎腰椎病均有好效果

主治：颈椎综合征、肥大性脊柱炎、椎间盘突出症、骨刺等骨质退化导致的疼痛、活动不利、四肢麻木、疼痛难行等。

配方及用法：伸筋草、透骨草各15克，五加皮、海桐皮、刘寄奴、红花各10克，苏木、川断、黄柏、牛膝各6克。将上药装入纱布袋内，每次2包。

每包加入白酒10～15毫升，置入空罐内盖好，放入水中炖热。先取一包热敷患部，凉后再换一包热敷40分钟，1个月为一疗程。

注意：皮肤病或溃破者勿热敷。

疗效：治疗1590例，有效率达92.5％。

百姓验证：林某，男，58岁。颈4～5椎骨质唇样增生，转侧活动不利，酸麻反射至上肢，疼痛。经热敷后症状逐渐消失，1个月后痊愈，又巩固治疗1个月，已5年未见复发。

荐方人：福建厦门市鼓浪屿干部疗养院　陈水成

引自：《亲献中药外治偏方秘方》

足跟痛与足跟骨刺

我用热醋浸脚法治好了足跟痛

我患足跟痛多年，用醋（米醋也可）1000毫升适当加热，将脚浸在热醋中约50分钟，醋温下降后再适当加热，这样连续浸泡1个多月，我的足跟痛竟治好了，上街行走也不觉得痛了。另外，我还长期患脚气病，每到晚上睡觉时奇痒难忍，这次用热醋治足跟痛的同时，我意外发现多年的脚气病也治好了，至今没有再犯。

百姓验证：福建福清市南门深巷604号李金祥，男，63岁，教师。他来信说："我爱人左脚有骨刺，脚踏地足跟就很痛，我让她用本条方治疗，但是她不相信，一心想去医院。她的哥哥是医生，得知后让她用药膏敷，结果脚都肿了，也没有治好。我坚持用此条方为她治疗，20多天后，足跟就不痛了。"

荐方人：河南开封市　陈玉珍

我用中药外敷治愈患了多年的足跟痛

我患脚后跟痛病多年，到处求医，均无效果。后用偏方医治痊愈，解决了我多年难忍的痛苦，至今已3年多未复发。

配方及用法：荞穗、防风、蝉蜕、透骨草、川椒、乳香、没药、天虫各3克。上药共研细末后，装入小薄布袋中，用胶布或布带捆绑固定在脚后跟上，或固定在袜子后跟上，24小时不离脚。10天左右即可痊愈，男女皆宜。

上述药量，仅是一只脚的用药，如双脚痛，药量要加倍，用同样方法治疗。

荐方人：辽宁省外贸局干部　孙占林

引自：1997年3月26日《辽宁老年报》

食醋熏蒸治足跟骨刺确是一妙招

人到老年，路走得多了，脚跟底部就容易长骨刺。长了骨刺脚一踩地疼得钻心。这种病医生无奈，药力不到。但只要你将凿个凹的红砖烧热，把醋倒凹处，再将有骨刺的脚跟垫几层纱布后踩在发出热气的红砖凹处蒸熏，这样蒸熏坚持每天几次，坚持10天左右，骨刺就会熏软消失。此方已有多名老人使用，现在他们早已忘掉自己脚跟曾长过骨刺。

引自：1997年2月1日《辽宁阜新周末报》

本方治腰椎增生及足跟骨刺180例，有效率100%

主治：腰椎增生及足跟骨刺。

配方及用法：白芷、白术、防风各10克。取棉布一块，将上三药包起，放入食醋内浸泡10分钟，将电熨斗接通电源，夏天3分钟，冬天6分钟即离开电源。病人取俯卧位，把药包放在患处，随即将电熨斗平压在醋药包上，持续15~20分钟即可。每日早晚各1次，连续用6~12次疼痛即除。治足跟骨刺用加温的醋浸泡药包10分钟，取砖头一块，在平面上拓出一凹窝，放炉火中烧红，离火源后向砖的凹窝里倒食醋100毫升，再把醋泡的药包放在醋砖上，随将患足骨刺部位踏在药包上约20分钟即可。每日早晚各1次，每次用1剂，连用6~12剂疼痛即除。

疗效：治疗腰椎增生及足跟骨刺180例，治愈（用上方法6~12次，临床症状消失）96例，好转（用上方法6~12次，临床症状明显改善）84例，有效率100%。

荐方人：山东省栖霞县卫生院主治医师　邢春先

引自：《当代中医师灵验奇方真传》

本方治足跟骨刺效果很好

我家现存有一个专治足跟骨刺的偏方，据我所知此方已治好9人，现奉献给老年朋友。

配方及用法：荆芥、千年健、苍术、银花、地骨皮各30克，连翘、防风、甘草各20克，追地风50克，官桂40克。用此方剂浸泡（温水）足跟，或将药研成细末，用酒搅匀贴患处。

荐方人：河北省深泽县留村乡　刘振惠

骨　折

骨折是指骨结构的连续性完全或部分断裂。多见于儿童及老年人，中青年人也时有发生。病人常为一个部位骨折，少数为多发性骨折。经及时恰当处理，多数病人能恢复原来的功能，少数病人可遗留有不同程度的后遗症。

接骨续筋膏经治53例全部有效

主治：骨折筋伤。

配方及用法：骨碎补、续断各18克，制乳香、制没药、元胡、五灵脂、肉桂各12克，麝香2克。上药麝香除外，余药入750毫升香油中浸2天，文火煎45分钟去渣加麝香2克（研为细末）后，入黄丹380克收膏。将膏药入冷水中拔去火毒后，摊于棉布上，每块布摊膏约0.25厘米厚，直径为15厘米的圆形。用时，将膏药加热软化后贴患处，7天换一次。

注意：骨折者用药固定后，还需进行骨科透视，如骨折已复位，固定正确即可，否则重新处理；使用该药14天后不显效者，宜尽快采取其他相应措施；皮肤损伤、过敏者勿用。

疗效： 经治53人，治愈50人，好转3人，一般3~30天临床治愈。

荐方人： 江苏射阳县潘俊山中医内科诊所所长　潘俊山

引自：《亲献中药外治偏方秘方》

骨伤瘀痛散治骨病效果显著

主治： 跌打损伤闪挫所致的局部血肿、红肿热痛、瘀斑青紫，以及跌打损伤所致的骨折、骨折后筋伤久不愈合，术后关节僵硬、韧带粘连。对良性血瘤、肿瘤、腱鞘囊肿也有较好的疗效。

配方及用法： 玄胡30克，土鳖虫5克，三棱15克，莪术5克，白芷15克，血竭10克，黄柏30克，五倍子15克，黄芩10克，大黄15克，木香25克，半边莲15克，芙蓉叶25克，当归30克，羌活15克，独活15克，王不留行15克，赤芍10克，生南星30克。先将上药用白酒浸泡1周，然后焙干，研细末。主要用于外敷，按照损伤部位大小用山西产老陈醋调好后，摊于油纸或纱布上，贴于患处。24小时换药一次或2天换药一次均可。

注意： 对陈醋过敏的患者，可改用白开水或少量蜂蜜调和。

疗效： 本方应用于临床中，对1000名患者的治疗观察总有效率达95.86%。对肱骨踝间粉碎性骨折，肋骨后肢骨折，胫腓骨中下段骨折，股骨粗隆间骨折，膝关节外侧韧带损伤，半月板损伤，腕部、桡侧韧带扭挫伤，踝关节外侧韧带扭挫伤，腰部扭挫伤，总有效率达100%。

荐方人： 宁夏银川市第一人民医院中医骨伤科主治医师　余林涛

引自：《亲献中药外治偏方秘方》

接骨神方治骨折筋伤效果佳

主治： 骨折筋伤。

配方及用法： 生白附子30克，生草乌20克，生南星15克，生泽兰20克，生韭菜20克，生葱头15克，生老姜25克，生山螃蟹5克，小公鸡1只。将山螃蟹去壳，小公鸡去肠肚毛脚，然后将以上诸药与螃蟹、小鸡一同打碎和匀，再用糯米粉、白酒入锅内拌成膏浆封上断骨处，24小时解开即愈。

按语： 此方与其他接骨神方内服药同时使用，效果更佳，但是应先把骨折处复位固定作为关键。

荐方人： 湖南涟源市枫坪镇三角村医生　梁志红

引自：《当代中医师灵验奇方真传》

神奇的接骨方

配方及用法： 骨碎补25克，当归身25克，制乳香15克，没药15克，血竭10克，儿茶5克，自然铜（醋淬7次）20克，土鳖虫24个。上为接骨专药，主要用于外伤骨折。先将患者伤骨整理妥当（复原），用两块小夹板固定，以带捆好，不可移动。再将后2味研制好的细面药粉同前6味药共煎浓缩汁冲服（必须固定夹板，否则服药后就有麻烦了）。服药半小时至4小时，听到局部有响声为验。

此方已治愈上千人，均听响声，有的隔四五尺远都能听到。声响后痛止，几日内便可痊愈。

按语： 清朝末年，李医师的祖父在湄水河边，那日河水涨得很大，一和尚在对岸过不来河，李祖父诚实有德，把那和尚背过河来。过河后和尚自说是四川峨眉山之徒，将这接骨神方给了李祖父，以报答帮助过河之恩。当时和尚有言："积天下之德，救良民为恩。"

现秘方持有人是我岳父，姓李名华甫，遵义县毛坡人。

百姓验证： 内蒙古多伦县赵桢，男，66岁，农民。他来信说："我按本条方仅用药1剂就治愈了亲家母的闭合性耻骨骨折。亲家母今年65岁，因坐马车中途惊车，车翻被砸坏，即送到乡卫生院，经检查确诊为闭合性耻骨骨折，因种种原因没有住院。她躺在床上8天没合眼，虽然按时吃药，但是疼痛难忍，吃喝不下。我用本条方为她治疗，用药后32分钟就听到骨响，接着疼痛开始减轻，当夜安然入睡，并停服了一切药物。治疗19天后，她已能下地做饭，基本痊愈。"

荐方人： 贵州湄潭县鱼泉镇　刘平

接骨特效方

配方及用法： 先把患者的骨折处扭正对位，外以杉木皮包扎。取刚学叫的小公鸡仔1只，去掉毛脏，配五加皮100克，苏木50克，冲碎后加好白酒50毫升，另加续断50克，搅匀蒸1小时，用药包扎于伤口。每2日换药1次，连续用药包扎3次即愈。

引自：《神医奇功秘方录》

特效消肿接骨方

主治：骨折。

配方及用法：鲜骨碎补（用量视患者肿痛部位大小而定）。将鲜骨碎补捣碎敷患处，用纱布固定，24小时换药一次。鲜骨碎补采来后，用细沙子埋藏，保持新鲜。此药可内服，无毒性及任何副作用。

疗效：对骨折患者，促进骨折愈合，经敷药69例，有效率100%；对跌打损伤肿痛者敷药124例，有特效。

百姓验证：裴友山，男，32岁，农民。从树上摔下，被石块硌伤腰部，肿胀疼痛，腰不能伸，敷药7天痊愈。

荐方者本人，1989年5月3日发生车祸，右臂3处骨折，经开刀手术复位，肿胀不消。敷药10天，肿胀消失，又敷药30天骨折愈合。

荐方人：江西南昌市红十字会　熊泽南

引自：《亲献中药外治偏方秘方》

我以本方治骨折后肿胀瘀血疼效果颇佳

主治：各种跌打损伤，如扭伤、挫伤、骨折后肿胀瘀血疼。

配方及用法：红花、透骨草各100~150克。上药用冷水3000毫升浸泡，铝锅煮沸后，文火煎20分钟，离火弃渣即可。先将患处置于药液上方，用热气熏蒸，待温度下降后用纱布蘸药液淋洗，不烫时浸泡患处至凉，最后擦干皮肤。不宜浸泡处，如腰背部，可用毛巾浸药液，轻拧至不滴水，趁热敷于患处，上盖塑料布，外加热水袋或红外线照射，以维持温度。每日2~3次。

注意：①勿烫伤。②该药为外用熏洗药，可反复加热使用。药液浓缩，可加水适量。连续使用1周左右更换新药。药液有异味变质时不可再用。

百姓验证： 于某，女，20岁，右踝扭伤2天。右踝及足背足趾均青紫、肿胀，疼痛不能行走。用该法治疗2次后，青紫消退，次日基本消肿，连续用药3天后行走跑跳正常。

荐方人： 中国人民解放军第145中心医院　程玲

引自：《亲献中药外治偏方秘方》

关节积液

本方治关节囊积液 20 天可痊愈

外敷方： 制马钱子、麻黄、没药、乳香各6克，陈小米60克（置瓦上文火焙黑），共为细面，净水调匀，搅拌成膏。敷于积液部位，注意固定，不可随便揭掀。

内服方： 当归、白芍、川芎、桔梗、黄芪、枳壳、乌药、陈皮、半夏、茯苓、防风、狗脊各6克，大毛榔片、枳实、木香、甘草各3克，姜6片，枣4枚。水煎服，下部加牛膝，血瘀加红花。

疗效： 10~20天即愈。

荐方人： 赵景春

引自： 广西医学情报研究所《医学文选》

白芷散治关节积液 10 天可痊愈

配方及用法： 白芷适量。上药研细末，黄酒调敷于局部，每天换药1次。

疗效： 此方治疗关节积液有良效，一般7~10天关节积液即可吸收。

百姓验证： 赵某，劳动时跌伤左膝，当时轻微疼痛，尚能步行，2天后左膝关节突然肿胀，行走受限。X线片未见骨折征象，浮髌试验"+"，诊为左膝关节积液。用本方治疗9天，肿胀全消而愈。

引自：《浙江中医杂志》（1989年第3期）、《单方偏方精选》

腿抽筋

腿抽筋即"肌肉痉挛"，是一种肌肉自发的强制性收缩。发生在小腿和脚趾的肌肉痉挛最常见，发作时疼痛难忍，尤其是半夜抽筋时往往把人痛醒，有好长时间不能止痛，且影响睡眠。

吃鸡蛋壳粉治腿抽筋很有效

近年来，我的腰腿疼、腿抽筋症厉害了，牙齿也有所松动。为此，也没少跑了医院，但疗效不太理想。继而，我翻了几本保健书，看到人近老年易发生钙代谢不平衡，而出现骨骼脱钙、骨质疏松及骨折等现象。而腰腿疼及抽筋等，都同缺钙有关。可吃了一段钙片和奶、豆等含钙食品，效果也不明显。

随后，我又从书上看到蛋皮（壳）含有碳酸钙和磷酸钙。炒鸡蛋时，我就试着先把蛋壳洗净，炒完菜，便把蛋壳在大勺里焙干捣碎嚼吃，一次吃两三个加工过的蛋壳，吃了几次，觉得不错。此后，我便继续剥蛋壳嚼吃。自从每周都吃一两次加工过的鸡蛋壳后，我的腰腿疼、腿抽筋都好了，牙齿也坚固了，也没啥副作用。我把此法介绍给身边的亲友，试过的都觉得不错。（刘振操）

引自： 1997年5月7日 《晚晴报》

快速排除小腿抽筋的特效法

几年前，我摸索出一种快速排除小腿抽筋的方法：即一旦出现抽筋，就用脚后跟使劲向上钩几下，抽筋现象立刻排除。如果你小腿肚抽筋了，不妨试一试。

百姓验证： 黑龙江桦南县赵海龙，男，50岁，摄影师。他来信说："我的腿经常抽筋，用本方法一试就治好了。平时没事，可多重复几次，以防

骨伤科及风湿性疾病

止复发。"

荐方人：安徽合肥市　牛克勤

我按摩脚后跟上方两侧穴治好了小腿抽筋

一次，我在门球比赛中当裁判，因事前未做准备活动，加之上场后活动急，跑得猛，突然发生小腿抽筋。当时在场的铁路医院王晓红大夫，立即让我用抽筋对侧手的拇指和食指分别按在脚后跟上方两侧（内侧即太溪与水泉处，外侧即昆仑与仆参处）的穴位上，用力上下搓动，痉挛处立即伸展，不再疼痛。以后再遇腿部抽筋，即用此法，多则二三十下，少则十来下，即可恢复正常。近2年来，一方面注意保暖，使腿脚避免受寒；另一方面在搓冷水澡时，用湿毛巾上下搓两脚治抽筋部位各30下，一直未发生抽筋。（张君才）

引自：1996年第1期《老人天地》

治腿肚转筋又一新法

民间有一疗法，治腿肚转筋效果很好。

方法：左腿肚子转筋，立即抬右臂；右腿肚子转筋，立即抬左臂，只需几十秒，即能消除症状。（徐敬党）

引自：1997年7月31日《健康之友》

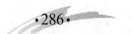

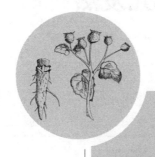

儿科疾病

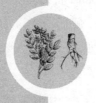

小儿发热

正常小儿腋表体温为36～37℃，腋表如超过37.4℃可认为是发热。对确认发热的孩子，应积极查明原因，针对病因进行治疗。

石膏汤治小儿高热240例，有效率100%

主治：小儿高热。

配方及用法：生石膏60～200克。将生石膏武火速煎，药温频服，不拘时限，热退为止。兼便秘者加川军，兼手足瘛动者加钩藤，兼烦躁者加知母或栀子，兼咳者加杏仁。

疗效：用本方治疗小儿高热240例，服药后24小时内退烧者30例，24～48小时退烧者162例，48小时后退烧者48例，总有效率100%。

荐方人：内蒙古包头医学院第一附属医院儿科主治医师　郝亚胜

引自：《当代中医师灵验奇方真传》

我用本方治小儿发热效果很好

小儿因感冒夜间发热，往往令父母十分焦急。对此，可采用下述方法退热：用小棉花球（脱脂棉更好）蘸上白酒，分别擦在小孩前胸和后背，擦好后让孩子盖好被，侧卧在床。

据我多次验证，此方法退热效果非常好，一般擦后10～15分钟便可出汗退热。

百姓验证：广东东莞市常平镇毛文辉，男，33岁，工人。他来信说："我儿子今年4岁，经常感冒发烧，每遇这种情况，我都用本条方为他治疗，每次都很快退烧。"

荐方人：江苏泗阳县裴圩镇政府　张福君

引自：广西科技情报研究所《老病号治病绝招》

山栀外敷治小儿发热60例皆治愈

配方及用法： 生山栀9克。上药研碎，浸入少量70%的酒精或白酒中30~60分钟，取浸泡液与适量的面粉和匀，做成4个如硬币大小的面饼，临睡前贴压于患儿的涌泉穴（双）、内关穴（双），外包纱布，再用胶布固定，次晨取下，以患儿皮肤呈青紫色为佳。

疗效： 此方治疗小儿发热60例，1~3次患儿体温均恢复正常，治愈率100%。

百姓验证： 楼某，女，2岁。鼻塞、流涕、咳嗽已3天，昨起发热，曾服小儿消炎散等药，热不退。今天体温39.5℃，纳减，便干，溲赤，咽红，扁桃体Ⅱ度肿大，舌红，苔薄黄。诊为急性扁桃体炎。以此方外敷治疗1次热退，继以清热利咽之品调理而愈。

引自：《中医杂志》（1991年第12期）、《单方偏方精选》

小儿厌食症

> 小儿厌食症是指小儿（主要是3~6岁）较长期食欲减退或食欲缺乏为主的症状。它是一种症状，并非一种独立的疾病，在小儿时期很常见。主要的症状有呕吐、食欲不振、腹泻、便秘、腹胀、腹痛和便血等。

肥儿饼治小儿厌食症效果颇佳

配方及用法： 山药、鸡内金各60克，山楂40克，炒麦芽、炒谷芽各30克。将上药共研细末，加面粉500克，用水和匀，再加香油30克，芝麻15克，白糖15克，做成每个约重30克的药饼，在锅内烙焦即成，让患儿以此为食。

疗效： 此方治疗小儿厌食症效果颇佳。

百姓验证： 于某，3岁。其母代诉：患儿平日偏食，喜食糖类、冰糕等，不爱吃菜。近日渐厌食恶心，腹胀满，面黄肌瘦，精神倦怠，不愿活动，大便溏，唇舌淡红，脉细弱无力，指纹淡隐。曾在某医院诊为贫血，用维生素B$_{12}$、人造血浆、多酶片等治疗无效。服肥儿饼1个月后诸症消失，身体健壮。

引自：《山东中医杂志》（1988年第4期）、《单方偏方精选》

小儿咳嗽

小儿咳嗽是一种防御性反射运动，可以阻止异物吸入，防止支气管分泌物的积聚，清除分泌物，避免呼吸道继发感染。任何病因引起呼吸道急、慢性炎症均可引起咳嗽。

外熨散治小儿顽固性咳嗽118例，治愈率100%

配方及用法：白芥子、苏子、莱菔子各40克，生姜5片，食盐250克。上药焙干混合共研末，置锅中炒热至50℃左右，用薄纱布袋装好，扎紧袋口后在背部两侧肺区及腋下来回熨烫，每天治疗2~3次，每次30~40分钟，一剂药可使用2天。每次使用前，药末必须经过加热。

疗效：此方治疗小儿顽固性咳嗽118例，全部治愈，治愈率100%。

百姓验证：莫某，女，6岁。间断咳喘3个多月，症状加重1周，市某医院诊为迁延性肺炎，住院治疗1个多月无效，才转我院住院治疗。诊见咳喘痰多，无发热，神疲纳差，舌淡红，苔薄白，脉滑；双肺中底部可闻及固定中小水泡音；胸片示肺门周围区可见小片状阴影。用此方治疗1天，咳喘大减，3剂后咳喘症状消失，痊愈出院。随访1年未复发。

引自：《广西中医药》（1990年第2期）、《单方偏方精选》

我用瓜蒌冰糖治好孙子的感冒咳嗽

配方及用法：取全瓜蒌1个，冰糖50克，水750毫升。将瓜蒌剖开，与冰糖水一起煮透后，分早、中、晚3次服用，连用2~3天即愈。以上是成人一天的用量。3个月以上的婴儿，服用量为成人的三分之一。

百姓验证：河南郑州市政七街31号常正光来信说："我孙子感冒发烧咳嗽，在郑州市第五人民医院治疗，吃药输液花了100多元，仍咳嗽不止，体温时高时低。我用本条方为他治疗，用药2次体温降至正常，咳嗽明显好转，连服3天即愈，仅花3元钱。"

引自：1997年4月10日《老年报》

我儿子经常咳嗽用紫菀代茶饮治好了

配方及用法：紫菀50克（此为成人量，小儿为15～30克），加冰糖50～100克，水煎代茶频服。

疗效：经对百余例患者进行临床验证，均获满意疗效。

百姓验证：广东东莞市常平镇毛文辉，男，33岁，工人。他来信说："我儿子经常咳嗽，有时一咳几天，渐渐变成百日咳。后来用本方治疗，很快治愈。"

引自：《四川中医》（1986年第7期）、《单味中药治病大全》

小儿消化不良

消化不良主要是由胃肠道疾病引起，在一定程度上也可由心肺及肾脏疾病或药物副作用所致，也常由胃酸分泌过多引起。

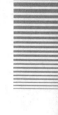

蛋黄油治小儿消化不良有效率100%

配方及用法：鸡蛋3～5个。将鸡蛋煮熟，弃白取黄，置清洁小锅中，放炉火上，用中火熬至蛋黄焦枯变黑，即改用猛火，并以锅铲按压。此时听到蛋黄"吱吱"作响，可出现棕色液体，即为蛋黄油。用锅铲边压边将油取出，冷却后以瓷瓶收贮备用。每个鸡蛋可取油2毫升左右。内服，小儿每次3～5毫升，每日1～2次；外用适量，每日1～3次。

疗效： 一般2~3天见效，3~7天治愈，有效率100%。

荐方人： 河南省新县千斤乡卫生院中医师　朱嗣明

引自：《当代中医师灵验奇方真传》

消食散治小儿消化不良性腹泻76例全部治愈

主治： 小儿食滞消化不良性腹泻。

配方及用法： 鸡内金、楂炭、云苓、白术、神曲各3克。将以上5味药放在火烧的瓦上或铁锅内，焙焦存性研成细粉末备用（装入胶囊也可）。每次口服0.5~1.0克，对2岁以上病儿，可以增加药量到2~3克，无任何副作用。对1岁以内的病儿因服药困难，也可将药粉粘在奶头上，在吃奶时与药同时吸服下去。均为每日3次，服药1天即可见效，多的2天病愈。

疗效： 以本方治疗病儿76名，年龄最小的6个月，最大的6岁；经1天治愈的40名，经2天治愈的36名，治愈率达100%。

荐方人： 湖南省桃源县人民医院副主任医师　李秉文

引自：《当代中医师灵验奇方真传》

小儿疳积

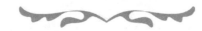

> 疳积是由于喂养不当，或其他疾病的影响，致使脾胃功能受损，气液耗伤而逐渐形成的一种慢性病。临床以形体消瘦，饮食异常，面黄发枯，精神萎靡或烦躁不安为特征。本病发病无明显季节性，5岁以下小儿多见。

用本方治小儿疳积有特效

我使用中药阳和汤加减治疗小儿疳积10多例，均获显效。

配方及用法： 熟地20克，肉桂2克，麻黄1克，鹿角胶4克，白芥子3克，白蔻、砂仁各3克，白术、党参、山药各6克。每日1剂，每剂2次，水煎服。

疗效：一般3~5日见效，6~10日痊愈。

荐方人：湖北省公安县血防所　邓声华

治疳散治小儿疳积100例无一例失败

配方及用法：蟾蜍1只，鸡肝1叶，朱砂0.1克，鲜荷叶1张，白糖、醋少量。先将蟾蜍去内脏、剥皮，再将鸡肝划开后放入朱砂，一同放入蟾蜍腹内，用荷叶包好，将其焙干至焦香，立即将糖醋喷在表面，使其酥脆，分3次吃完。一般服6~14天。

疗效：以此方治疗小儿疳积100例，治愈91例，好转9例，无一例失败，有效率100%。

百姓验证：李某，女，3岁。患儿大便溏泄、纳呆、四肢浮肿已久，曾用抗生素治疗无效。诊见面色萎黄，形体羸瘦，毛发枯稀，舌淡，脉细无力，体温38.5℃，肝脾肿大。诊为疳积，属气血虚弱型。投以治疳散，并配黄芪12克，当归8克，煎服。3天后下肢浮肿消失，停服煎剂，续投治疳散13天，痊愈。

引自：《浙江中医杂志》（1987年第12期）、《单方偏方精选》

消积散治小儿疳积30例全部有效

配方及用法：木香6克，鸡内金、陈皮各3克。上药共研细末，放入纱布袋中，备用。将药袋置于婴儿脐上，用绷带包扎固定。每日换药1次。

疗效：经治30例，一般用药1~2次即可痊愈，无副作用。

引自：《中医杂志》（1988年第2期）、《中药鼻脐疗法》

本方治小儿疳证1周见效

配方及用法：海螺蛸100克，山药20克，鸡内金20克。上药研细末，3~5周岁儿童每次服5克，日服2次，2岁以下酌减。

按语：辽宁桓仁县雅河乡于老中医，治疳证得心应手，蜚声乡里，有"小儿王"之称。我考察至桓仁，慕名往拜之，始则缄口不言，久之看我诚心而告。嗣后，去青沟考察，当地为生活条件所限，儿童多患疳积。我至之日，即有一妇人携子求诊。病儿年4岁，腹大如鼓，按之坚满，面色萎黄，形体消瘦。其母且哭且诉之，以其治愈无望。我即予此药，1周见效，1个月康复。

引自：《医话奇方》

小儿腹泻

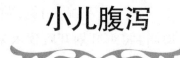

> 　　小儿腹泻，是多病原、多因素引起的以腹泻为主的一组疾病。主要特点为大便次数增多和性状改变，可伴有发热、呕吐、腹痛等症状及不同程度水、电解质、酸碱平衡紊乱。本病是2岁以下婴幼儿的常见病。

用本方治小儿腹泻多例疗效可靠

配方及用法：猪苦胆1个（内盛胆汁），白扁豆适量，生姜适量。将猪胆内装入扁豆，约装胆容积的一半即可，阴干，用时取2粒瓦上焙干研末，生姜汤送服，每日2次。

按语：我以此方医治多人，疗效较为可靠。

引自：《医话奇方》

我用丁桂散纳脐治小儿寒泻40例全部治愈

配方及用法：干姜2克，车前子3克，丁香1克，肉桂2克。上药共研细末，贮瓶备用，勿泄气。每取本散2~3克，纳入脐中，外用加热后的伤湿止痛膏或一般的纸膏药盖之固定。每2日换药1次。

疗效：治疗40例，多1次见效，2~3次痊愈，屡用屡验。

百姓验证：广西南宁沈阳路56号农宣芝，男，55岁，工人。他来信说："2000年春季，我外甥患了腹泻，去医院治疗一星期毫无效果。孩子瘦成了皮包骨头，而且腹泻越来越严重，每天泻八九次。后又到南宁铁路医院治疗，又服了一星期的药，医生说要化验大便才能确诊。我见外甥很可怜，就按本条方给孩子试治，当天就缓解了，2天后恢复正常。医院的药也未吃。"

引自：《中药鼻脐疗法》

酸石榴贴脐治小儿腹泻有良效

配方及用法： 酸石榴3个，去皮后用干净纱布包好，挤出石榴水放在勺里，加水熬成糊状，摊在小块纱布上，趁热贴在肚脐上。小儿腹泻日久不愈者，用此法疗效很好。成人久泻不止者，也可采用此方治疗。（德江）

引自： 1996年6月11日《家庭保健报》

自配治小儿泄泻腹膨隆特效药

年龄在8天至4岁的小儿，如果泄泻已3～15天了，大便呈水样或蛋花汤样，腹部膨胀，脱水不明显，可自配温脐散贴脐处治疗。

用法： 取丁香5～10克，肉桂4～6克，木香6～10克，研细末置纱布袋内，用绷带缚小儿脐上一夜。一般1～3次即可见效。

疗效： 此方治疗婴儿腹泻65例，痊愈55例，显效6例，好转4例。

百姓验证： 浙江江山市云宾路14号毛鹏翥来信说："我家小孩出生3个月，因泄泻去了医院，打针、吃药，折腾了好几天，可是仍然泄泻，大便呈水射状，一日数次，苦不堪言。偶然想起此方，只贴脐一晚，第二天大便已停泻。此方真是太神奇了。"

引自：《中医杂志》（1985年第6期）、《单方偏方精选》

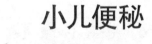

小儿便秘

小儿便秘是由于排便规律改变所致，指排便次数明显减少，大便干燥、坚硬，秘结不通，排便时间间隔较久（＞2天），无规律，或虽有便意而排不出大便。小儿便秘可以分为功能性便秘和器质性便秘两大类。

我用单药胖大海治小儿便秘32例均有显效

配方及用法： 胖大海3枚。上药放在茶杯或碗里，用约15毫升沸水冲泡15分钟（要闷盖保温），然后少量分次频频饮服。

疗效：治疗婴幼儿大便不通32例，均收显效。

百姓验证：刘某，男，2岁6个月，大便不通3天，食少腹胀，用开塞露则便通，药停如故。后以此方治疗1次，大便通畅，随访1周，大便每天1次。

引自：《浙江中医杂志》（1990年第1期）、《单方偏方精选》

大黄粉治小儿便秘30例全部有效

配方及用法：大黄适量，烘干研末装瓶备用。用时取大黄粉1克加少量酒调成糊状，涂于肚脐部，用纱布覆盖固定，再用热水袋热敷10分钟。每天1次。

疗效：此方治疗小儿便秘30例，痊愈28例，有效2例。

百姓验证：王某，大便干结，3～4天一次，身热面赤，口渴尿赤，纳减呕吐，舌质绛，指纹紫滞。用此方1天，排出羊屎状大便，余症减轻。再敷1天，大便通畅，诸症消失。

引自：《浙江中医杂志》（1988年第7期）、《单方偏方精选》

小儿疝气

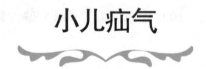

小儿疝气即小儿腹股沟疝气，是小儿普通外科手术中最常见的疾病。在胚胎时期，腹股沟处有一"腹膜鞘状突"，有些小孩出生后，此鞘状突关闭不完全，导致腹腔内的小肠、网膜、卵巢、输卵管等进入此鞘状突，即成为疝气。

蒙医巧治小儿疝气一绝招

辽宁阜新县大巴镇杜代村照文勿力吉6岁的儿子患有疝气，父母领着孩子到县医院诊治，大夫说"需要做手术"。当时他们身上没带多少钱，无奈走出医院，去找在蒙医药研究所工作的哥哥，说明来意。哥哥说："在我整理的民间验方中有治疗疝气的偏方，不妨试一试，如不行再动手术。"

他们回去照方用了四五次，孩子的病就好了。

配方及用法： 将50克花椒煮沸，加些温开水，让患者洗（泡）脚20分钟左右。然后将研碎的羊粪（1000克左右）放在铁片或锹头上炒成焦状，放些黄油（奶油）合拌，装入事先准备好的小布袋里，趁热敷在小儿小腹上，一次约半小时左右，几次便愈。

药方之道理是花椒性热，烫脚具有祛寒通络之功，羊粪、黄油亦属热性，故有祛寒通络作用。

引自：《蒙医妙诊》

蜘蛛治小儿疝气可获奇效

配方及用法： 蜘蛛4个（去头足），黄酒50毫升。将蜘蛛焙黄，用黄酒一次送服。每日1次，连服3日。

按语： 我闻民间传蜘蛛治疝气已久矣，然未尝信之。考察至黑龙江林海威虎山一带，时适天色近暮，借宿一猎人家，恰遇一采参老人亦住猎人家。猎人之子5岁，患疝气3年，苦不堪言。老人叫家人拿一木梯，上屋梁，找到4个蜘蛛，嘱家人焙干使患儿一次服用。如是服3日，疝气痊愈。我观后大骇不已，自当对老人亦刮目相看。始发现老人虽已年过古稀，而相貌奇伟，俨然有仙风道骨之气质。

引自：《医话奇方》

本方治愈小儿疝气40余例

四川宜宾县双龙镇双龙医院退休老中医罗光荣，治疗小儿疝气病有丰富的经验，他的验方已治愈小儿疝气40余例，均未复发。

配方及用法： 潞参、茯苓、当归、升麻、柴胡、小茴香各10克，白术、香元果、枝核、橘核各12克，肉桂、甘草各3克，丁香6克，水煎服。一般连服6剂痊愈。

荐方人： 四川宜宾　陶佩钦

小茴香浓煎治小儿腹外疝极有效

姜某，男性，15个月。据患儿父母口述，近两天来患儿吵闹啼哭，

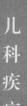

儿科疾病

不能进食，不大便，右侧阴囊肿大，有阵发性剧烈腹痛，咳嗽发热。出生后第四个月就发现右侧阴囊有一肿物，每当哭闹时即突出，休息平卧时即自行回纳。此次脱出，不能回纳。检查：体温37.5℃，脉搏104次／分，患儿烦躁不安，痛苦病容，有脱水，眼窝下陷，皮肤干燥，咽部充血，扁桃体肿大，心肺正常，腹部隆起，有弥漫性压痛，腹肌不紧张，肠鸣音亢进，右侧阴囊有患儿拳头大小之肿物，皮下环紧张，不能摸到，无法回纳。白血球总数17600，中性72%，淋巴28%，诊断为右侧嵌顿性腹股沟疝。当晚8时给服小茴香9克，浓煎成150毫升，一次服下。服后20分钟发现阴囊肿物变软，皮下环松弛，对阴囊肿胀处用手轻轻按摩，并行热敷，随即自动回纳腹腔。给药后50分钟解大便一次，腹肌变软，腹痛消失。次晨即痊愈出院。至今已1年多，未见复发。

引自：《中医单药奇效真传》

小儿遗尿

　　一般情况下，孩子在3~4岁开始控制排尿，如果5~6岁以后还经常性尿床，每周两次以上并持续达6个月，医学上就称为"遗尿症"。小儿遗尿分为原发性和继发性遗尿两种。原发性遗尿是指小儿从小至就诊时一直有遗尿，而继发性遗尿是指小儿曾经停止遗尿至少6个月，以后又发生遗尿。排除疾病引起尿床的原因，原发性夜遗尿确切病因尚不清楚。

我用金樱膏治好外孙女的尿床症

　　我外孙女患有尿床症，选用单方"金樱膏"治疗，服用一料药痊愈。

　　配方及用法：金樱子500克，捣烂，童蒺藜100克，加水适量，用文火煎取浓汁，共煎3次，去渣，再将3次药汁掺和一处，用文火煎熬，使水分蒸发一部分，浓缩成粥状，最后加蜂蜜130克，搅匀即成"金樱膏"，倒在瓶内。每天早上空腹和晚上睡前各服一汤匙。一料药可愈。（张世忠）

引自：1997年第3期《老人春秋》

我用公鸡肠饼治多例小儿遗尿均有特效

配方及用法： 用公鸡肠一具，剪开洗净焙干，碾碎与250克面粉和成面团，加油盐，烙成小薄饼，一顿或几顿食完。可治小儿遗尿，老人尿频、多尿等症。

百姓验证： 新疆伊宁市曹文周，男，73岁，离休。他来信说："我小孙女尿床，我用本条方为她治愈。"

本方治尿床有神效

配方及用法： 在杀猪开膛时拿出猪尿泡（膀胱），随手把尿倒出去，将香菜籽一把装入尿泡里，并用绳将口扎紧，放在加水的锅内煮开几次，然后捞起尿泡倒出香菜籽，吃肉喝汤，连吃3个。

荐方人： 黑龙江依安县三兴镇保国村　高洪川

吃乌龟治遗尿效果显著

配方及用法： 老乌龟1只（约150克左右）。将乌龟用草纸包好，再裹以黄泥，放入谷壳小火中慢慢烤烧，待烤熟后，加少量食盐服食。

按语： 乌龟肉味甘性温，有益气补肾、健脑、止寒咳、疗血痢、治筋骨疼痛的作用，故用以治疗小儿遗尿，效果非常显著。

引自：《小偏方妙用》

用公牛鞭治小儿遗尿疗效颇佳

牛鞭子系公牛的生殖器，具有温壮元阳、补肾纳摄的功效，治疗小儿遗尿疗效颇佳。

方法： 取牛鞭子1条（鲜品或干品均可），浸泡洗净后切碎，加入少许食盐炖烂后连汤一次吃完。一般服用1次即可获效。

儿科疾病

小儿口腔炎

本病是指口腔黏膜由于各种感染引起的炎症。若病变限于局部如舌、齿龈、口角亦可称为舌炎、齿龈炎或口角炎等。本病多见于婴幼儿，可单独发生，亦可继发于全身疾病如急性感染、腹泻、营养不良、久病体弱和维生素B、C缺乏等。不注意食具及口腔卫生或各种疾病导致机体抵抗力下降等因素均可导致本病发生。

釜底抽薪散治小儿口疮98例全部治愈

配方及用法： 吴茱萸、胆南星、大黄按4:1:2配方，陈醋适量。上药共研细末，与陈醋调成糊状，待患儿睡熟后涂敷于两足心，外加纱布包扎，12小时后除去。

疗效： 治疗小儿口疮98例，均获痊愈。

百姓验证： 魏某，女，1岁。患儿3天前曾发热，热退而口舌疼痛溃烂，流涎多，啼哭不肯吮乳，口唇及唇边有多块灰白色、椭圆形小疮，舌红赤，苔白，指纹淡紫。以吴茱萸8克，胆南星2克，大黄4克共研末，醋调分2次敷用，2天后口疮告愈。

引自： 《浙江中医杂志》（1990年第7期）、《单方偏方精选》

胆矾散治小儿口疮200余例均痊愈

配方及用法： 猪苦胆1个，白矾适量。白矾研细末过筛，猪苦胆上部剪一小口，将白矾沿口塞入猪苦胆内，以塞满为度，用线把猪苦胆开口扎紧，悬吊于房檐下自然晾干。待猪苦胆表面出现一层白霜时（约需1年），取下研为极细末，装瓶备用。用时将药粉撒于口腔患处，每天2次。

疗效： 治疗小儿口疮200余例，一般3~5天痊愈，治愈率100%。

引自： 《山东中医杂志》（1991年第2期）、《单方偏方精选》

马鞭草治愈小儿口腔炎 110 例

配方及用法： 马鞭草30克。每日1剂，水煎，早、晚分服，3日为一疗程。如炎症未全部消除，可继服第二及第三疗程。同时用朵贝尔氏液漱口，或外涂2%碘甘油。

疗效： 治疗110例，全部治愈，治愈率100％。

引自：《中医杂志》（1980年第3期）、《单味中药治病大全》

小儿湿疹

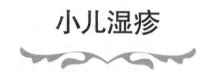

> 小儿湿疹是一种变态反应性皮肤病，就是平常所说的过敏性皮肤病。主要原因是对食入物、吸入物或接触物不耐受或过敏所致。患有湿疹的孩子起初皮肤发红，出现皮疹，继之皮肤发糙、脱屑，遇热、遇湿都可使湿疹表现显著。

茵陈蒿散治婴儿湿疹 30 例全部有效

配方及用法： 茵陈蒿120克，青黛15克，冰片末5克。将茵陈蒿焙焦研细末，与青黛、冰片混匀装瓶封口，高压灭菌后备用。用时先取苍术、苦参各20克，黄柏15克，加水煎至500毫升，以消毒纱布蘸药液擦洗患处。如患处有渗出，用上药粉撒布；无渗出，则以香油调上药末成糊状涂敷患处，再以纱布包扎，隔天换药1次。

疗效： 此方治疗难治性婴幼儿湿疹30例，痊愈27例，显效3例。

引自：《山东中医杂志》（1989年第6期）、《单方偏方精选》

我运用四妙霜治婴幼儿湿疹 32 例全部治愈

配方及用法： 白鲜皮、地肤子、枯矾各3克，青黛1克，单纯霜或香霜100克。先将前3味药研成极细末，再与青黛、单纯霜或香霜充分调匀，每天搽患处2次。

疗效： 用此方治疗婴幼儿湿疹32例，全部治愈，一般用药6~8次皮疹即可消退。

百姓验证： 徐某，男，3个月。颜面、耳后、胸腹部见大小不等的潮红皮损，内有米粒大丘疹水疱密布，烦躁不安，哭闹4天。用此霜外搽3天后，皮疹消退，诸症治愈。

引自：《辽宁中医杂志》（1988年第4期）、《单方偏方精选》

小儿盗汗

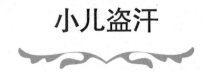

有些小儿即使在凉爽的夜晚仍出汗不已，面色灰滞，没有光彩，肌肤之中缺乏血液，一望便知是夜间出汗的结果。长久下来，食欲减退，烦躁不安，是一种比较麻烦的疾病。

治愈小儿盗汗自汗的奇效神方

配方及用法： 黑大豆15克，黄芪10克，浮小麦5克。先将浮小麦炒至深黄色，合黑大豆、黄芪水煎，分早、晚2次服。

按语： 自汗、盗汗一症，虽非大病重病，然久之则耗伤气阴，我考察辽宁桓仁县时，遇一杨氏妇，其子患自汗3年多，白日不动即汗出不止，动则尤甚，且日见消瘦，一友告之此方而治愈。后传方于我，嘱我宝之，其后每遇此症，则投此方，屡收奇效。

引自：《医话奇方》

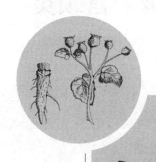

妇科疾病

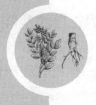

盆腔炎　宫颈炎

盆腔炎即盆腔炎症，是指女性盆腔生殖器官、子宫周围的结缔组织及盆腔腹膜的炎症。慢性盆腔炎症往往是急性期治疗不彻底迁延而来，其发病时间长，病情较顽固。

宫颈炎是妇科常见疾病之一，包括子宫颈阴道部炎症及子宫颈管黏膜炎症。

用玉红宫糜油治宫颈糜烂 80 例全部有效

配方及用法：紫草根9克，黄柏、生大黄各15克，芝麻油150克。先将前3种药物放入麻油中浸泡半天，再倒入小锅中炸枯去渣，待药油温后装瓶备用；同时用消毒脱脂药棉做如荸荠大小之棉球10个，并以消毒棉线扎好，分别将棉球放入药油中浸泡1日后备用。每晚临睡时取药棉球1个，塞入阴道深部宫颈处，留长线在外，并用消毒药棉堵住阴道口，以月经带护之就寝，翌晨拉出药棉球。

疗效：治疗80例，全部有效。

引自：《安徽中医学院学报》（1989年第1期）、《实用专病专方临床大全》

我利用红藤汤治急慢性盆腔炎 121 例全部有效

配方及用法：红藤、败酱草各30克，桃仁、赤芍各15克。上药浓煎2次，共取药液400毫升，早或晚灌肠1次。每次灌肠后卧床休息1小时，一般7天为一疗程。

疗效：用此方治疗急慢性盆腔炎121例，治愈94例，好转27例。用药最短5天，最长15天。无一例失败，有效率100%。

百姓验证：郭某，女，42岁。诊见左下腹胀痛，白带多，伴有血性物，舌红、苔黄腻，脉滑数；B超提示"左侧附件积水"，诊断为盆腔炎。中医辨证属肝经湿热下注，治宜清热解毒、活血化瘀。上药煎液灌肠一疗程后，左下腹胀痛明显减轻，白带减少。又治疗一疗程，诸症消失，B超、妇科检查均正常。

引自：《陕西中医》（1993年第6期）、《单方偏方精选》

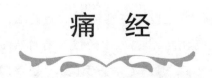

痛　经

痛经为最常见的妇科症状之一，指行经前后或月经期出现下腹部疼痛、坠胀，伴有腰酸或其他不适症状，严重影响生活质量者。痛经分为原发性痛经和继发性痛经两类，原发性痛经指生殖器官无器质性病变的痛经，占痛经90%以上；继发性痛经指由盆腔器质性疾病引起的痛经。

痛经散治痛经35例全部有效

配方及用法：丁香、肉桂、延胡索、木香各等份。上药共研末，过100目筛，和匀贮瓶备用。月经将行或疼痛发作时，用药末2克，置胶布上，外贴关元穴，痛甚则加贴双侧三阴交。隔天换药1次。每月贴6天为一疗程。

疗效：治疗痛经35例，治愈30例，好转5例。

引自：《江苏中医》（1990年第2期）、《单方偏方精选》

此方治痛经疗效可靠

配方及用法：甘草75克，砂仁15克，白芍50克，泽泻5克，白术20克，当归20克，川芎20克，云苓15克。上药加水两碗煎至一碗，口服，每日1剂。如疼痛见红加阿胶50克，川断25克，寄生25克。

疗效：此方应用50余年，疗效可靠。

引自：《实用民间土单验秘方一千首》

阴道炎

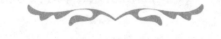

阴道炎是阴道黏膜及黏膜下结缔组织的炎症，是妇科门诊常见的疾病。正常健康妇女，阴道对病原体的侵入有自然防御功能，若阴道的自然防御功能遭到破坏，则病原体易于侵入，导致阴道炎症。阴道炎常见症状为外阴瘙痒、阴道分泌物增多等。

虎杖苦木汤治阴道炎 100 例，治愈率 100%

配方及用法：虎杖100克，苦参50克，木槿皮50克。上药加水4500毫升，煎取药液4000毫升。每天坐浴2次，每次取温度适宜的药液2000毫升坐浴10~15分钟，7天为一疗程。

疗效：此方治疗霉菌性阴道炎82例，滴虫性阴道炎18例，全部临床治愈，治愈率100%。

百姓验证：罗某，女，50岁。1年多来赤白带下量多、质稠，有腥臭味，阴痒难忍，坐卧不安，服药罔效。妇科检查诊为霉菌性阴道炎。以此方坐浴，13天后痊愈，复查阴道分泌物霉菌阴性。随访半年未见复发。

引自：《浙江中医杂志》（1991年第8期）、《单方偏方精选》

我用桃树叶治滴虫性阴道炎效果很好

我用桃树叶治疗42例滴虫性阴道炎患者，有效率达98%。

配方及用法：鲜桃树叶150克，苦参100克。将鲜桃树叶、苦参装入瓦罐或砂罐内，加水500毫升煎熬20~30分钟，去掉药渣，倒在浴盆内趁热坐浴。每次坐浴20分钟，每天早晚各坐浴1次。连用1周，可彻底治愈。

百姓验证：辽宁清原县湾甸子镇二道湾村王安才，男，53岁，农民。他来信说："我妻子的妹妹是医院妇科医生，用本条方治好妇科病患者3例。"

我用蛇矾防风汤治好妻子的滴虫性阴道炎

配方及用法：蛇床子30克，枯矾6克，防风15克。上药加水1000毫升，煎取500毫升，去渣。趁热先熏阴道，待药液温度适宜时再洗患处，每日1次。

疗效：治疗滴虫性阴道炎，有杀虫消炎之功，且无副作用，一般3~5次可痊愈。

百姓验证：广西南宁市沈阳路156号农宣芝，男，55岁，工人。他来信说："我妻子患滴虫性阴道炎，我选用本条方为她治疗，连用一星期就治好了。"

引自：《新编偏方秘方汇海》、《药浴妙法治百病》

本方治滴虫性阴道炎一般 1 剂可痊愈

配方及用法：雄黄10克，白矾30克，杏仁50克，冰片0.5克。将上药捣烂如泥制成丸剂，每剂分6丸。每次用1丸，用纱布包好，用线扎紧，填入阴道，小便时取出，便后再填入阴道，3天后换一丸。

疗效：一般用药1剂即痊愈（6丸）。

引自：《实用民间土单验秘方一千首》

经　闭

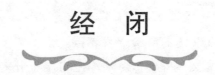

经闭是指女子年龄超过18周岁而仍无月经，或已有月经而复又停经3个月以上者。病态者多由久病、失血、肾气未充等，致阴血亏耗，无血以行；或寒凝、气滞、血瘀等，致胞脉闭阻而成。

单用生大黄治经闭 25 例 10 天内全部治愈

配方及用法：生大黄120克。上药用白酒浸泡一夜，晒干后碾为细末。

妇科疾病

用长流水、米醋各250毫升共煮沸，然后加入大黄末，搅拌令稠，以起大泡，泡破冒青烟，色如老酱油者为佳（如色黄，为过嫩，服之易泻；如色黑，则为过老）。待凉后，团如蛋黄大丸（约重15克）。每次服用1丸，每日2~3次。

疗效：治疗25例，全部治愈。其中服药1~3天痊愈者17例，5~10天痊愈者8例。

注：治疗期间，停服他药。

引自：《实用中西医结合杂志》（1991年第4期）、《单味中药治病大全》

此方民间相传80余年，治闭经效果很好

配方及用法：当归10克，川芎10克，娃娃拳头（大叶茜草果实）25克，酸枣根（色红者）50克。水煎服，每日1剂。月经前3~4天开始服，月经后3~4天停服。

疗效：此方民间流行80余年，效果很好。

引自：《实用民间土单验秘方一千首》

不孕症

不孕症是指有正常性生活，未采取避孕措施1~2年尚未受孕或未能生育者。主要分为原发不孕及继发不孕。原发不孕为从未受孕，继发不孕为曾经怀孕以后又不孕。其发病率呈明显上升趋势，可能与晚婚晚育、人工流产、性传播疾病等相关。

狗头散治宫寒与子宫发育不良不孕症受孕率100%

配方及用法：全狗头骨1个，黄酒、红糖适量。将狗头骨砸成碎块，焙干或用沙炒干焦，研成末备用。服前测基础体温，有排卵的体温曲线呈双相型，即月经过去后3~7天开始服药。每晚临睡时服狗头散10克，黄酒、红糖为引，连服4天为一疗程。

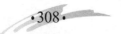

服药期间正常行房,忌食生冷之物。服一疗程未孕者,下次月经过后再服。连用3个疗程而无效者,改用其他方法治疗。

疗效: 此方治疗宫寒、子宫发育欠佳不能受孕者共400例,服药1个疗程受孕者360例,服药2个疗程受孕者34例,服药3个疗程受孕者6例,受孕率100%。

引自:《浙江中医杂志》(1992年第9期)、《单方偏方精选》

本方治子宫发育不良或排卵障碍所致不孕症均有效

主治: 子宫发育不良或排卵障碍所致的不孕症。

配方及用法: 覆盆草500克,紫石英100克,鹿角霜、女贞子各500克,珍珠25克,紫河车、当归、肉苁蓉、芫蔚子、紫珠各500克。将上述药研末混匀口服,日服3次,每次10克,3个月为一疗程。

疗效: 治疗女性不孕症280例,治愈234例,治愈率达83.6%,效果良好。

荐方人: 河南卫辉市54792部队后勤门诊部　陈跃中

治妇女不孕特效方

配方及用法: 当归18克,白芍21克,川芎9克,红花6克,桃仁12克,芹菜籽18克,泽兰12克,枸杞子30克,生地24克,香附12克,天茄子24克,穿山甲12克。上药水煎服,月经干净后每天1剂,连服3剂。3剂为一疗程,服3个疗程即可受孕。

注意: 各味药缺一不可,勿用相近药代替,否则无效。

荐方人: 山东菏泽市一中前街《华中服务中心》顾问处王军峰。王军峰在1989年90岁高龄时过世,他生前是中国医学会委员、著名老军医。

民间流传的治不孕症特效偏方"红花鸡蛋"

配方及用法: 取鸡蛋1个,打一个口,放入藏红花1.5克,搅匀蒸熟即成。此方又名红花孕育蛋。经期临后1天开始服红花孕育蛋,一天吃1个,连吃9个,然后等下一个月经周期的临后1天再开始服,持续3～4个月经周期。若服后下次月经未来就暂停,去医院做妊娠试验,阳性者已告怀孕。

按语: 红花鸡蛋是个治不孕症的有效偏方,在民间流传很广,此方来自山西平遥县著名中医郭智老先生。他用此方治愈几百例不孕症患者。此

妇科疾病

方为健身强壮之佳品，无副作用，为调经安胎之妙方。

百姓验证：李某，女，28岁。婚后5年未孕，爱人身体健康，精液化验正常。平素胃肠虚弱，经来腹痛，妇科检查子宫及卵巢功能亦正常，曾服药200余剂，对治疗已失去信心。闻听服偏方可怀孕，抱着试试的心理来求诊。嘱她服了4个周期的红花鸡蛋，痛经治愈，胃肠功能也好转，于去年2月怀孕。

引自：《偏方治大病》

乳腺炎

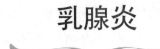

> 乳腺炎是指乳腺的化脓性感染。急性乳腺炎是产褥期的常见病，是引起产后发热的原因之一，最常见于哺乳妇女，尤其是初产妇。哺乳期的任何时间均可发生，而哺乳的开始最为常见。

我用蒌络赤甘汤治急性乳腺炎屡用屡验

我用自拟的"蒌络赤甘汤"治疗急性乳腺炎初期化脓者百余例，屡用屡验，一般服药2剂即愈。

配方及用法：全瓜蒌、赤芍、生甘草各30克，丝瓜络15克，水煎后加红糖适量趁热饮服，微出汗。每日1剂。

荐方人：山东省东平县梯门卫生院　梁兆松

引自：广西科技情报研究所《老病号治病绝招》

我用赤芍甘草汤治疗急性乳腺炎效果显著

主治：急性乳腺炎。

配方及用法：赤芍50克，甘草50克，水煎，每日1剂，分2次饭后服，3天为一疗程。局部脓性分泌物较多者加黄芪30克，局部湿疹瘙痒者加地肤子20克，乳房结核伴乳腺炎者加穿山甲10克，昆布20克。

疗效：曾治疗102例，均在短期内治愈（症状消失，局部无红肿，皮肤恢复正常）。用药最多者7剂，最少者2剂，平均3.5剂。本方用于治疗乳腺炎30余年，疗效显著。

百姓验证：四川自贡市沿滩区蒲殿村宗燮维，男，69岁，退休干部。他来信说："我爱人胡心琴左乳肿痛，而且发痒，非常难受，吃药敷药不见好转。后来用本条方治疗，服药后症状就减轻了，连服3剂后一切症状消失，病获痊愈，只花10多元钱。"

荐方人：湖南省衡阳医学院附属第一医院副主任医师　贺方礼

引自：《当代中医师灵验奇方真传》

用仙人掌外敷治乳腺炎 60 例全部治愈

配方及用法：新鲜而多汁的仙人掌100～150克，剥掉外皮切细，捣烂成糊泥状，加入鸡蛋清适量，和匀后，摊于布或敷料上敷于患处，用胶布固定。每日换药1～2次，一般敷4～6次就可以治愈。如有合并发热或腋下淋巴结肿大者，可加用抗菌素药物治疗。

疗效：治疗乳腺炎初期患者60例，经外敷2～10次，全部治愈。

引自：《四川中医》（1987年第3期）、《单味中药治病大全》

本方治急性乳腺炎 200 例症状全部消失

配方及用法：芫花根皮适量。将芫花根皮刮去皮毛，剔除木质心，剪成长约3厘米的小段，置冲筒内打烂，或在青石板上用铁锤打烂，搓成一圆柱形小药团。取药团塞入鼻孔内（如刺激性大，可用香烟锡纸或蜡包裹后，剪去两头，塞入鼻孔内），在鼻孔内产生热刺激感时（一般在20分钟左右消失），再待5～10分钟后取出。每日1～2次。

疗效：治疗200例，均在塞鼻治疗4天内血象恢复正常，肿块消失时间不一，一般在1周左右。

引自：《赤脚医生杂志》（1975年第6期）、《中药鼻脐疗法》

用乳没蜂黄膏治急性乳腺炎30例均治愈

配方及用法：乳香、没药、大黄、蜂房各10克，蜂蜜适量。将前4味药混合研细末，再加蜂蜜调成膏状，敷盖于乳房结块处，用布覆盖，胶布固

妇科疾病

定，每天换药1次。

疗效：此方治疗急性乳腺炎30例，均治愈。

百姓验证：刘某，女，24岁。2天前发现左侧乳房上方有一小硬块，稍有疼痛。今硬块增大，疼痛加剧。检查体温38℃，左侧乳房外上方肿块如鸡蛋大小，压痛明显，局部皮色微红。当天敷药后，疼痛减轻，体温降至37℃，肿块缩小。又敷一次后即愈。

引自：《陕西中医》（1991年第5期）、《单方偏方精选》

用鲫鱼草治急性乳腺炎4次痊愈

配方及用法：鲫鱼草60克。上药与酒捶烂榨汁，加温内服（服后食道可有热感）。第一天服2次，以后每天服1次。病情重的，兼用药渣敷于患处。

疗效：共用此方治愈100例，一般服药4次即可痊愈。

引自：《广东医学》（1966年第2期）、《单味中药治病大全》

陈皮甘草治急性乳腺炎1剂即愈

配方及用法：陈皮60克，甘草8克。用砂锅水煎，每日1剂，分早晚2次服。

疗效：用于急性乳腺炎，1剂即愈。

引自：《实用民间土单验秘方一千首》

习惯性流产

习惯性流产为自然流产连续3次以上者，每次流产往往发生在同一妊娠月份。其原因大多为孕妇黄体功能不全、甲状腺功能低下、先天性子宫畸形、子宫发育异常、宫腔粘连、子宫肌瘤、染色体异常、自身免疫等。

寿胎丸加味治习惯性流产35例仅2例无效

1988—1994年，我用寿胎丸加味治疗习惯性流产35例，获满意疗效。

配方及用法：菟丝子20克，川断15克，桑寄生20克，阿胶20克（烊化）。伴气虚者加党参20克，黄芪15克，怀山药15克；血虚者加党参15克，当归10克，白芍20克，甘草3克；阴虚内热者加女贞子15克，旱莲草20克，知母10克，地骨皮10克；早孕反应明显者加苏梗10克，砂仁3克，竹茹10克，陈皮10克；脾气虚弱者加白术15克，党参15克，怀山药10克；阴道出血者加地榆15克，仙鹤草15克，旱莲草15克；小腹空坠不适重用党参30克，黄芪15克，加升麻10克，柴胡6克；心悸失眠者加酸枣仁15克，柏子仁15克，夜交藤20克。

最后一次流产后半月即开始服用，每月服5～8剂，水煎服，服药半年至1年后再怀孕。孕后适当休息，至过去流产最大月份（即超过危险期），或维持妊娠12周以上。孕后适当服药。每月2～3剂，辨证用药。

疗效：治疗35例，痊愈30例，显效3例，无效2例。

荐方人：四川绵竹市中医院 苏华林

此方治妇人习惯性流产极具神效

此方治妇人习惯性堕胎症极具神效。平时无小产之经验者，服之亦可。有妇人小产6次以上者服之亦无恙，真乃保胎第一神方。

配方及用法：莲肉（去心不去皮）、家用青苎麻（洗净胶）、白糯米各9克，水煎后去麻，每早连汤服1次，或只服汤不服莲肉、糯米亦可。

引自：陕西人民教育出版社《中国秘术大观》

用陈皮鸡蛋饮治习惯性流产30例，有效率100%

主治：先兆流产、习惯性流产。

配方及用法：陈皮叶10克，鸡蛋2个。300毫升水煎陈皮叶，沸后入荷包鸡蛋2个，食熟鸡蛋，饮汤。每日1剂，疗程7天。

疗效：治疗习惯性流产30例，好转（用药5～7剂后症状消失）26例，有效率100%。

荐方人：湖南省永顺县医院妇产科主治医师 钟新华

引自：《当代中医师灵验奇方真传》

乳腺增生（乳癖）

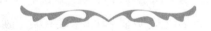

> 乳腺增生是指乳腺上皮和纤维组织增生，乳腺组织导管和乳小叶在结构上的退行性病变及进行性结缔组织的生长，是女性最常见的乳房疾病。乳腺增生有很多类型，有的完全是生理性的，不需特殊处理也可自行消退；有的则是病理性的，需积极治疗。尤其是囊性增生类型，由于存在癌变的可能，不能掉以轻心。

仙人掌外敷治乳房结块效果好

有位姓王的女青年，26岁。左上方乳房结块，发红肿胀，且疼痛，乳汁不畅，兼有寒热、头痛，骨节酸楚，脉弦数。即用新鲜仙人掌除去表面的刺和绒毛，洗净，捣烂外敷，每天更换5次。次日，肿块已消，疼痛及其余症状亦减。

引自：《上海中医药杂志》（1966年第5期）、《中医单药奇效真传》

用巴蜡丸治乳癖有特效

主治：乳癖。

配方及用法：巴豆（去皮取仁）120克，黄蜡120克。先将黄蜡置锅内用文火熔化，再将巴豆仁加入已熔之黄蜡液中炸之。注意始终用文火（火过大则可能将巴豆炸成焦黑而失效），约六七分钟左右，以巴豆仁变为深黄色为度，即将锅离火。滤出黄蜡溶液（此液有毒，应弃去，不可再用第二次），迅速将巴豆仁倒于竹筛上摊开，并不时搅动，勿使巴豆仁相互黏结，待巴豆仁上之黄蜡凝后收起备用。每次以温开水冲服5粒，每日3次，1个月为一疗程。一般1个疗程后停药10天，再服第2个疗程，以愈为度。

疗效：本组458例中，除3例癌变外，其余455例均痊愈。

注意：服药时应将巴豆仁囫囵咽下，千万不可咬烂。冲药宜用温开水，不可过热，否则易引起腹泻。初服巴蜡丸可出现肠鸣，轻度腹泻及肛门灼热，不必停药。若仍有反应，可酌情减量。

引自：《河南中医》（1983年第3期）、《实用专病专方临床大全》

本方治各种乳腺病2个月可有根治效果

主治：乳腺增生、乳腺纤维瘤、乳腺癌。

配方及用法：白蒺藜花、柴胡、黄芩、通血香各15克，炮山甲20克，柏花、白花蛇、水八角各10克。上药研为细末，水调制成丸。每天服2次，每次4克，饭后1小时温开水或黄酒冲服。一般服半个月即可见效，30～60天即可根治。如疼痛加全虫、玄胡各15克，如癌变加山慈姑、蚤休各20克。

荐方人：河南省舞阳县吴城镇西街中医诊所　吴振兴

引自：1997年第9期《农村百事通》

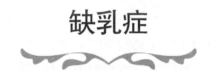

缺乳症

缺乳症亦称产后乳汁分泌异常，是指产后乳汁不足甚或全无的一种病症。一般而言，产后两周仍无乳汁分泌，应视为无乳症；若产后六周，乳汁分泌量仍不满足新生儿一次哺乳量，为乳汁分泌过少。

我用芝麻丝瓜汤治产后缺乳20例全部治愈

缺乳是妇女产后最常见的疾患之一，多与产后气血不足或肝气郁滞有关。数年前，我从民间获取芝麻丝瓜汤方，治疗本病20例，屡治屡验。

配方及用法：把黑芝麻、胡桃肉各15克分别炒熟，加入新鲜嫩丝瓜50克，共捣为泥，以沸水500毫升冲服（连药渣同服），每日1剂。若无新鲜丝瓜，可用丝瓜络60克先煎汤，去渣，冲服炒黑芝麻、炒胡桃肉泥。

疗效：20例缺乳的产妇全部治愈。其中，服3剂治愈7例，服6剂治愈11例，服10剂治愈2例。多数缺乳者口服1剂后就有泌乳感觉，继服则乳汁逐渐增多。

荐方人：山东青岛医学院　　张鸿谟

山东青岛市第二人民医院　　张鹤声

兔耳催奶有奇效

方法： 成年兔2只，杀死后取其4只耳朵，放于灰色小瓦（或其他容器内）上，用文火慢慢焙干，研成细面备用。取一小碗，倒入少量药用黄酒，再倒入兔耳细面，用筷子调和均匀后即可服下，再服少量黄酒。1只兔耳细面为1日药量，每日早、晚各服1次。4只兔耳细面可供4日使用。服药期间，配合吃些鲶鱼、猪蹄、排骨、鸡蛋等食品，一般服用第3天即见效，此后泌奶量逐日增多。

荐方人： 辽宁开原市高中　　孙执中

此二方治妇女缺乳有神奇效果

配方及用法： ①黑皂角籽（生的）7个，开水送下，1小时内奶自下。②取王不留行15克，穿山甲15克，通草20克，猪脚1对。将猪脚放入锅内加水煮沸1小时左右，再把上述药物倒入汤内煎煮15～20分钟，然后取出药渣，分次服完药汤和食猪脚。服用1～2剂，会乳汁长流。

百姓验证： 黑龙江集贤县兴安乡王恩君用①②两方治好了4位妇女的缺乳症。他说："用此二方后泌乳量大增，真是太神奇了！"

引自： 1987年12月24日《吉林农民报》

服南瓜子仁治缺乳很有效验

蔡某，女，34岁。产后数十日，乳汁极少，调节营养，服药数剂，皆未见效。经用此方2日后，即见乳汁增多。观察至断乳时，奶水仍然充足，未曾配合其他疗法。

配方及用法： 每次用生南瓜子15～18克，去皮取仁，用纱布包裹，捣碎成泥状，加开水酌量口服。亦可加入少许豆油或食糖搅拌，则味美可口，早、晚空腹各服1～2次。

引自： 《中医杂志》（1966年第3期）、《中医单药奇效真传》

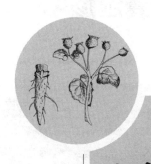

男科疾病

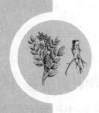

阴囊湿疹

阴囊湿疹是湿疹中常见的一种，局限于阴囊皮肤，有时延及肛门周围，少数可延至阴茎。本病瘙痒剧烈，皮疹呈多形性改变，容易复发，要达到根治的目的需要个人注意卫生，同时选择合适的药物坚持治疗，避免搔抓。

我用鱼腥草治愈了阴囊湿疹

前几年我患阴囊湿疹，反复发作，多方求医无效。后得一偏方，经使用效果很好，用药一疗程痊愈后，一直再未复发。我曾将这一偏方介绍给其他病友，全都治好了。我觉得此方疗效显著又无副作用，特推荐给广大读者。

配方及用法：取鱼腥草100克（或干品15克），放入烧开的1000毫升沸水中，煎煮3~5分钟，待凉后用纱布蘸药液洗阴囊（注意不要烫破皮）。每天早晚各1次，一般连用5~7天即可治愈。

百姓验证：陕西渭南市财政局蔺恒健，男，62岁，干部。他来信说："一位干部患阴囊湿疹，经多方治疗效果不佳。后来通过朋友介绍找到我，我用本条方为他治疗，用药1周后便痊愈了。"

引自：1996年12月16日《家庭医生报》

蒿苏艾冰合剂治阴囊湿疹165例，有效率100%

配方及用法：黄花蒿100克，紫苏、艾叶各50克，冰片10克。前3味药加水适量，煎取药液约100毫升，再加入研细的冰片粉，混匀备用。用时取纱布或药棉蘸药液湿敷患处30分钟，若洗浴30分钟则效果更好。另外，每天以此药外搽患处4~6次。

注意：治疗期间，忌饮酒及辛辣鱼腥。

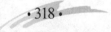

疗效：此方治疗阴囊湿疹165例，痊愈161例，好转4例，有效率100%。

百姓验证：王某，23岁。阴囊皮肤渗水，瘙痒6天，某医院诊断为阴囊湿疹，经治疗无效。检查阴囊弥漫性皮损，糜烂面渗液明显，有片状结痂及抓痕。用上药方第一次洗浴后即诉瘙痒减轻，3天后皮损及自觉症状全部消失。半年后随访未复发。

引自：《浙江中医杂志》（1989年第7期）、《单方偏方精选》

龟头炎

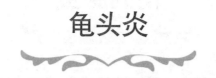

　　龟头炎是指龟头部由外伤、刺激或感染等因素引起的黏膜炎症。可由多种因素引起，如局部的各种物理因素刺激（创伤、摩擦、避孕用具等）、包皮过长、包茎、包皮垢刺激、各种感染（细菌、真菌、滴虫等）以及药物过敏等。

用柚子皮可治愈龟头炎

　　对于龟头发炎的病人，采用晾干的柚子皮200克，置于2000毫升热水中煮沸3~5分钟，放至半温，将柚子皮捞出弃掉，用剩下热水淋洗阴茎，每天早、晚各洗1次，每次10分钟。治疗7天（一疗程）红肿消失，溃烂全部愈合。（刘述礼）

　　引自：1996年11月18日《家庭医生报》

用威灵仙液治龟头炎疗效迅速

　　配方及用法：威灵仙15克，用水500毫升浓煎半小时，去渣候冷洗患处。用脱脂棉花蘸药汁洗患处三四次，肿退炎消，不久即愈，花费少，收效大。

　　荐方人：李人翊

引自：广西医学情报研究所《医学文选》

用莲房煎水熏洗龟头炎1剂即愈

配方及用法： 莲房7个，煎水，熏洗患处。

疗效： 多年应用，1剂即愈。

引自：《实用民间土单验秘方一千首》

前列腺炎

前列腺炎是泌尿外科的常见病，通常是因尿道被葡萄球菌、大肠杆菌等感染，扩散至前列腺所造成的急性或慢性炎症。发病年龄多在20～40岁。症状为尿急、尿频、尿痛，终至血尿，尿道口常有乳白色或无色黏液分泌物，晨起时有的可被黏液封闭尿道口，有全身不适、发高热、寒战、阴茎内及根部疼痛等全身症状和尿路症状。稍后，前列腺愈来愈肿大，并且发生触痛。患者排尿困难并且疼痛，严重者前列腺可能会化脓。

用蚁干和蚁粉治好了我的前列腺炎

我已经67岁，2年前突然患了前列腺炎。症状是小便细慢，解不净，时常把裤子弄湿。曾口服前列康、氟哌酸，还用过热敷法等治疗，都无明显效果。

1994年3月，我发现《健康指南》介绍蚂蚁可治疗前列腺炎，立刻邮购蚁干500克，按说明泡酒服用，20多天就见效了。这500克蚁干泡酒服2个月，病已见显效。又邮购蚁粉1千克，白水送服，每月250克，经过4个月，症状已消失。为巩固疗效，我又改为500克蚁粉用三四个月，到现在已过1年多了，再也未复发。

荐方人： 辽宁绥中县中医院　陆真

单用大黄汤治慢性前列腺炎60例全部有效

配方及用法： 大黄50克。取生大黄放入砂煲内加水400毫升，煎至200毫升左右，倒入瓷盆中熏洗会阴部。待药液不烫手时，再用毛巾浸药液擦洗会阴处，同时用手指在局部做顺时针按摩，早、晚各1次，每次30分钟。熏洗完毕后取中极、会阴二穴，敷以生姜汁调制的熟大黄细末20克，胶布固定。此外，若体质强壮或有热象者，每天可用3～6克生大黄泡茶饮；年高体弱无明显热象者，每天可用3～6克制大黄水煎20分钟后饮用。以上各法同时治疗15天。

疗效： 此方治疗慢性前列腺炎60例，痊愈56例，显效3例，有效1例。

引自：《浙江中医杂志》（1992年第11期）、《单方偏方精选》

用马齿苋治前列腺炎1周即愈

方法： 选新鲜马齿苋500克，洗净捣烂，用纱布分批包好挤出汁，加少许白糖和白开水一起喝下，每天早、晚空腹喝，1周后即愈。

荐方人： 北京南礼士路　王秀山

前列腺增生（良性肥大）

前列腺增生是中老年男性常见疾病之一，发病率随年龄递增。早期由于代偿，症状不典型，随着下尿路梗阻加重，症状逐渐明显，临床症状包括储尿期症状、排尿期症状及排尿后症状。

吃南瓜子治老年前列腺肥大确实有效

《晚晴报》第906期3版刊登我写的《再谈吃南瓜子可治前列腺肥大》一文后，全国各地患者上百人来信询问有关问题，尤其是山东省莱州市一位75岁的老人亲自乘车300千米来家拜访，真令人感动，可以想象有病的老年朋友们是何等渴求良方啊！

为了使老年朋友们科学合理地用好这个偏方，现再作如下说明。

（1）此方不是祖传，而是在报上看到的。我周围的一些老年朋友试过后证明效果明显，而且几年后再没复发。

（2）吃南瓜子只治前列腺肥大，不治前列腺炎。

（3）每日服南瓜子50～100克，一次性吃完（不是零吃），饭前饭后均可。原则上不忌口，照常喝水，但不能喝酒，尤其是不能多喝酒。

（4）每个人身体条件不一样，有的吃两三个月就好了，有的吃四五个月才见效，多吃一段时间没副作用，可以吃到症状消失为止。

百姓验证：河北徐水区陈恒昌，男，64岁，退休。他来信说："我患糖尿病、冠心病、耳鸣、前列腺增生等症，1992年6月经北京304医院确诊，并住院1个月。1995年以来尿频、尿急、尿痛、尿等待、尿潴留一直在折磨着我，由于排尿困难，尿路反复感染，服过前列康胶囊、癃闭舒胶囊、解毒通淋丸、合尼通片，也用过前列康复袋及一些抗生素、消炎片，均收效甚微。为了解决排尿困难，我按本条方治疗1个多月后，尿潴留的次数已明显减少，排尿的间隔时间也延长了。目前仍在坚持治疗，我想一定会有显效的。"

荐方人：山东淄博市机械局离休干部　　吴明玉

引自：1997年9月17日《晚晴报》

我以本方6剂治愈前列腺肥大症

我是一名退休教师，患有多年前列腺肥大，尿频、尿急、尿痛、尿线细。3年前多次犯病，小便不通数次导尿，非常痛苦。一个偶然的机会得知，中国医科大学樊正伦（硕士）来沈阳给推荐了此配方，经服6剂药，我的病痊愈，3年没再犯过，现在和正常人一样。为了解除前列腺肥大患者的痛苦，特荐此方。

配方及用法：熟地40克，山茱萸20克，山药20克，丹皮15克，云苓15克，泽泻15克，制附片10克，肉桂10克，车前子10克，牛膝15克，水煎服，每日2次。

百姓验证：辽宁凌海市防疫站刘艳伟来信说："我一同事患腰痛，小便短而频，尿不净，小腹酸痛，经市医院确诊为前列腺肥大，用本条方仅服药10剂就痊愈了。为了巩固疗效，又继续服用几剂，现在前列腺症状全没了。"

荐方人：辽宁抚顺救兵乡虎台村　贾明坤

遗　精

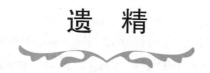

> 遗精是指不因性交而精液自行泄出，有生理性与病理性的不同。中医将精液自遗现象称为遗精或失精。有梦而遗者名为"梦遗"；无梦而遗，甚至清醒时精液自行滑出者为"滑精"。多由肾虚精关不固，或心肾不交，或湿热下注所致。

用海金沙藤治遗精 86 例全部治愈

配方及用法：鲜海金沙藤（连叶）45～60克。上药煅存性，研末，每晚临睡前用开水冲服1剂。

疗效：治疗86例，全部治愈。

引自：《福建中医药》（1963年第6期）、《单味中药治病大全》

单用刺猬皮粉治遗精确实有效

北京李桂兰，云其内弟孙某新婚不久，遗精不止，现精神萎靡，不事劳作（此时患者居河南农村），求一处方。我即用先师崔振坤所传方予以治疗。刺猬皮炙，研细面，每服9克，每日2次。经服月余，遗精渐止，2个月后病痊愈。

引自：《偏方奇效闻见录》、《中医单药奇效真传》

用鹿仙草治好一位遗精 9 年的病人

一位姓王的中年男子，35岁，京剧演员，患遗精9年，屡服中西药无效。初时尚时发时止，后来竟不分昼夜，无梦自滑，伴有耳聋重听，头晕眼

男科疾病

花，腰膝酸软，精神萎靡。我思其病程已久，不仅阴精严重亏耗，肾气亦必然衰败，应急以单奇之方补虚回精。嘱其每日以鹿仙草60克煎服，服完5剂，滑精即止。

引自：《李继昌医案》、《中医单药奇效真传》

治遗精奇效方

如果患有遗精之症，可用热水汤冲入白茯苓所研制之细末约3克左右，每天清晨皆服之，便会有奇效。但用此方，宜中断房事半年左右。

引自：陕西人民教育出版社《中国秘术大观》

阳　痿

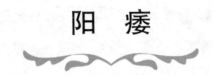

　　阳痿又称勃起功能障碍，是指在有性欲要求时，阴茎不能勃起或勃起不坚，或者虽然有勃起且有一定程度的硬度，但不能保持性交的足够时间，因而妨碍性交或不能完成性交。阳痿分先天性和病理性两种，前者不多见，不易治愈；后者多见，而且治愈率高。

用海蜈胶囊治疗阳痿 75 例仅 6 例无效

1990年10月至1994年12月，我采用浓缩海蜈胶囊治疗各型阳痿75例，效果满意。

配方及用法：均以海蜈胶囊（医院制剂室生产）治疗。海龙、蜈蚣按3∶1剂量配制成浓缩胶囊，每粒胶囊含生药相当于0.5克。每次吞服4粒，每日2次，25天为一疗程。中间休息5天，继服第2个疗程。治疗期间不用其他药物或辅助治疗。

疗效：61例近期治愈（阴茎勃起坚而有力，同房能成功），8例好转（阴茎能勃起，但时好时差，同房勉强成功或不成功），6例无效（病情与治疗前相似，服药2个疗程无变化）。

荐方人: 江苏省如皋市中医院 杨德林

我用揉脐壮阳法治阳痿屡用皆效

主治: 用于阳痿不举或举而不坚,滑精早泄等性功能低下者。亦用于宫寒带下、腹冷腹痛。

配方及用法: 淫羊藿52克,蛇床子36克,蜈蚣15克,冰片9克。上药共研细末,用时取适量药物,捣葱汁将药搅匀,至药粉湿润即可,再将药物纳入脐中,然后用双手拇指交替揉按脐中。睡前与晨起各做1次,每次揉按10~20分钟,月余始效。

疗效: 数年前,一友人对我说起腹冷、阴举不坚之事,欲求一方以治之。我便以此方为之治愈。其后屡用此方,皆效,唯其程度不同而已。

注意: 使用本方如时有恶心、腹部不适宜暂停,脐中破溃者忌用。

荐方人: 黑龙江佳木斯市中医院 王克非
引自:《亲献中药外治偏方秘方》

用狗睾丸治阳痿患者 65 例全部有效

配方及用法: 新鲜狗睾丸10克(不去血),切成薄片,温开水送服,早、晚各1次。并配合按摩脚心及加强体育锻炼。按摩脚心于每日起床、临睡前各行1次,以左手心按摩右脚心100下,再用右手心按摩左脚心100下,动作要缓和、连贯。体育锻炼宜每日早晨先练太极拳或气功,然后慢跑15分钟,快走25分钟,晚饭后散步30~60分钟。

疗效: 治疗65例,痊愈51例,显效9例,好转5例。

注: 阴虚阳盛兼有湿热者忌用,各种出血症属热性者亦忌用。

引自:《浙江中医杂志》(1985年第8期)、《单味中药治病大全》

本方治阳痿患者 10 余人全部有效

配方及用法: 麻雀12只,地龙40克,蜈蚣(中等大)20条,淫羊藿叶(或茎)50克。各药焙干(麻雀去毛及内脏),分别研为细末,然后混匀,分为40包,每次1包,每日2次,米酒适量冲服。20天为一疗程,忌腥冷等食物。

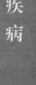

男科疾病

疗效: 运用本方治疗10余例阳痿患者,有效率100%,痊愈率98%以上。

荐方人: 广东省潮阳区　古康德

引自:《当代中医师灵验奇方真传》

祖父应用本方治重症阳痿患者无不取效

配方及用法: 大蜻蜓(青大者良,红者次之,余更次,去翅足,微火米炒)20对,雄蚕蛾(去翅足,微火米炒)15对,大蜈蚣(酒润后微火焙干)5条,露蜂房(剪碎,酒润略炒至微黄)、生枣仁、酒当归、炙首乌各20克,丁香、木香、桂心各10克,胡椒5克。上药共研细末,炼蜜为丸,如梧桐子大,每次服15丸;或制为散剂,每次10克,每日2~3次。空腹用少量黄酒送服。

疗效: 祖父应用60余年,每遇阳痿重症,无不应手取效。

引自:《百病奇效良方妙法精选》(1991年第181期)、《实用专病专方临床大全》

本方治阳痿3次见效

配方及用法: 大附子1个(约重46克),五味子、炙黄芪、硫黄各6克,穿山甲2片,寸香0.3克,白酒250毫升。先将大附子挖空后,将五味子等药共捣细,纳于大附子中,加白酒用微火煮大附子至酒干,取出大附子捣如膏。将寸香放在脐眼内,再将附子膏盖在寸香上,包好固定。3天后取下,每10日1次,3次有大效。

引自:《穴敷疗法聚方镜》

此方治阳痿多例均获痊愈

配方及用法: 牛鞭1根,韭菜籽25克,淫羊藿15克,菟丝子15克。将牛鞭置瓦片上文火焙干,磨细。淫羊藿加少许羊油,置于铁锅内用文火炒黄,再加韭菜籽、菟丝子磨成细面,与牛鞭末混匀后装瓶备用。每天晚饭后用黄酒冲服1匙。

疗效: 治疗多例,均获痊愈。

引自:《实用民间土单验秘方一千首》

茴香姜末敷脐治阳痿1周内见良效

配方及用法: 取中药小茴香5克,炮姜5克,共研末,加入食盐少许,用少量人乳汁调为糊状(亦可用鸡血或蜂蜜调),外敷于肚脐眼(神阙穴),外用大胶布封盖贴紧。一般5~7日去掉胶布及药,即见良效。

引自: 1997年11月24日《辽宁老年报》

蛤茸散治阳痿确有疗效

配方用法: 蛤蚧2对(完整),鹿茸20克。将蛤蚧置清水中浸透,捞起后去头足、黑皮(但不要损坏尾部),隔纸微火烤干;鹿茸切片,微烤,共研末备用。临睡前用黄酒适量送服2克,每晚1次,服完为止。

疗效: 此方治疗阳痿(阳虚阳痿)57例,确有疗效。

百姓验证: 陈某,男,25岁,婚后2年阳事不举,妻子不孕,多方治疗无效。患者3年前上山伐木,不慎被木戳伤小腹及阴茎,曾住院治疗15天,好转后出院。婚后方知阳痿,后服本方痊愈。

引自:《四川中医》(1986年第11期)、《单方偏方精选》

起阳汤治阳痿2剂可愈

配方及用法: 人参15克,白术30克,巴戟天30克,黄芪15克,五味子3克,熟地60克,肉桂3克,远志3克,柏子仁3克,茱萸10克。以上10味药水煎服。

疗效: 此方有奇特的疗效。我用本方给一位朋友治疗,2剂即愈。

荐方人: 安徽太和县　张守田

枸杞海马酒是补肾壮阳方

主治: 阳痿、早泄。

配方及用法: 枸杞子60克,海马3克,鹿茸2克,红参10克。将上药浸入好白酒1500毫升中,密封口,14日即成。每晚临睡前服20毫升。

男科疾病

按语： 本方由名贵补虚、壮阳药物组成。据历史记载，唐玄宗非常宠爱杨贵妃。白居易在《长恨歌》里写道："芙蓉帐暖度春宵，春从春游夜专夜，后宫佳丽三千人，三千宠爱在一身。"由此可见，唐玄宗与杨贵妃如胶似漆，柔情似水，日日夜夜。当时唐玄宗已年过四十，相传每日必饮用本方为主组成的药酒。

引自：《小偏方妙用》

男子壮阳酒治阳痿早泄有卓效

配方及用法： 仙灵脾250克，枸杞子50克，菟丝子20克，当归10克，白酒1.5千克。将上药浸泡白酒内，浸泡21日，日温饮3次，每次三酒盅。此剂益精兴阳，治疗阳痿、性交早泄卓效，而且能理腰膝之冷痛。

注意： 用本方者只疗病而已，且不可随意醉饮，禁作寻欢作乐之春药。

荐方人： 山东庆云县后张乡　　王学庆

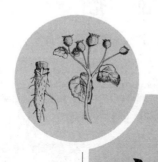

癌瘤科疾病

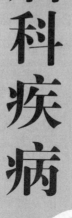

脑　瘤

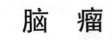

　　脑瘤又称"颅内肿瘤"，是神经外科最常见的疾病。多数是起源于颅内各组织的原发性颅内肿瘤。继发性颅内肿瘤则来源于身体其他部位的恶性肿瘤转移或邻近组织肿瘤的侵入。男性稍多于女性。任何年龄都可发病，但20～50岁最多。

用消瘤散治愈一位右额叶脑瘤患者

　　配方及用法：老生姜、雄黄各20克。取老生姜除掉分枝，挖一洞，掏空，然后装进雄黄粉末，再用挖出的生姜末把洞口封紧。放在陈瓦上，用炭火慢慢焙干，约7～8小时，姜呈金黄色，脆而不焦，一捏就碎时，即可研粉。过80目筛成极细末，瓶装密封备用。每日服3次，每次服3克。

　　百姓验证：王某，男，40岁。自述左臂不自主地抽搐，抖打后手抽则停止，伴有头痛，渐进性加重，并有呕吐。曾服真武汤加味党参12克，白术20克，茯苓60克，干姜12克，龙牡30克，琥珀2克。服20剂后抽搐好转。后因感冒恶心欲吐而入院。检查：颈部有抵抗，视力正常，听力减弱，脑底有明显的乳头水肿，左侧肢体肌力减弱。做电子扫描，右额叶有占位性病变。用甘露醇和高张糖输液脱水，卡马西平止头痛，仍不能控制头痛。继用真武汤和消瘤散半月后，头痛基本消失，一个半月后脑底乳头水肿消失，肢体也基本恢复正常。

　　引自：《偏方治大病》

本方曾治10例颅内肿瘤均有效

　　配方及用法：鲜金剪刀根（毛茛科铁莲属植物）适量，用清水洗净，放少量食盐捣烂，外敷于头部相应部位，药厚2厘米，24～36小时取下即可。局部灼痛，皮肤起疱，用针挑破。

疗效： 一般敷1次即愈，曾治10例，均有效。

引自：《浙江中医杂志》（1981年第12期）、《癌症秘方验方偏方大全》

肺 癌

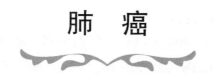

　　肺癌是发病率和死亡率增长最快，对人群健康和生命威胁最大的恶性肿瘤之一。肺癌的病因至今尚不完全明确，大量资料表明，长期大量吸烟与肺癌的发生有非常密切的关系。肺癌的临床表现比较复杂，症状和体征的有无、轻重以及出现的早晚，取决于肿瘤发生部位、病理类型、有无转移、有无并发症，以及患者的反应程度和耐受性的差异。

核桃树枝煮鸡蛋能抗癌

配方及用法： 鲜核桃树枝120克，切成小段，置砂锅或铝锅内（忌铁锅），放入鸡蛋4个，加水浸药同煮。鸡蛋煮熟后敲碎蛋壳再煮4小时，每次服1~2个鸡蛋，每日2次，不喝汤。

疗效： 本方能改善晚期癌症病人症状，减轻其痛苦，缩小癌溃，延长生命。

荐方人： 黑龙江绥滨县中医院　　王笑雪

肺癌克星方治肺癌4例全部治愈

配方及用法： 南北沙参各12克，天冬、麦冬各10克，百部12克，八月扎12克，半枝莲30克，守宫10克，干蟾皮10克，白花蛇舌草30克，鱼腥草30克，七叶一枝花15克，生牡蛎30克，橘核、橘红各10克，白英30克，海藻30克，鳖甲15克，望江南30克，山海螺30克，白茅根30克，阿胶（烊化冲服）30克，冬虫夏草10克，铁树叶300克。上药煎20~30分钟（文火慢煎），取汁200~250毫升，日服2次（早、晚服）。服药后需卧床（平卧）1小时。

疗效： 治疗肺癌患者4例，用药25剂，临床症状消失，肿瘤医院摄片复查与痰检均正常者1例，服药35剂痊愈者2例，服药45剂痊愈者1例。

荐方人：江苏如东县　张玉和

引自：《当代中医师灵验奇方真传》

五叶汤治肺癌有显著效果

配方及用法：玉米叶60克，桑叶15克，竹叶6克，枣叶30克，大青叶15克。新鲜玉米叶先煎，再与其他叶同煎，文火煎10分钟，或开水泡当茶饮。每日可饮数次，每日量为500毫升。

百姓验证：全某，男，56岁，山西省沁水县人，教师。1984年冬，在教师健康体格检查时发现右侧肺部有圆形边缘清楚的1.5厘米×1.8厘米的阴影，后到太原等地大医院诊断为肺癌，做右肺叶切除。术后2个月，右腋下淋巴结肿大，伴胸膜转移，用环磷酰胺和氮芥抗癌效果不佳。后来投以五叶汤，3个月症状减轻，精神好转。

按语：经现代科学研究，玉米叶含具有抗癌作用的多糖类物质。动物实验证明，它可抑制癌瘤生长，尤其对肺癌有效。配大青叶清热消肿，加枣叶清热除瘤，桑叶具有降气化痰、断顽痰、清肺气、降肺火、通调水道、祛痰散结之功用。此方五叶，以叶治叶，触类旁通地起到治疗的作用。

引自：《偏方治大病》

鼻咽癌

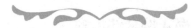

　　鼻咽癌是指发生于鼻咽腔顶部和侧壁的恶性肿瘤。是我国高发恶性肿瘤之一，发病率为耳鼻咽喉恶性肿瘤之首。常见临床症状为鼻塞、涕中带血、耳闷堵感、听力下降、复视及头痛等。

单药石竹根治鼻咽癌有效

主治：鼻咽癌、胃癌、食管癌、直肠癌。

配方及用法： 石竹根30～60克，生用，水煎服，每日30～60克。

疗效： 有一例食管癌晚期患者化疗后复发，用石竹根治愈，已存活10余年。1970年安徽省立医院肿瘤门诊用石竹根治疗30例食管癌患者，其中，25例临时改善梗阻症状，部分患者服药后，呕出肉芽组织，食管得以畅通。

注： 石竹根治癌系安徽六安民间单方，荐方人本人患鼻咽癌，化疗后复发，用鲜石竹根煎服，使病情得以控制。如寻找不到石竹根，也可用石蝉草代替，剂量与用法均不变。

引自：《中级医刊》（1986年第9期）、《癌症秘方验方偏方大全》

喉 癌

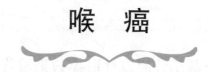

喉癌分原发性和继发性两种。原发性喉癌指原发部位在喉部的肿瘤，以鳞状细胞癌最为常见。继发性喉癌指来自其他部位的恶性肿瘤转移至喉部，较为少见。喉癌症状主要为声嘶、呼吸困难、咳嗽、吞咽困难、颈部淋巴结转移等。

我表哥患喉癌用石上柏治疗1个月后痊愈

配方及用法： 石上柏全草（干用）10～60克，加瘦猪肉30～60克或红枣数个，清水8～9碗，煎6小时成1碗左右，内服，每天1剂。

百姓验证： 江西定南县天九镇陈日林来信说："我表哥患上了喉癌，自按本条方坚持服药，病情已大大好转了。以前我表哥病得很严重，家人已为其准备了后事。当时是水米不进，体弱无力，全身浮肿，家里人和村里人都说没有几天活头了。本条方挽救了我表哥的生命，他现在饭量大增，体力逐步恢复，已能到处走动了，精神特别好。"

引自：《癌症秘方验方偏方大全》

肝 癌

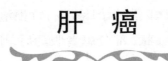

　　肝癌即肝脏恶性肿瘤，可分为原发性和继发性两大类。原发性肝脏恶性肿瘤起源于肝脏的上皮或间叶组织，前者称为原发性肝癌，是危害极大的恶性肿瘤；后者称为肉瘤，与原发性肝癌相比较为少见。继发性或称转移性肝癌系指全身多个器官起源的恶性肿瘤侵犯至肝脏。一般多见于胃、胆道、胰腺、结直肠、卵巢、子宫、肺、乳腺等器官恶性肿瘤的肝转移。

用五味消毒饮化裁治疗原发性肝癌效果显著

主治： 疔疮、痈疽、原发性肝癌、其他癌症。

配方及用法： 蒲公英、金银花各30克，野菊花、紫花地丁、紫背天葵子各15克。上药煎20~30分钟取汁约300毫升，分2次服。虚热加天花粉、生地各20克，玄参15克，生津止渴，退虚热，佐解毒之功。脾失健运、气短声微加党参20克，补中益气，和脾益胃；加苍术、厚朴各10克，麦芽50克，燥湿健脾，疏肝醒脾。面色萎黄（贫血）加熟地20克，当归30克，补血养血。腹痛加白芍30克，甘草10克，缓急止痛。

疗效： 临床治疗疔疮、痈疽，疗效卓著。笔者以此方为基础化裁治疗原发性肝癌及其他癌症，收到显著效果。

按语： 癌症一般是病毒蕴结积聚而成，而脏腑功能失调又是造成病毒蕴结的重要因素。笔者运用五味消毒饮之清热解毒，活血化瘀，止痛散结功效，并根据脏腑辨证的方法去治疗癌症收到一定疗效。但人体正气有盛衰，体质有强弱，病变有浅深，预后有好坏，故还需在临证中根据人体整体观念和辨证论治的观点灵活运用。

荐方人： 湖南省长沙县北山医院原院长、主治医师　车正国

引自：《当代中医师灵验奇方真传》

巧用两根治好一位肝癌患者

配方及用法: 三白草根(天性草)及大蓟根(野芥菜)各93~124克。上午服天性草根煎液,下午服大蓟根煎液。

百姓验证: 男,39岁,1965年经上海某医院肝穿刺确诊为肝癌。当时骨瘦如柴,腹大如鼓,肝区疼痛剧烈,饮食不进,已病危。用上方半月后症状改善,1年后肝大、腹水、肝疼等症状消失,随访5年仍健在。

引自:《安徽单验方选集》(安徽人民出版社)、《癌症秘方验方偏方大全》

食道癌

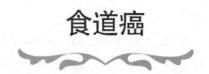

癌瘤科疾病

> 食管癌是常见的消化道肿瘤。患者男性多于女性,发病年龄多在40岁以上。典型的症状为进行性咽下困难,先是难咽干的食物,继而是半流质食物,最后水和唾液也不能咽下。

鹅血可防癌治癌

鹅血是鹅的鲜血。鹅又名家鹅、舒雁,有白鹅、苍鹅两类。我国养鹅已有5000多年历史。

鹅的全身皆可入药,但其血的作用最大。

鹅血的药用功效主要有二:

一是解毒。陶弘景说:"鹅血,中射工毒者饮血,又以涂身。"《本草纲目》说:"鹅血解药毒。"《本草逢原》也记载:"鹅血能涌吐胃中淤结,开血膈吐逆,食不得入,趁热恣饮,即能吐出病根。中射工毒者饮之,并涂其身即解,以其能食此虫也。"

二是防癌抗癌。动物实验表明,鹅血可使小鼠EC癌性腹水形成减慢,液量减少,而且能使癌细胞核发生质的改变。实验动物用灌胃方式给药,仍能达到抑制癌细胞的作用,充分表明,鹅血中抗癌因子不受胃肠中酸、碱、酶的破坏。同时，鹅血能抑制小鼠艾氏腹水癌的形成，使癌细胞数量减少，色变浅，发生溶解，失去固体病灶。上海某医院通过形态学和生化分析证明，鹅的免疫器官比较完善。体内外的试验均表明鹅血有抗癌的作用。祖国医学认为：鹅血具有抗癌的作用，同时还有益气补虚、和胃止渴的作用。《张氏医通》中有这样一段记载："王仲君患噎膈，虽极糜烂之稀饭，入喉即呕出……用生鹅血饮之，一服便安，是夜小试糜粥，竟不呕出。其后从少至多，能食米谷，遂安。"《本草求原》也记载："苍鹅血治噎膈反胃，白鹅血能吐胸膜诸虫血积。"根据这些记载，后人用生鹅血来治疗胃癌、淋巴癌、肺癌、鼻咽癌等取得了一定疗效。

广东汕头有一老农患胃癌已至晚期，以鹅血治疗，半月后癌块缩小，4个月后肿瘤完全消失。

上海市某医院取全鹅血喷雾干燥，制成片剂，治疗上述癌症334例，经治疗后，其肿块缩小或消失、症状缓解、白细胞回升，能接受放疗、化疗，胃纳增加及精神好转者217例。

上海还将鲜鹅血制成"721"糖浆、片剂。经临床验证，可用于治疗胃癌、食管癌、肠癌、淋巴癌、肺癌、鼻咽癌等。浙江医科大学对小白鼠的艾氏腹水癌用该药治疗，发现癌细胞核发生质的变化，抑制率为40%。

用鹅血治癌，一般是取白鹅一只，将鹅头切掉，口含鹅颈，吮吸其热血至完为止。可能有的因血淤食滞，会移时吐出，也有的至次日吐出一点血块，这是治疗反应，无妨。

还有一种方法是：将白鹅毛全毛取来，烧成灰，研细，用米汤调服，并将鹅肉炖汤服食。3～7日服用一鹅。

鹅血服法很多，据江苏科技出版社《饮食治疗指南》及天津科技出版社《家庭食疗手册》载："治食道癌，抽鹅翅下血，每次5～10毫升，趁热服，宜连续服用。"陕西人民出版社出版的《常见药用食物》载："噎膈，鹅血每次调黄酒一盅或两盅服，还有用鲜韭菜250克捣汁约11毫升，与新鲜鹅血100～200毫升混合，每日或隔日饭前服。取鹅血不便者也可购鹅血糖衣片服用，效果相同。"

引自：《现代生活》

用复方壁虎酒治食道癌 42 例有效 39 例

配方及用法： 黄酒1000毫升，泽漆100克，壁虎50克，蟾皮50克，锡块50克。将泽漆、壁虎、锡块、蟾皮装入消毒的容器内（禁用铁铝制品），再将黄酒加入，每日搅动2次，注意密封，浸泡5～7天，过滤药渣，静置2天即可服用。每日3次，每次25～50毫升，饭前半小时服。天冷时可温服。能进食后，每次再调服壁虎粉2克及蟾皮粉1克。

疗效： 共治42例，治愈32例，显效7例，无效3例。

百姓验证： 许某，男，46岁。1979年10月因吞咽困难加重，经当地医院X线拍片及胃镜细胞学检查，确诊为食管下段癌。患者接受复方壁虎酒治疗1周后，饮食明显好转，自觉症状消失。拍片复查：食管未见异常，此后健康如常，一直参加体力劳动。

引自：《北京中医杂志》（1986年第3期）、《癌症秘方验方偏方大全》

用壁虎酒治愈一位中晚期食道癌患者

某男，47岁，诊断为中晚期食道癌。经放疗后吞咽困难稍减轻，3个月后复发并加重。内服壁虎酒每日10毫升，每天2次，服1年多，症状全部改善。食道钡餐复查结果：食道边缘整齐光滑，钡餐通过顺利。

壁虎酒制法： 500毫升酒加入30条左右活壁虎，浸泡7天即可服用。

引自：《湖北中医杂志》（1985年第1期）、《单味中药治病大全》

单用鲜半夏治食管贲门癌梗阻效果显著

主治： 食管贲门癌梗阻。

配方及用法： 鲜半夏。取鲜品剥去外皮，捣成糊状制丸，每次用2克，置于舌根部咽下，日服3～4次。若能使梗阻缓解可继续用药，但一般不超过30天。食管黏膜有炎症反应时用10%链霉素液口服，痉挛者用1%～2%的奴夫卡因液治疗。同时可用支持疗法及中西医抗癌法。

疗效： 治疗30例患者，有26例获得近期缓解。

百姓验证： 赵某，食管中段癌患者，1982年2月确诊，8月出现滴水难入，吐黏液症状。予鲜半夏丸每次2克，每日3次。5天后能进半流质食物，19天后能进普食。

癌瘤科疾病

引自：《新中医》（1985年第1期）、《癌症秘方验方偏方大全》

膀胱癌

膀胱癌是指发生在膀胱黏膜上的恶性肿瘤，是泌尿系统最常见的恶性肿瘤。可发生于任何年龄，发病率随年龄增长而增加，高发年龄50～70岁。大约有90%以上的患者最初的临床表现是血尿，通常表现为无痛性、间歇性、肉眼全程血尿，有时也可为镜下血尿。有10%的患者可首先出现膀胱刺激症状，表现为尿频、尿急、尿痛和排尿困难，而无明显的肉眼血尿。

用扶正抗癌汤治膀胱癌有效果

配方及用法： ①党参15克，黄芪、茯苓、女贞子、寄生、白花蛇舌草各30克。②沙苑子、山慈姑各15克，寄生、猪苓、白花蛇舌草各30克。水煎服，每日1剂。可交替服用。

《中医文摘》1981年2期报告：以广豆根片剂和喜树碱注射剂配合以上二方治疗膀胱肿瘤53例，有效46例。此法在复发时可重复使用。

引自：《实用抗癌验方》

本方治膀胱癌多例均有效

配方及用法： 龙葵、白英、土茯苓、灯芯草各30克，蛇莓15克，海金沙9克。上药水煎服，每日1剂。

疗效： 北京医学院附属第一医院用本方治疗膀胱癌多例，均有效。

百姓验证： 张某，男，40岁。确诊为膀胱乳头状移行细胞癌，分化Ⅱ级。服本方7剂后，食欲改善，体质增强，膀胱刺激症状消失。连服3个月后膀胱镜检查：癌块基本消失，膀胱黏膜恢复正常。随访1年多无复发。

引自：《抗癌中草药制剂》（人民卫生出版社）、《癌症秘方验方偏方大全》

肠 癌

肠癌为结肠癌和直肠癌的总称，是指大肠黏膜上皮在环境或遗传等多种致癌因素作用下发生的恶性病变。本病预后不良，死亡率较高。肠癌初期以便血为主，其次是大便习惯改变，排便不尽感，里急后重等。此外，还极易引起梗阻现象，产生肠道刺激症状等。

牡蛎半枝莲治肠癌很有效

主治： 直肠癌。

配方及用法： 牡蛎、半枝莲、白花蛇舌草、贯众炭各30克，夏枯草、昆布、海藻、露蜂房、天花粉、玄参、川楝子各15克，丹参20克，生枳实、白术、白芍、白头翁各12克，甘草10克。每日1剂，水煎3次后合并药液，分早、晚2次服。2个月为一疗程。

加减： 大便秘结者，加火麻仁30克；便中带血者，加蒲黄炭、侧柏炭各10克。

百姓验证： 用此方治疗直肠癌患者29例，存活1年者15例，2~3年者8例，3年以上者6例。

引自：《中医验方大全》

半枝莲当茶饮治3例直肠癌患者均获良效

配方及用法： 鲜半枝莲120克（或干品30克），煎水当茶饮，致病愈为止。

疗效： 治疗3例，均获良效。一般4~5个月可愈。

引自：《湖南中草药单方验方选编》、《癌症秘方验方偏方大全》

癌瘤科疾病

胃　癌

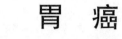

胃癌在我国各种恶性肿瘤中居首位，其发病有明显的地域性差别，在我国的西北与东部沿海地区胃癌发病率比南方地区明显为高。好发年龄在50岁以上，男女发病率之比为2：1。胃癌的预后与其病理分期、部位、组织类型、生物学行为以及治疗措施有关。

我用本方治胃瘤确有神效

配方用法： 人参9克，全蝎25克，蜈蚣5条，丹皮25克，桔梗15克，没药6克，乳香6克，硫黄6克，穿山甲25克。以上各药共研细面，日服2次，每次6克，用白开水送服。

此方经过本人亲自验证，确有神效。

荐方人： 辽宁凤城市爱阳镇富国村七组　于占恒

用向日葵秆芯治愈一位晚期胃癌女患者

配方及用法： 向日葵秆芯（向日葵秆剥去外皮之白芯）5～6克，加水适量煎汤，日饮1次。

疗效： 据杭州第二医院资料，某女患晚期胃癌，病理检查为胃腺癌转移。用此方1年，自觉症状消失，饮食好转，经7年后钡餐检查，无器质性病变。（马英）

引自： 1996年7月2日《黑龙江老年报》

饮鹅血4个月治好一位胃幽门窦部癌患者

一胃幽门窦部癌患者，瘦削如柴。进食后胃部撑胀疼痛，甚则呕吐夹有血液的食物。经服用白鹅血，每7日1次，治疗4个多月，饮食每餐能进93克，肌肤日渐润泽，面有喜色，症状逐步消失。观察2年一如常人，仍参加农业劳动。

引自：《长江医话》、《中医单药奇效真传》

胃癌止血效验方

配方及用法： 单味大黄粉或片，每日2～4次，每次3克，温开水送服。

疗效： 治疗31例胃癌病人，坚持服用单味大黄止血，平均止血时间是49小时，大黄平均用量为21克。止血失败者2例。服大黄后，平均5小时排便，腹泻6～7次后大便隐血试验转为阴性。

引自：《肿瘤》（1983年第4期）、《癌症秘方验方偏方大全》

皮肤癌

皮肤癌即皮肤恶性肿瘤，根据肿瘤细胞的来源不同而有不同的命名，包括表皮、皮肤附属器、皮肤软组织、周围神经、皮肤淋巴网状组织和造血组织等。还有一部分是发生在其他组织转移到皮肤的转移性肿瘤。

用大枣信石治颜面皮肤癌有良效

配方及用法： 大枣、信石。取大枣10枚，去核后将信石置于大枣内，于恒温箱内烤干，研细混匀（以含信石0.2克为宜）密封于瓶中备用。用时与麻油调成糊状外敷。根据肿瘤直径大小，采用分次敷药、依次递减的方法。肿瘤直径2厘米以内者，第一次用药0.2～0.3克即可治愈；2～5厘米者可酌情分次用药，第一次用药0.5克，间隔2～3周（最好待第一次药痂脱落后）再涂0.25～0.3克；5厘米以上第一次用药1克，2～3周后再涂0.1～0.5克；如药痂脱落，边缘尚有肿瘤残留，可第三次用药0.1～0.25克。若肿瘤组织脱落疮面较大者，可采用游离植皮覆盖创面，以缩短疗程和避免感

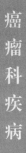

染。敷药范围应达癌面外缘健康组织0.5厘米。

疗效：22例敷药后，癌肿组织脱落时间分别为20～60天不等，20例创面愈合良好，局部无复发。其中，获得5年以上治愈者7例，4年以上者3例，3年以上者3例，2年以上者5例，1年以上者2例（均死于其他疾病），2例失败。

备注：本药同样适于经其他治疗而复发的病例。根据临床实践结果，肿瘤直径3～5厘米者疗效最好，5厘米以上者疗程较长，肿瘤面积大者须辅以外科手术缩短疗程。有消化、泌尿系统疾患或肝肾功能不良者禁用本药。癌肿累及骨质者慎用。

引自：《中西医结合杂志》（1986年第3期）、《癌症秘方验方偏方大全》

蟾酥软膏治皮肤癌 13 例均痊愈

配方及用法：取蟾酥10克，溶于30毫升清洗液中，再加入40克磺胺软膏。上药调匀，每次取适量外敷癌瘤处。

疗效：13例病人获治愈，一般用药3天后癌组织开始坏死脱落，约18天左右创面可基本愈合。

引自：《千家妙方》（解放军出版社）、《癌症秘方验方偏方大全》

用鸦胆子仁治鳞状上皮癌很有效

配方及用法：鸦胆子仁。第一周内服鸦胆子仁每次9粒，第2周每次10粒，第3周每次11粒，第四周每次12粒，第五周每次15粒。均每日3次，用桂圆肉包裹，饭后吞服。外搽鸦胆子仁凡士林膏：将鸦胆子仁捣碎，与凡士林混合，拌匀，外敷患处，每日1次。

百姓验证：王某，男，68岁。1966年3月15日入院。自诉左耳发现肿物1年，初为黄豆大，不痛不痒，最近3个月肿物生长迅速，局部疼痛，头痛。皮肤科查：左外耳道及耳郭内侧被菜花状肿物占满，分泌物极臭，触之易出血。经某医院活体病理检查，确诊为鳞状上皮癌。按上述方法治疗80天，癌组织全部脱落，治疗过程中未见不良反应。治愈后活检3次，均未找到癌细胞。

引自：《广西中医药》（1979年第3期）、《癌症秘方验方偏方大全》

白血病（血癌）

白血病是一类造血干细胞恶性克隆性疾病。克隆性白血病细胞因为增殖失控、分化障碍、凋亡受阻等机制在骨髓和其他造血组织中大量增殖累积，并浸润其他组织和器官，同时正常造血受抑制。临床可见不同程度的贫血、出血、感染发热以及肝、脾、淋巴结肿大和骨骼疼痛。

石膏人参汤治急性白血病高烧 27 例全部有效

主治：急性白血病高烧。

配方及用法：生石膏（先煎）45克，知母12克，甘草10克，粳米15克，人参6克，双花30克，连翘15克，蛇舌草30克。上药煎15～30分钟，取汁约300毫升，日服3次。伴有头痛者加菊花15克，咽痛者加牛蒡子10克，周身疼痛者加葛根12克，鼻衄、牙龈或其他部位出血者加三七参（捣）6克，生地炭1.5克，丹皮10克。

疗效：治疗患者27例，6例高烧者在3小时内体温降为正常；20例高烧者在3天内体温降至正常，临床症状消失，出血渐止；1例高烧者在4天内体温降至正常。

荐方人：山东省临沂地区人民医院　颜丽　梁茂芬

引自：《当代中医师灵验奇方真传》

本方治急性白血病 18 例疗效显著

主治：急性白血病。

配方及用法：夏枯草、生地、紫草、山豆根各12～18克，白花蛇舌草20～30克，重楼9克，金银花15～24克，土茯苓30克，山慈姑9克，半边莲18～24克。水煎服，每日1剂。

疗效: 辽宁省朝阳地区人民医院用本方配合化疗治急性白血病18例，完全缓解10例，部分缓解4例，进步2例，无效2例。

引自:《抗癌中草药制剂》（人民卫生出版社）、《癌症秘方验方偏方大全》

加味牛黄丸治急慢性白血病效果较佳

主治: 急慢性白血病。

配方及用法: 牛黄、麝香、雄黄各6克，天竺黄、牵牛粉各12克。上药共为细面，荞麦面为丸，分作30丸，每次服1丸，每日2次，用薄荷30克煎水送服。可以辨证施治，急性者辅以清热凉血之犀角地黄汤加紫草茸、贯众；慢性者辅以补气养血之归脾丸；肝脾肿大者，辅以秦艽鳖甲煎或当归龙荟丸；白细胞高者，加大牛黄、雄黄用量；红细胞、血色素偏低，幼稚细胞多见者，加大麝香用量。

疗效: 20余年来，本方治疗急慢性白血病58例。其中，急性白血病22例，完全缓解者8例，部分缓解者14例；治疗慢性粒细胞白血病36例，完全缓解者25例，部分缓解者11例；存活时间最长达19年之久。

荐方人: 河南省淅川县中医院　　王进平

引自:《当代中医师灵验奇方真传》

我运用六神丸治急性白血病有缓解效果

配方及用法: 六神丸（武汉健民制药厂、天津中药厂产品），每日180粒，分3～4次口服。不能耐受者，由小剂量每日30粒开始，能耐受后迅速增至每日180粒。如有出血、感染时配合止血剂、抗生素及支持疗法等。

疗效: 6例急性白血病中1例AML和2例APL患者完全缓解，其余3例未缓解。完全缓解所需时间为71～118天，维持时间为81～188天。

百姓验证: 刘某，男，28岁，1986年9月因AML入院，住院后给予六神丸每日150粒，分3次口服，并配合抗感染、支持疗法等。住院期间突然肛门排出稀水样便，无尿，经从尿道推入造影剂诊断为尿道直肠瘘。考虑为白血病浸润所致，六神丸加量每日180粒，分3次口服。17日后患者每天排尿量为50~100毫升，以后尿量逐渐增加到1000毫升，从肛门仍有少量尿液排出。服六神丸118天，于1987年1月24日经骨髓细胞检查发现AML完全缓解。

引自：《中西医结合杂志》（1989年第12期）、《癌症秘方验方偏方大全》

阴茎癌

　　阴茎癌是起源于阴茎头、冠状沟和包皮内板黏膜以及阴茎皮肤的恶性肿瘤。确切病因至今仍不清楚，公认的是与包茎和包皮过长关系密切，包皮垢以及慢性炎症刺激是阴茎癌的重要原因。

本方治疗阴茎癌23例均有效

主治：阴茎癌。

配方及用法：

抗癌一号：鸦胆子（肉）、硇砂、砒石、草乌各6克，雄黄、轻粉各10克，硼砂、枯矾各30克，麝香15克，冰片3克，合霉素10克。

抗癌二号：白芨、象皮、紫草各15克，炉甘石30克，合霉素5克。

八湿膏：樟丹10克，梅片1克，煅石膏、硼砂各30克，密陀僧6克。

中药汤剂内服：体质较弱病人给予八珍汤辅以半枝莲、蚤休、土茯苓、山豆根等药物加减治疗，每日1剂，连续服用1~3个月。

抗癌一号，此方有解毒祛腐，消除肿瘤的作用。将此药粉均布在癌瘤局部，敷以凡士林纱条，每日或隔日1次。待癌瘤枯萎脱落，癌瘤局部可用盐水纱条敷盖。视癌瘤脱落是否彻底，酌情再次应用抗癌一号治疗，直至癌瘤部病理检查阴性。抗癌二号，制法同上。取其粉剂撒布于癌瘤消失后的创面，有生肌收敛，促使创面愈合的作用。八湿膏方中，将各药物混合，研为细末，用凡士林调和消毒应用。用于肿瘤消失后顽固不愈之创面，有生肌和抗感染作用。涂在凡士林纱布或纱条上，局部敷盖。中药汤剂每日1剂，水煎服。

疗效：治疗23例，自肿瘤脱落至创面病理检查无癌细胞的时间，最短为10天，最长达57天，平均22天。肿瘤脱落后至创面愈合平均时间为37天。本组病例治疗后，随访5年以上的11例，随访4～5年的7例，随访3～4年的4例，另1例治疗后10个月死于脑溢血。

百姓验证：贾某，男，48岁。阴茎肿物5个月，检查于冠状沟左侧有3厘米×4厘米大小肿物。病理诊断为阴茎鳞状上皮癌。做包皮环切，肿瘤局部用抗癌一号，内服中药汤剂及化疗1个疗程。29天后取组织做病理检查为阴性，改用抗癌二号。以后发现有尿道瘘，创面经游离植皮而愈。随诊复查阴茎外形完整。随访5年以上局部无复发。

备注：治疗时在癌基部注射癌敌8～12毫克或争光霉素3～5毫克，一般用生理盐水稀释至2～4毫升，根据肿瘤基底大小酌情应用。辅以化疗药物。治疗过程必须连续，不能中断。

引自：《新医药学杂志》（1978年第2期）、《癌症秘方验方偏方大全》

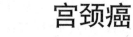

宫颈癌

　　宫颈癌是最常见的妇科恶性肿瘤。原位癌高发年龄为30～35岁，浸润癌为45～55岁，近年来其发病有年轻化的趋势。早期宫颈癌常无明显症状和体征，宫颈可光滑或难与宫颈柱状上皮异位区别。颈管型患者因宫颈外观正常易漏诊或误诊。

本方治宫颈癌11例全部有效

配方及用法：枯矾18克，砒霜9克，麝香0.9克。将上药共研细末，加入适量江米粉，用水调匀，制成"T"字形栓剂，每枚药钉长1~1.5厘米，直径为0.2厘米，晾干备用。

疗效：治疗宫颈癌11例，全部达到临床治愈的标准。

引自：《中药新用》、《癌症秘方验方偏方大全》

用蝮蛇粉冲服治宫颈癌2例均有效果

配方及用法：土蚣蛇（即蝮蛇，约尺余长）12条。将蛇去内脏及头尾，焙干，研为细末，备用。每剂含半条蛇，开水冲服。服一次，停药4天，再服下一次。服完12条蛇为一疗程。

疗效：经治2例，1例治愈，1例好转。

备注：服药期间腹部有坠痛感，故每服一次须停药4天，再服下一次。

引自：《安徽单验方选集》（安徽人民出版社）、《癌症秘方验方偏方大全》

本方治宫颈癌11例全部治愈

配方及用法：

催脱钉：山慈姑18克，砒霜9克，枯矾18克，麝香0.9克。

玉红膏：当归身60克，白芷90克，紫草9克，甘草30克。

新11号粉：漳丹15克，儿茶15克，蛤粉30克，乳香9克，没药3克，冰片1.8克，雄黄15克，硼砂0.9克。

催脱钉方中各药共研细末，加入适量江米粉，用水调匀，制成"T"字形或圆钉形的栓剂，每枚长1~1.5厘米，直径为0.2厘米，晾干备用。玉红膏制成油膏剂。新11号粉制成粉剂。在治疗时，采用宫颈管及瘤体插钉法，即向宫颈管内或瘤体上直接插入催脱钉，每次1~3枚，一般3~5天上药1次，连续上药3~4次。待瘤组织凝固坏死，自行脱落后，改用玉红膏，每日1次，以促进新生上皮增生。如宫颈癌合并局部感染时，可先用新11号粉，待感染控制后再用催脱钉治疗。

疗效：治疗11例患者，全部达到近期临床治愈的标准。随访1~5年，尚无一例复发。

百姓验证：刘某，女，53岁。绝经10年后，白带增多，色黄有味，1975年在某医院被确诊为鳞状上皮癌（宫颈癌Ⅱ期结节型）。于1975年10月来我院入院治疗，局部上催脱钉10次，治疗5个月，细胞学检查连续3次阴性，病理学检查阴性。妇科检查：宫颈光滑，结节消失。于1976年3月痊愈出院。1981年3月门诊复查，阴道细胞学检查，未见癌细胞。病理学检查宫颈为正常鳞状上皮。患者出院后5年来，一直坚持工作。

备注：在上药后24小时内，个别病人可出现轻度恶心，头晕，胃脘部不适，小腹下坠及阴道水样分泌物增多，严重者可出现心慌心跳，全身不适等症状。以上反应，一般在48小时内自行消失，可以不作处理。

引自：《中医杂志》（1981年第11期）、《癌症秘方验方偏方大全》

各种癌性疼痛

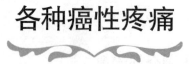

用甲鱼胆汁止癌痛确实有效

王某，女，68岁，家庭妇女。1981年12月诊为肺癌（骨转移）。癌肿压迫神经，臀部出现电击样疼痛。其家属自用杜冷丁20支肌注，患者仍疼痛呻吟不止，彻夜不眠。遂用活鳖洗净后投入砂锅或铝锅沸水中煮5～10分钟，取出胆囊，收集胆汁。每日1次，空腹内服。治疗10天后疼痛明显减轻，停止使用杜冷丁。

引自：《江苏中医杂志》（1983年第6期）、《中医单药奇效真传》

肝癌止痛膏治肝癌疼痛患者11例，有效率100%

主治：晚期肝癌引起的疼痛。

配方及用法：柴胡、生白芍各100克，生鳖甲150克，麝香5克，白芷、三棱各20克，青皮50克，干蟾皮、乳香、没药、川芎、莪术、穿山甲、光慈姑、半枝莲、白花蛇舌草各30克。将乳香、没药、麝香、白芷研细末，其他药物用麻油浸泡，然后慢火将药物炸至焦黄捞出，再将药油过滤加热至300~320度，直到熬至滴水成珠，加樟丹搅拌至不粘手，软硬适合，置凉水中去火毒。用时将膏药化开加入乳香、没药、麝香、白芷粉，拌匀后贴敷痛处，每7天换药1次。

疗效：11例均为晚期肝癌病人，疼痛难忍，经贴敷本膏后疼痛基本消失。

荐方人：山东省烟台芝罘区肺科医院　胡中苏

引自：《当代中医师灵验奇方真传》

鼠妇汤止肝癌痛6例效果均好

配方及用法：鼠妇60克。将干燥鼠妇加水适量，水煎2次，共取药液240毫升，每天分4次口服，每次60毫升。服药期间禁食酸、辣、辛食物。

疗效：此方治疗肝癌剧痛6例，均收到明显效果。

百姓验证：周某，男，57岁。10年前曾患过肝炎、HBsAg（+）。近来自觉上腹部不适，食则作胀，肝区稍有隐痛，形体逐渐消瘦。经某医院肝脏触诊，质地偏硬，边缘不光滑，肝大肋下8厘米，又经B超检查确诊为肝癌。经中西药治疗病情未见好转，继而出现腹水，肝区疼痛加剧。疼痛发作时，每天上午肌肉注射杜冷丁100毫克后，才稍有缓解。后因杜冷丁已不能满足其要求，就改用大剂量鼠妇煎汁口服，用药后30分钟，肝区疼痛明显减轻。每次用药后止痛可维持2小时左右，病人自觉肝区尚有轻松感，尿量增多，腹水亦见减少。

引自：《陕西中医》（1986年第11期）、《单方偏方精选》

苦菜汤止肝癌痛疗效较佳

配方及用法：鲜苦菜（带根）100克，白糖10克。上药洗净，加白糖共捣烂取汁，将药渣加水适量煎煮15~20分钟，过滤去渣，取药液与药汁共煎后服用，每天服2~3次。忌葱。

疗效：此方治疗9例晚期癌肿患者疼痛，连服3~10天均有明显的止痛作用。同时全身症状亦好转，尤其对肝癌、肺癌疗效更佳。本方无任何毒副作用，能抑制癌症的迅速恶化，从而延长寿命。

癌瘤科疾病

百姓验证: 潘某,女,37岁。经某医院确诊为肝癌,多方医治疼痛难忍。用杜冷丁止痛时间亦短暂。连服苦菜汤3天,疼痛基本缓解。

引自:《山东中医杂志》(1990年第3期)、《单方偏方精选》

用蒲公英汁治肺癌胸痛20例止痛效果均好

配方及用法: 新鲜蒲公英适量。将蒲公英捣碎绞汁,取药汁直接敷于痛处皮肤,外盖3层纱布,中间夹一层凡士林纱布,以减缓药汁蒸发。

疗效: 此方治疗肺癌胸痛20例,敷后30分钟左右疼痛减轻,止痛时间可达8小时左右。

引自:《浙江中医杂志》(1986年第11期)、《单方偏方精选》